Lesenswert

vor der Arbeit

als Pflegehelfer/in

in der

Diabetologie

MARTIN STERLING

Inhaltsverzeichnis

Kapitel 2: Der Pfleger: Ein wichtiger Akteur in der Diabetesbehandlung

« *In der Diabetesabteilung beherrscht man die Kunst, Blutzuckerwerte auszugleichen... und Essensplatten! Denn hier müssen sogar die Desserts unter strenger Aufsicht stehen!* 😎 »

Einleitung :

Die Rolle der Pflegekraft in der Diabetologie

- Diabetologie: ein Fachgebiet im Herzen der öffentlichen Gesundheit

Die Diabetologie ist mehr als nur ein Zweig der Medizin. Sie hat sich zu einem unverzichtbaren Fachgebiet im Herzen der öffentlichen Gesundheit entwickelt, da Diabetes weltweit immer häufiger auftritt. Diese chronische Krankheit, die einst als seltene Erkrankung galt, hat sich zu einer echten Herausforderung für die globale Gesundheit entwickelt, die Millionen von Menschen auf der ganzen Welt betrifft. Ob es sich nun um Typ-1-Diabetes handelt, der häufig bei jungen Menschen diagnostiziert wird, oder um Typ-2-Diabetes, der weiter verbreitet ist und weitgehend durch den modernen Lebensstil beeinflusst wird, die Krankheit betrifft heute Menschen aller Altersgruppen, Geschlechter und sozialen Schichten.

Diabetes ist eng mit unseren heutigen Lebensgewohnheiten verbunden, die durch eine oft unausgewogene Ernährung, Bewegungsmangel, Stress und andere Umweltfaktoren geprägt sind. Dies hat zu einer explosionsartigen Zunahme der Fälle geführt, so dass die Diabetologie zu einem wichtigen Thema der öffentlichen Gesundheit geworden ist, mit weitreichenden Auswirkungen auf die Gesundheitssysteme und die Präventionspolitik. Jeder von ihnen hat spezifische Bedürfnisse, sei es im täglichen Umgang mit der Krankheit oder bei der Vermeidung von Komplikationen.

Diabetologie ist mehr als nur die Behandlung von Blutzuckerwerten, sie umfasst einen ganzheitlichen Gesundheitsansatz, der therapeutische Schulung, Ernährung, körperliche Aktivität sowie die Vorbeugung und Erkennung von Komplikationen einschließt. Letztere, ob Retinopathie, Neuropathie oder Herz-Kreislauf-Erkrankungen, können die Lebensqualität der Patienten stark beeinträchtigen und erfordern eine sorgfältige Überwachung. In diesem Zusammenhang spielt der Krankenpflegehelfer eine Schlüsselrolle bei der täglichen Arbeit, indem er den Patienten eine persönliche Betreuung und ständige Unterstützung bietet.

In diesem Zusammenhang wird auch die Bedeutung von Sensibilisierungskampagnen und Gesundheitspolitik deutlich, die die breite Öffentlichkeit über die Gefahren von Diabetes und die Möglichkeiten der Vorbeugung informieren. Die Diabetologie ist mehr als nur ein klinisches Fachgebiet: Sie ist ein Bereich, in dem der kurative Aspekt untrennbar mit der Prävention verbunden ist. Durch die Schulung der Patienten im Selbstmanagement ihrer Krankheit und die Förderung eines angemessenen Gesundheitsverhaltens trägt dieses Fachgebiet dazu bei, das Fortschreiten von Diabetes zu verringern und gleichzeitig die Lebensqualität der Betroffenen zu verbessern.

In dieser sich ständig verändernden Landschaft ist die Diabetologie zu einem Knotenpunkt geworden, an dem medizinische Fortschritte, innovative Technologien - wie kontinuierliche Blutzuckermessgeräte und Insulinpumpen - und menschliche Herausforderungen zusammenlaufen. Angesichts des Ausmaßes der Diabetes-Epidemie steht das Fachgebiet nun im Mittelpunkt der öffentlichen Gesundheitsstrategien und mobilisiert die Gesundheitsfachkräfte auf allen Ebenen, um eine Herausforderung zu bewältigen, die nicht nur den Einzelnen, sondern die gesamte Gesellschaft betrifft.

- Die Entwicklung der Rolle der Pflegekraft bei der Behandlung von Diabetes

Die Entwicklung der Rolle der Pflegekraft bei der Behandlung von Diabetes spiegelt die tiefgreifenden Veränderungen wider, die das Gesundheitswesen in den letzten Jahrzehnten durchlaufen hat. Lange Zeit auf die Grundversorgung beschränkt, ist der Pfleger heute ein wichtiger Akteur bei der Behandlung dieser komplexen und chronischen Krankheit. Mit dem alarmierenden Anstieg der Zahl der Diabetiker weltweit hat sich die Rolle der Pflegekraft weiterentwickelt, um den spezifischen Bedürfnissen der Patienten gerecht zu werden, indem sie sowohl technische als auch pädagogische und psychologische Unterstützung bietet.

In der Vergangenheit wurde der Pflegehelfer hauptsächlich als Assistent des Krankenpflegers gesehen, der mit einfachen Aufgaben wie der Hygiene des Patienten oder der Unterstützung bei der Nahrungsaufnahme betraut war. Das Diabetesmanagement hat jedoch die Notwendigkeit eines umfassenderen und persönlicheren Pflegeansatzes hervorgehoben, bei dem die Pflegekraft eine zunehmend autonome und vielseitige Rolle spielt. Die Vielfalt der Patienten und die multifaktorielle Natur der Krankheit erfordern eine tägliche, kontinuierliche und proaktive Betreuung.

Heute ist der Diabetespfleger voll in das multidisziplinäre Pflegeteam integriert. Er ist aktiv an der Überwachung der Vitalparameter der Patienten beteiligt, insbesondere an der Überwachung des kapillaren Blutzuckerspiegels. Diese Aufgabe, die Genauigkeit und Präzision erfordert, ist entscheidend für die Anpassung der Behandlung an die Schwankungen des Blutzuckerspiegels. Er achtet ständig auf Nebenwirkungen, Anzeichen von Hyperglykämie oder Hypoglykämie und mögliche Komplikationen wie den diabetischen Fuß.

Neben diesen technischen Fähigkeiten hat der Krankenpflegehelfer auch eine wichtige Rolle in der therapeutischen Ausbildung der Patienten übernommen. Die Behandlung von Diabetes hängt weitgehend von der Autonomie der Patienten ab, die ihre Krankheit verstehen, ihre Ernährung anpassen, ihren Blutzuckerspiegel überwachen und die verschriebenen Behandlungen einhalten müssen. In diesem Zusammenhang wird der Pfleger zu einem bevorzugten Gesprächspartner, der Schlüsselinformationen über das tägliche Diabetesmanagement vermitteln und Fragen der Patienten beantworten kann. Seine erzieherische Rolle erstreckt sich auch auf die Begleitung der Familien, um ihnen zu helfen, die Krankheit besser zu verstehen und den Patienten in seinen Bemühungen, sie zu kontrollieren, zu unterstützen.

Die Rolle der Pflegekraft beschränkt sich nicht nur auf die körperliche Pflege, sondern ist auch eine moralische und psychologische Unterstützung für die Patienten. Diabetes, insbesondere Typ 2, ist oft mit emotionalen Faktoren wie Stress, Frustration und manchmal sogar Schuldgefühlen verbunden, die mit dem Ausbruch der Krankheit zusammenhängen. Der Pfleger ist oft derjenige, der im Alltag eine enge Beziehung zum Patienten aufbaut, ihn ermutigt, ihm zuhört und ihn beruhigt. Er hilft, emotionale Hindernisse zu überwinden, die Motivation für die Behandlung aufrechtzuerhalten und das Selbstvertrauen zu stärken, was für den Erfolg der Behandlung entscheidend ist.

Mit der Entwicklung neuer medizinischer Technologien hat sich auch die Rolle der Pflegekraft verändert. Die Verwendung von kontinuierlichen Blutzuckermessgeräten, Insulinpumpen und anderen vernetzten Geräten erfordert eine technische Unterstützung, die der Pfleger nun leisten kann. Er wird zum Führer bei der Nutzung dieser Hilfsmittel und hilft den Patienten, ihre Funktionsweise zu verstehen, sie in ihre tägliche Routine zu integrieren und die gesammelten Daten zu interpretieren, um ihre Verhaltensweisen und Behandlungen besser anzupassen. Diese technologische Entwicklung stärkt die Autonomie der Patienten, erfordert aber auch eine ständige Weiterbildung der Pflegekräfte, um mit den innovativen Praktiken Schritt zu halten.

Schließlich spielt die Pflegekraft eine entscheidende Rolle bei der Vermeidung von Langzeitkomplikationen. Die Behandlung von Diabetes beschränkt sich nicht nur auf die Kontrolle des Blutzuckerspiegels, sondern umfasst auch die Vermeidung schwerwiegender Nebenwirkungen wie Neuropathien, Herz-Kreislauf-Erkrankungen und Wundinfektionen. Der Pfleger ist durch seine enge Beziehung zu den Patienten oft der erste, der die Warnzeichen dieser Komplikationen erkennt, was ein schnelles Eingreifen ermöglicht und das Risiko einer Verschlimmerung verringert. Bei der Pflege von diabetischen Füßen ist es beispielsweise von entscheidender Bedeutung, das Auftreten von Verletzungen, Infektionen oder Geschwüren zu verhindern, und der Pfleger spielt hier die Rolle eines Wächters, der die Füße des Patienten genau beobachtet und bei Anzeichen von Problemen das Pflegepersonal oder den Arzt alarmiert.

Die Entwicklung der Rolle der Pflegekraft bei der Behandlung von Diabetes spiegelt einen Beruf wider, der sich ständig anpasst und neue technische, pädagogische und menschliche Fähigkeiten erwirbt. Die Pflegekraft ist nun eine zentrale Säule im gesamten Krankheitsmanagement, die in der Lage ist, die Patienten auf allen Ebenen zu unterstützen, von der Pflege bis hin zur emotionalen Begleitung. Dieser Wandel ist nicht nur eine Antwort auf die Zunahme von Diabetes in unserer Gesellschaft, sondern auch eine Anerkennung der wichtigen Rolle, die Pflegehelfer bei der erfolgreichen Umsetzung einer ganzheitlichen und persönlichen Patientenbetreuung spielen.

- Ziele des Buches: Begleitung von Studenten und Anfängern

Das Ziel dieses Buches ist klar: Studenten und Anfänger auf ihrem Weg zu kompetenten, aufgeklärten und engagierten Pflegekräften zu begleiten, insbesondere auf dem Spezialgebiet der Diabetologie. Das Ziel ist es, einen praktischen und inspirierenden Leitfaden zu bieten, der weit entfernt von den klassischen theoretischen Lehrbüchern ist und es denjenigen, die dieses Fachgebiet entdecken, ermöglicht, vollständig in die tägliche Realität der Pflege von Diabetespatienten einzutauchen.

Dieses Buch soll eine konkrete Unterstützung bieten, indem es genaue und detaillierte Informationen über die technische Pflege und die wichtigsten Handgriffe, die Sie beherrschen müssen, bereitstellt. Es geht jedoch weit über einfache medizinische Verfahren hinaus. Vielmehr sollen die zukünftigen Pflegekräfte darauf vorbereitet werden, die Krankheit in ihrer Gesamtheit zu verstehen, die Komplexität der Diabetespflege zu begreifen und vor allem ihre Rolle mit besonderer Aufmerksamkeit für den menschlichen Aspekt, der im Mittelpunkt dieses Berufs steht, anzugehen. Es geht nicht nur um das Erlernen technischer Handgriffe, sondern auch um die Entwicklung von Sensibilität für die täglichen Herausforderungen, denen Diabetespatienten begegnen.

Neulinge in diesem Fachgebiet zu begleiten bedeutet, ihnen zu ermöglichen, die manchmal schwierigen Realitäten vor Ort zu verstehen und ihnen gleichzeitig die Werkzeuge an die Hand zu geben, um sich in diesem Umfeld anzupassen und sich zu entfalten. Die Idee ist, jedem Leser zu helfen, sich das Wissen anzueignen, das er benötigt, um eine qualitativ hochwertige Betreuung und Unterstützung der Patienten zu gewährleisten und dabei eine professionelle Haltung einzunehmen, die von Empathie und Wohlwollen geprägt ist. Die Ausbildung zum Diabetesassistenten ist ein Prozess, der die Kombination von Know-how und Sozialverhalten erfordert, und dieses Buch ist so konzipiert, dass es jeden Schritt dieser Ausbildung begleitet.

Dieses Buch ist auch als Motivationshandbuch gedacht. Durch die Weitergabe von Erfahrungsberichten, konkreten Beispielen und Erfolgsgeschichten hofft es, bei Berufseinsteigern ein echtes Engagement zu wecken, indem es ihnen zeigt, dass ihre Arbeit einen spürbaren Unterschied im Leben der Patienten macht. Es reicht nicht aus, die pathophysiologischen Mechanismen von Diabetes zu verstehen oder Pflegeprotokolle anzuwenden, sondern es ist entscheidend, jeden Patienten als Individuum mit seinen eigenen Herausforderungen und Bedürfnissen zu sehen. Anfänger sollten daher ermutigt werden, einen ganzheitlichen Ansatz zu entwickeln, der sich auf die gesamte Betreuung des Patienten konzentriert, sei es das Management seiner Krankheit oder die Verbesserung seiner Lebensqualität.

Dieses Buch ist auch als praktisches Hilfsmittel gedacht, um häufige und ungewöhnliche Situationen auf der Diabetesstation zu antizipieren. Durch Ratschläge, klare Erklärungen und aus der Erfahrung gewonnene Empfehlungen möchte es den Lesern Antworten auf Fragen geben, die sie sich unweigerlich stellen werden, wenn sie mit der Arbeit auf der Station beginnen. Darüber hinaus möchte er ihnen helfen, Vertrauen in die spezifischen Herausforderungen der Diabetesbehandlung zu gewinnen, wie z.B. die Überwachung des Blutzuckerspiegels, die therapeutische Erziehung und die Behandlung von Komplikationen.

Schließlich soll dieses Buch zeigen, dass die Diabetologie ein dynamisches Fachgebiet ist, das sich ständig weiterentwickelt und in dem das Lernen nie aufhört. Es ermutigt Berufsanfänger, sich während ihrer gesamten Laufbahn weiterzubilden, offen für technologische Fortschritte und neue Praktiken zu bleiben und einen neugierigen und kritischen Geist zu bewahren. Er versucht, diesen Lernhunger zu nähren, indem er zeigt, dass man als Pflegehelfer-Diabetes an der Schnittstelle vieler Kenntnisse - medizinischer, technischer und menschlicher - steht, die sich kreuzen, um den Patienten die bestmögliche Pflege zu bieten.

Kapitel 1

Diabetes verstehen

- **Teil 1: Die Grundlagen von Diabetes**
  - ◦ Definition und Arten von Diabetes: Typ 1, Typ 2, Schwangerschaftsdiabetes

Diabetes ist eine chronische Krankheit, die durch einen zu hohen Blutzuckerspiegel gekennzeichnet ist, der als Hyperglykämie bezeichnet wird. Dieser Zustand ist das Ergebnis eines Defekts in der Produktion oder Verwendung von Insulin, einem Hormon, das von der Bauchspeicheldrüse produziert wird und das es den Körperzellen ermöglicht, Glukose aus dem Blut aufzunehmen und als Energiequelle zu nutzen. Wenn dieser Mechanismus gestört ist, sammelt sich die Glukose im Blut an, was zu Stoffwechselungleichgewichten führt, die langfristig schwerwiegende Folgen für die Gesundheit haben können. Es gibt verschiedene Formen von Diabetes, die häufigsten sind Typ-1-Diabetes, Typ-2-Diabetes und Schwangerschaftsdiabetes, die jeweils spezifische Ursachen, Mechanismen und Auswirkungen haben.

Diabetes Typ 1, auch insulinabhängiger Diabetes oder juveniler Diabetes genannt, ist eine Autoimmunerkrankung, bei der das Immunsystem die Beta-Zellen der Bauchspeicheldrüse, die für die Insulinproduktion verantwortlich sind, angreift und zerstört. Diese Zerstörung führt zu einer vollständigen oder fast vollständigen Unfähigkeit, Insulin zu produzieren, so dass die Betroffenen ihr Leben lang Insulininjektionen erhalten müssen. Typ-1-Diabetes tritt in der Regel bei jungen Menschen auf, oft in der Kindheit oder Jugend, obwohl er auch im Erwachsenenalter auftreten kann. Im Gegensatz zu Typ-2-Diabetes ist er nicht mit dem Lebensstil verbunden, sondern mit genetischen und immunologischen Faktoren, die noch nicht vollständig verstanden sind. Die Symptome von Diabetes Typ 1 treten schnell auf und umfassen übermäßigen Durst, häufigen Harndrang, starke Müdigkeit und unerklärlichen Gewichtsverlust. Unbehandelt führt dies schnell zu schweren Komplikationen wie der diabetischen Ketoazidose, einer lebensbedrohlichen Notfallsituation.

Diabetes Typ 2 ist die häufigste Form von Diabetes und macht etwa 90% der Fälle weltweit aus. Im Gegensatz zu Typ 1 ist er häufig mit Lebensstilfaktoren wie Fettleibigkeit, unausgewogener Ernährung, Bewegungsmangel und dem Alter verbunden. Bei Diabetes Typ 2 wird der Körper resistent gegen Insulin, d.h. die Zellen reagieren nicht mehr richtig auf dieses Hormon. Die Bauchspeicheldrüse kann zwar noch Insulin produzieren, ist aber gezwungen, übermäßig viel Insulin zu produzieren, um diese Resistenz zu kompensieren, was jedoch mit der Zeit erschöpft wird und zu einer unzureichenden Produktion führt. Diese Form von Diabetes entwickelt sich langsam und die Symptome können über mehrere Jahre hinweg unbemerkt bleiben, weshalb viele Menschen nicht wissen, dass sie an Diabetes leiden, bis Komplikationen auftreten. Diese Komplikationen können schwerwiegend sein und von Herz-Kreislauf-Erkrankungen bis hin zu Nieren-, Nerven- oder Augenschäden reichen. Obwohl die Behandlung von Typ-2-Diabetes Medikamente und manchmal Insulin umfassen kann, beruht die Behandlung hauptsächlich auf Änderungen des Lebensstils, wie einer ausgewogenen Ernährung, regelmäßiger körperlicher Aktivität und Gewichtsverlust.

Schwangerschaftsdiabetes tritt speziell während der Schwangerschaft auf. Er wird diagnostiziert, wenn bei einer schwangeren Frau ein ungewöhnlich hoher Blutzuckerspiegel festgestellt wird, auch wenn sie vorher noch nie an Diabetes erkrankt war. Diese Art von Diabetes hängt mit den hormonellen Veränderungen während der Schwangerschaft zusammen, die den Körper vorübergehend resistent gegen Insulin machen können. Obwohl der Schwangerschaftsdiabetes in der Regel nach der Entbindung verschwindet, stellt er während der Schwangerschaft ein Gesundheitsrisiko für Mutter und Kind dar und kann zu Komplikationen wie Makrosomie (großes Baby), Frühgeburten oder neonatalen Gesundheitsproblemen führen. Außerdem haben Frauen, die an Schwangerschaftsdiabetes erkrankt sind, ein erhöhtes Risiko, später im Leben an Diabetes Typ 2 zu erkranken. Aus diesem Grund kann während der Schwangerschaft eine sorgfältige Überwachung, eine ausgewogene Ernährung und, wenn nötig, eine Behandlung mit Insulin oder oralen Antidiabetika erfolgen.

Obwohl Diabetes eine Krankheit ist, die durch einen gemeinsamen Nenner - Hyperglykämie - vereint wird, beruhen die verschiedenen Typen auf unterschiedlichen zugrunde liegenden Mechanismen. Jeder dieser Diabetesformen erfordert eine entsprechende Behandlung, sei es die Verabreichung von Insulin bei Typ-1-Diabetes, eine Änderung des Lebensstils bei Typ-2-Diabetes oder eine sorgfältige Überwachung während der Schwangerschaft bei Schwangerschaftsdiabetes. Die Vielfalt der Diabetesformen unterstreicht die Notwendigkeit, dass das Pflegepersonal die Krankheit gründlich verstehen muss, um den spezifischen Bedürfnissen jedes einzelnen Patienten gerecht zu werden.

- Pathophysiologie von Diabetes: Mechanismen und Fehlfunktionen

Die Pathophysiologie des Diabetes beruht auf einer Reihe von komplexen Mechanismen, die das normale Gleichgewicht des Glukosestoffwechsels im Körper stören. Ob Typ-1-Diabetes, Typ-2-Diabetes oder Schwangerschaftsdiabetes, allen ist gemeinsam, dass der Blutzuckerspiegel nicht richtig reguliert werden kann, weil die Produktion oder der Gebrauch von Insulin gestört ist. Dieses Hormon, das von den Betazellen der Bauchspeicheldrüse produziert wird, spielt eine zentrale Rolle bei der Blutzuckerhomöostase, indem es den Zellen ermöglicht, Glukose zu absorbieren, um sie als Energiequelle zu nutzen oder als Glykogen in der Leber zu speichern. Wenn dieser Mechanismus gestört ist, kommt es zu Hyperglykämie, die zu Stoffwechselungleichgewichten mit schwerwiegenden Folgen führt.

Die Pathophysiologie des **Typ-1-Diabetes** beruht hauptsächlich auf einem Autoimmunprozess. Das Immunsystem, das den Körper vor Infektionen und fremden Eindringlingen schützen soll, greift fälschlicherweise die Beta-Zellen der Bauchspeicheldrüse an, die für die Insulinproduktion verantwortlich sind. Diese allmähliche Zerstörung der Pankreaszellen führt zu einem Abfall der Insulinproduktion, bis schließlich gar kein Insulin mehr vorhanden ist. Ohne Insulin können die Körperzellen die Glukose aus dem Blut nicht aufnehmen, was zu einer Ansammlung von Zucker im Blutkreislauf führt. Die Zellen, die ihrer Hauptenergiequelle beraubt sind, lösen eine Reihe von kompensatorischen Reaktionen aus, wie den Abbau von Fetten und Proteinen, um Energie zu erzeugen. Dieser übermäßige Abbau produziert jedoch Ketonkörper, giftige Substanzen, die zu einer schweren Komplikation namens diabetische Ketoazidose führen können, einem medizinischen Notfall, der sofort behandelt werden muss. Ohne Behandlung kann die Ketoazidose zu einem Koma oder sogar zum Tod führen. Typ-1-Diabetes ist eine chronische Hyperglykämie mit Symptomen wie übermäßigem Durst, Polyurie (häufiges und reichliches Wasserlassen), unfreiwilligem Gewichtsverlust und starker Müdigkeit. Dieser Typ von Diabetes erfordert eine tägliche Zufuhr von exogenem Insulin, um den Blutzuckerspiegel im Gleichgewicht zu halten.

Die **Pathophysiologie des** Typ-2-Diabetes ist durch zwei Hauptmechanismen gekennzeichnet: Insulinresistenz und relative Pankreasinsuffizienz. Insulinresistenz entsteht, wenn die Zellen der Muskeln, der Leber und des Fettgewebes weniger empfindlich auf die Wirkung von Insulin reagieren, was bedeutet, dass sie die Blutglukose nicht mehr effizient absorbieren. Die Bauchspeicheldrüse versucht, diese Resistenz auszugleichen, indem sie mehr Insulin produziert, aber im Laufe der Zeit erschöpft diese Überproduktion die Betazellen, die nicht mehr in der Lage sind, einen ausreichenden Insulinspiegel aufrechtzuerhalten. Dieses Ungleichgewicht zwischen dem Bedarf an Insulin und der Fähigkeit, es zu produzieren, führt zu einer fortschreitenden Hyperglykämie. Der genaue Mechanismus, der der Insulinresistenz zugrunde liegt, ist noch nicht vollständig verstanden, wird aber weitgehend von Faktoren wie Fettleibigkeit und insbesondere der Ansammlung von viszeralem Fett beeinflusst, das Entzündungsstoffe freisetzt, die den Glukosestoffwechsel stören. Die Leber spielt in diesem Zusammenhang eine kritische Rolle, da sie bei Insulinresistenz auch während des Fastens Glukose ins Blut freisetzt, was die Hyperglykämie noch weiter verschärft. Typ-2-Diabetes entwickelt sich langsam und ist anfangs oft asymptomatisch, kann aber langfristig zu schweren Komplikationen führen, insbesondere im Bereich des Herz-Kreislauf-Systems, der Nieren, der Nerven und der Augen, wenn der Blutzuckerspiegel nicht unter Kontrolle gebracht wird.

Der **Schwangerschaftsdiabetes** ist zwar vorübergehend, hat aber eine ähnliche Pathophysiologie wie Typ-2-Diabetes und wird durch die hormonellen Veränderungen während der Schwangerschaft ausgelöst. Die von der Plazenta produzierten Hormone, wie das plazentare Laktogen und Cortisol, stören die Wirkung des Insulins und führen zu einer peripheren Insulinresistenz. Als Reaktion darauf muss die mütterliche Bauchspeicheldrüse ihre Insulinproduktion erhöhen, um den Blutzuckerspiegel im Normalbereich zu halten. Bei einigen Frauen ist die Bauchspeicheldrüse jedoch nicht in der Lage, diese erhöhte Resistenz zu kompensieren, was zu einer Hyperglykämie führt. Schwangerschaftsdiabetes ist ein wichtiger Risikofaktor für die Gesundheit des Fötus und der Mutter, da er zu Komplikationen wie einem übermäßigen Geburtsgewicht des Babys, Frühgeburten oder einer zukünftigen Veranlagung für Typ-2-Diabetes bei Mutter und Kind führen kann.

Bei allen drei Diabetesarten ist das zentrale Element eine Dysregulation des Insulins, sei es ein absoluter Mangel wie bei Typ-1-Diabetes oder eine unzureichende Produktion im Verhältnis zum Bedarf wie bei Insulinresistenz bei Typ-2-Diabetes und Schwangerschaftsdiabetes. Langfristig führt die chronische Hyperglykämie zu mikrovaskulären und makrovaskulären Schäden, die die kleinen Blutgefäße der Nieren, Augen und Nerven sowie die großen Arterien des Herzens schädigen und das Risiko von Herz-Kreislauf-Erkrankungen erhöhen. Die wirksame Behandlung von Diabetes beruht daher auf einer ständigen Überwachung des Blutzuckerspiegels, einer geeigneten Behandlung und Änderungen des Lebensstils, die die Produktion und Verwendung von Insulin besser regulieren, um diese langfristigen Komplikationen zu verhindern.

∘ Prävalenz und Risikofaktoren

Die Prävalenz von Diabetes hat in den letzten Jahrzehnten erheblich zugenommen und ist zu einem der drängendsten Probleme der öffentlichen Gesundheit weltweit geworden. Heute leiden Hunderte von Millionen Menschen an dieser Krankheit, eine Zahl, die aufgrund der sich ändernden Lebensgewohnheiten, der alternden Bevölkerung und der zunehmenden Urbanisierung weiter ansteigt. Die Statistiken zeigen, dass Diabetes Typ 2 bei weitem die am weitesten verbreitete Form ist und etwa 90% der Diabetesfälle ausmacht, während Diabetes Typ 1 und Schwangerschaftsdiabetes spezifischere Bevölkerungsgruppen betreffen. Diese Explosion der Fallzahlen hat zu einem erhöhten Interesse geführt, nicht nur die Krankheit selbst, sondern auch die Risikofaktoren, die zu ihrer Entwicklung beitragen, zu verstehen.

Die **Risikofaktoren für Typ-1-Diabetes** sind noch nicht vollständig verstanden, aber es ist bekannt, dass sie hauptsächlich genetischen Ursprungs und Autoimmunerkrankungen sind. Personen mit einer Familiengeschichte von Typ-1-Diabetes haben ein höheres Risiko, die Krankheit zu entwickeln, obwohl sie auch ohne direkte familiäre Prädisposition auftreten kann. Umweltfaktoren, wie Virusinfektionen, werden ebenfalls als Auslöser der Autoimmunreaktion vermutet, die die Betazellen der Bauchspeicheldrüse zerstört, die für die Insulinproduktion verantwortlich sind. Es ist jedoch wichtig zu beachten, dass im Gegensatz zu Typ-2-Diabetes die Lebensgewohnheiten nur einen geringen Einfluss auf die Entstehung von Typ-1-Diabetes haben.

Im Gegensatz dazu sind die Risikofaktoren für **Typ-2-Diabetes** gut dokumentiert und größtenteils veränderbar. Der Hauptrisikofaktor ist Fettleibigkeit, insbesondere die Ansammlung von viszeralem Fett um den Bauch herum. Diese Art von Fett ist besonders schädlich, da es Entzündungsstoffe freisetzt, die die Reaktion der Zellen auf Insulin beeinträchtigen und so die Insulinresistenz fördern. Bewegungsmangel ist ebenfalls ein wichtiger Risikofaktor: Ein Mangel an regelmäßiger körperlicher Aktivität verringert die Fähigkeit der Muskeln, Glukose aus dem Blut zu verwerten und verschlimmert so die

Hyperglykämie. Die Ernährung spielt eine entscheidende Rolle, insbesondere ein übermäßiger Verzehr von raffiniertem Zucker und gesättigten Fetten, der den Glukosestoffwechsel aus dem Gleichgewicht bringt und das Risiko von Übergewicht erhöht. Andere Faktoren wie das **Altern** erhöhen ebenfalls die Wahrscheinlichkeit, an Diabetes Typ 2 zu erkranken, da die Insulinempfindlichkeit und die Fähigkeit der Bauchspeicheldrüse, Insulin zu produzieren, mit zunehmendem Alter abnimmt.

Die **Familiengeschichte** und die **Genetik** beeinflussen ebenfalls das Risiko für Typ-2-Diabetes. Wenn ein naher Verwandter an Diabetes erkrankt ist, verdoppelt sich die Wahrscheinlichkeit, die Krankheit zu entwickeln, was auf eine genetische Prädisposition für Insulinresistenz hindeutet. Es ist jedoch wichtig zu betonen, dass diese genetische Prädisposition häufig mit Faktoren des Lebensstils interagiert. Eine Person mit genetischem Risiko entwickelt möglicherweise nie Diabetes, wenn sie einen gesunden Lebensstil pflegt, während eine andere Person ohne Familiengeschichte an Diabetes erkranken kann, wenn sie unausgewogene Ernährungsgewohnheiten und zu wenig körperliche Aktivität hat.

Schwangerschaftsdiabetes hat spezifische Risikofaktoren, obwohl sich einige mit denen des Typ-2-Diabetes überschneiden. Frauen, die vor oder während der Schwangerschaft übergewichtig sind, haben ein höheres Risiko, einen Schwangerschaftsdiabetes zu entwickeln. Das **Alter** der Mutter ist ebenfalls ein wichtiger Faktor, da schwangere Frauen über 35 Jahre eher an dieser Form von Diabetes erkranken. Eine Vorgeschichte von Schwangerschaftsdiabetes in früheren Schwangerschaften sowie die Geburt eines makrosomen Babys (über 4 kg) erhöhen ebenfalls die Wahrscheinlichkeit eines erneuten Auftretens in späteren Schwangerschaften. Bestimmte Bevölkerungsgruppen, wie Frauen aus Südasien, Afrika oder der Karibik, sind anfälliger für die Entwicklung von Schwangerschaftsdiabetes.

Soziale und geografische Ungleichheiten verstärken ebenfalls die Prävalenz von Diabetes, insbesondere von Typ-2-Diabetes. In vielen Teilen der Welt sind Menschen, die in städtischen Gebieten leben, häufig einer industrialisierten Ernährung mit hohem Zucker- und Fettgehalt ausgesetzt sind und nur begrenzten Zugang zu körperlicher Betätigung haben, stärker gefährdet. Darüber hinaus sind Menschen mit niedrigem sozioökonomischen Status häufig stärker gefährdet, da sie eine schlechtere Ernährungsqualität haben, keinen Zugang zu präventiver Gesundheitsfürsorge und einer erhöhten Exposition gegenüber chronischem Stress, der die Stoffwechselmechanismen stört.

Ethnische Faktoren spielen ebenfalls eine Rolle bei der Prävalenz von Diabetes. Einige Gemeinschaften haben ein höheres Risiko, an Diabetes Typ 2 zu erkranken. Zum Beispiel haben Menschen afrikanischer, hispanischer, indianischer und asiatischer Herkunft eine viel höhere Diabetesprävalenzrate als die kaukasische Bevölkerung. Diese ethnischen Unterschiede sind sowohl auf genetische Faktoren als auch auf soziale Determinanten der Gesundheit zurückzuführen, insbesondere auf den Zugang zur Gesundheitsversorgung und die Lebensbedingungen.

Auch die **weltweite Entwicklung von Diabetes** ist alarmierend. Der moderne Lebensstil, der von Bewegungsmangel und hochkalorischer Ernährung geprägt ist, hat Diabetes zu einer stillen Epidemie gemacht. Die schnelle Urbanisierung in den Entwicklungsländern hat in Verbindung mit der Verwestlichung der Ernährungsgewohnheiten stark zum Anstieg der Diabetesfälle beigetragen. Gleichzeitig führt die steigende Lebenserwartung dazu, dass immer mehr Menschen ein Alter erreichen, in dem das Risiko, an Diabetes zu erkranken, natürlich steigt.

- **Teil 2: Komplikationen von Diabetes**
  - ◦ Hyperglykämie und Hypoglykämie: Anzeichen und Risiken

Hyperglykämie und Hypoglykämie sind zwei wichtige Ungleichgewichte im Glukosestoffwechsel, die bei Menschen mit Diabetes häufig vorkommen. Diese Schwankungen des Blutzuckerspiegels, ob zu hoch (Hyperglykämie) oder zu niedrig (Hypoglykämie), erfordern besondere Aufmerksamkeit, da sie kurz- und langfristig zu ernsthaften Komplikationen führen können, wenn sie nicht richtig behandelt werden. Diese beiden Zustände sind zwar unterschiedlich, spiegeln aber beide einen Fehler in der Glukoseregulierung wider, ein zentrales Problem bei der Behandlung von Diabetes.

Eine **Hyperglykämie**, bei der der Blutzuckerspiegel über dem Normalwert liegt (normalerweise über 1,26 g/L auf nüchternen Magen), ist eine direkte Folge eines Mangels oder einer Unwirksamkeit des Insulins, das verhindert, dass Glukose in die Zellen eindringt. Bei Diabetikern kann eine Hyperglykämie aus verschiedenen Gründen auftreten: eine zu kohlenhydratreiche Ernährung, eine unzureichende Insulindosis, emotionaler oder physischer Stress oder eine Infektion. Die Symptome einer Hyperglykämie sind nicht immer sofort erkennbar, insbesondere wenn sie sich allmählich entwickelt, aber es gibt einige Anzeichen, die Sie warnen sollten. Zu diesen gehören **starker Durst** (Polydipsie), **häufiger Harndrang** (Polyurie), **ungewöhnliche Müdigkeit**, **verschwommenes Sehen** und manchmal **ungewollter Gewichtsverlust**.

Wenn die Hyperglykämie nicht kontrolliert wird, kann sie zu schweren Komplikationen führen. Kurzfristig kann eine anhaltende Hyperglykämie zur **Ketose** führen, bei der der Körper mangels Glukose in den Zellen damit beginnt, Fett in Energie umzuwandeln. Bei diesem Prozess entstehen Ketone, saure Substanzen, die sich im Blut ansammeln. Wenn die Ketose ein gefährliches Niveau erreicht, kann sie sich zu einer **diabetischen Ketoazidose** entwickeln, einem ernsthaften medizinischen Notfall. Diese Komplikation äußert sich durch Übelkeit,

Erbrechen, Bauchschmerzen, schnelle Atmung, nach Aceton riechenden Atem und in extremen Fällen durch Bewusstlosigkeit. Wenn die Ketoazidose nicht schnell behandelt wird, kann sie tödlich sein.

Längerfristig erhöhen wiederholte oder schlecht kontrollierte Hyperglykämie-Episoden das Risiko für chronische Komplikationen. Dazu gehören Erkrankungen-Kreislauf-Herz wie Bluthochdruck, Herzinfarkt und Schlaganfall sowie Schäden an den kleinen Blutgefäßen, die zu Schäden an den Augen (Retinopathie), Nieren (Nephropathie) und Nerven (Neuropathie) führen. Diese Komplikationen sind das Ergebnis der ständigen Aggression, die die überschüssige Glukose auf die Wände der Blutgefäße ausübt, was zu einer Entzündung und allmählichen Verhärtung der Arterien führt. Die Kontrolle von Hyperglykämie ist daher nicht nur wichtig, um die unmittelbaren Symptome zu vermeiden, sondern auch, um diesen schwerwiegenden langfristigen Komplikationen vorzubeugen.

Im Gegensatz dazu tritt eine **Hypoglykämie** auf, wenn der Blutzuckerspiegel unter 0,7 g/L fällt, was ebenso besorgniserregend ist. Im Gegensatz zur Hyperglykämie, die sich oft langsam entwickelt, kann eine Hypoglykämie plötzlich auftreten und ihre Auswirkungen sind schnell spürbar. Sie wird in der Regel durch zu viel Insulin, eine zu hohe Dosis antidiabetischer Medikamente oder eine Diskrepanz zwischen körperlicher Aktivität und Nahrungsaufnahme verursacht. Bei Diabetikern, die mit Insulin oder bestimmten Medikamenten wie blutzuckersenkenden Sulfonamiden behandelt werden, ist eine Hypoglykämie ein ständiges Risiko, wenn die Dosis nicht an die Glukosezufuhr angepasst wird.

Die Warnsignale einer Hypoglykämie sind oft unmittelbarer als die einer Hyperglykämie. Da das Gehirn besonders empfindlich auf einen niedrigen Glukosespiegel reagiert, sind die ersten Symptome **Zittern**, **übermäßiges Schwitzen**, **Herzklopfen**, **starkes Hungergefühl**, **plötzliche Müdigkeit**, **Kopfschmerzen** und **Konzentrationsstörungen**. Wenn diese Symptome nicht schnell korrigiert werden, kann sich die Hypoglykämie zu ernsteren Anzeichen entwickeln, wie z.B. **geistige Verwirrung, Sprachstörungen, Schwierigkeiten bei der Koordination von Bewegungen** oder sogar **Krämpfe**. In extremen Fällen kann eine schwere Hypoglykämie zu einem **Koma** führen und potenziell tödlich sein.

Die Behandlung einer Hypoglykämie muss sofort erfolgen. Bei leichten bis mittelschweren Symptomen wird empfohlen, schnell eine schnell absorbierbare Zuckerquelle wie Fruchtsaft, Bonbons oder eine Glukoselösung zu konsumieren. Wenn die Symptome schwerer sind, kann eine Injektion von Glukagon, einem Hormon, das den Blutzuckerspiegel erhöht, erforderlich sein. Diese Situation unterstreicht, wie wichtig es für Diabetiker ist, immer süße Snacks dabei zu haben und, wenn sie mit Insulin behandelt werden, die Warnzeichen zu kennen, um schnell reagieren zu können.

Das Hauptrisiko einer Hypoglykämie besteht darin, dass sie nachts während des Schlafs auftritt, wenn die Symptome unbemerkt bleiben können. Dies kann zu Schlafstörungen, Albträumen oder schweißgebadetem Erwachen führen, aber in einigen Fällen kann eine nächtliche Hypoglykämie so schwer sein, dass sie das Bewusstsein verliert. Daher ist es wichtig, dass die Patienten lernen, ihre Medikamentendosis an ihre körperlichen Aktivitäten und ihre Ernährung anzupassen und ihre Behandlung immer auf ihre täglichen Bedürfnisse abzustimmen.

      ◦   Kurz- und langfristige Komplikationen: Neuropathie, Nephropathie, Retinopathie

Wenn Diabetes nicht gut kontrolliert wird, kann er zu schweren Komplikationen führen, die verschiedene Organe und Systeme des Körpers betreffen. Diese Komplikationen entwickeln sich aufgrund der Schäden, die durch die chronische Hyperglykämie verursacht werden, die allmählich die Blutgefäße und Nerven erodiert. Drei der häufigsten und verheerendsten Komplikationen bei Diabetespatienten sind Neuropathie, Nephropathie und

Retinopathie. Jede dieser Erkrankungen betrifft lebenswichtige Organe und kann sowohl die Lebensqualität als auch die Lebenserwartung der Patienten beeinträchtigen.

Die **diabetische Neuropathie** ist eine der häufigsten Komplikationen, von der fast 50% der Diabetiker in einem bestimmten Lebensabschnitt betroffen sind. Sie äußert sich durch eine Schädigung der Nerven, vor allem der peripheren Nerven, die Signale zwischen dem Gehirn, dem Rückenmark und den verschiedenen Teilen des Körpers übertragen. Wenn der Blutzuckerspiegel konstant hoch ist, werden die Nerven durch die Schädigung der kleinen Blutgefäße, die sie mit Sauerstoff und Nährstoffen versorgen, geschädigt. Dies führt zu einer fortschreitenden Schädigung der Nerven.

Die diabetische Neuropathie kann in verschiedenen Formen auftreten, aber die häufigste ist die **periphere Neuropathie**, die vor allem die Nerven in den Füßen und Händen betrifft. Sie äußert sich durch Symptome wie **Taubheit**, **Kribbeln**, **Schmerzen** oder **Gefühlsverlust** in den Extremitäten. Dieser Verlust der Sensibilität ist an den Füßen besonders gefährlich, da er das Risiko von Verletzungen und Infektionen erhöht, die vom Patienten oft nicht erkannt werden. Eine einfache Reibung oder ein Schnitt, den Sie nicht spüren, kann sich infizieren und bei unzureichender Pflege zu **Geschwüren** oder **schweren Infektionen** führen. In den schwersten Fällen können diese Infektionen zu **Amputationen** führen.

Eine andere Form der Neuropathie ist die **autonome Neuropathie**, die die Nerven betrifft, die unwillkürliche Körperfunktionen wie Verdauung, Schwitzen oder den Herzrhythmus kontrollieren. Sie kann zu Verdauungsproblemen (Verstopfung, Durchfall), Störungen der Blutdruckregulation und sogar zu Herzfehlern führen. Patienten mit autonomer Neuropathie können auch die Fähigkeit verlieren, die klassischen Symptome einer Hypoglykämie wie Zittern oder Herzklopfen zu spüren, was die Verwaltung ihres Diabetes noch komplizierter macht.

Die **diabetische Nephropathie**, also die Nierenschädigung, ist eine weitere gefürchtete Komplikation. Die Nieren, die für die Filterung des Blutes und die Ausscheidung von Abfallstoffen über den Urin zuständig sind, sind besonders anfällig für die Auswirkungen einer anhaltenden Hyperglykämie. Dieser Zustand schädigt die kleinen Blutgefäße der Nieren, die Glomeruli genannt werden, was die Filterfunktion beeinträchtigt. Nach und nach verlieren die Nieren ihre Fähigkeit, Abfallstoffe und überschüssige Flüssigkeit ordnungsgemäß aus dem Körper zu entfernen, was zu **Nierenversagen** führt.

Die diabetische Nephropathie verläuft in der Regel in mehreren Stadien. In der Anfangsphase treten im Urin **Proteine** (vor allem Albumin) auf, die auf eine Schädigung der Nierenfilter hinweisen. Dieses Phänomen wird als **Mikroalbuminurie** bezeichnet und ist ein erstes Warnzeichen. Wenn die Nephropathie fortschreitet, nimmt die Menge an Protein im Urin zu, was auf eine kontinuierliche Verschlechterung der Nierenfunktion hinweist. Wenn nichts unternommen wird, kann sich diese Verschlechterung zu einer **chronischen Niereninsuffizienz** entwickeln, einem Zustand, bei dem die Nieren nicht mehr normal funktionieren und häufig eine **Dialyse** oder eine **Nierentransplantation** erforderlich ist, **um zu** überleben. Die diabetische Nephropathie ist weltweit eine der Hauptursachen für terminales Nierenversagen, was die entscheidende Bedeutung der Blutzuckerkontrolle bei Diabetespatienten unterstreicht.

Die **diabetische Retinopathie** betrifft die Augen und ist eine der Hauptursachen für die **Erblindung** bei erwachsenen Diabetikern. Sie tritt auf, wenn chronische Hyperglykämie die kleinen Blutgefäße in der Netzhaut schädigt, der dünnen Gewebeschicht auf der Rückseite des Auges, die das Licht aufnimmt und visuelle Signale an das Gehirn sendet. Die geschwächten retinalen Blutgefäße können undicht werden, was zu **Blutungen** oder **Flüssigkeitsansammlungen** in der Netzhaut führt, die das Sehvermögen beeinträchtigen. Dieses Anfangsstadium wird als **nicht-proliferative Retinopathie** bezeichnet und kann oft symptomlos verlaufen.

Wenn die Retinopathie fortschreitet, kann sie sich zu einer schwereren Form entwickeln, der **proliferativen Retinopathie**, bei der sich neue abnormale Blutgefäße auf der Oberfläche der Netzhaut entwickeln. Diese Gefäße sind sehr fragil und können in den Glaskörper (die gallertartige Substanz, die das Auge ausfüllt) bluten, was zu verschwommenem Sehen oder dunklen Flecken führt. Diese neuen Gefäße können auch zu **Netzhautablösungen** führen, einem medizinischen Notfall, der zu einer dauerhaften Erblindung führen kann, wenn er nicht schnell behandelt wird. Eine weitere häufige Komplikation ist das Makulaödem, eine Schwellung der Makula (der zentrale Teil der Netzhaut, der für das scharfe Sehen verantwortlich ist), die zu einer verschwommenen zentralen Sicht führt und die Fähigkeit zu lesen, Auto zu fahren oder Gesichter zu erkennen beeinträchtigt.

Um das Fortschreiten der diabetischen Retinopathie zu verhindern oder zu verlangsamen, sind eine strenge Kontrolle des Blutzuckerspiegels und regelmäßige Augenuntersuchungen unerlässlich. Behandlungen wie die **Laserphotokoagulation**, die undichte Blutgefäße versiegelt, oder intraokulare Injektionen von Medikamenten, die den vaskulären Wachstumsfaktor hemmen (Anti-VEGF), können helfen, die Krankheit zu stabilisieren, aber sie können das verlorene Sehvermögen nicht wiederherstellen.

◦ Diabetischer Fuß: Pflege und Prävention

Der **diabetische Fuß** ist eine der am meisten gefürchteten Komplikationen von Diabetes, aufgrund seiner potenziell schwerwiegenden Folgen, die bis hin zur Amputation führen können. Diese Erkrankung ist das Ergebnis von zwei Hauptmechanismen, die mit Diabetes zusammenhängen: **periphere Neuropathie** und **Arteriopathie**. Zusammen bilden diese Faktoren einen Nährboden für Verletzungen und Infektionen, die sich zu Geschwüren und Gangränen entwickeln können, wenn sie nicht schnell und richtig behandelt werden. Die Pflege und Prävention des diabetischen Fußes ist daher eine absolute Priorität bei der Behandlung von Menschen mit

Diabetes, da durch ständige Wachsamkeit das Risiko von Komplikationen erheblich verringert werden kann.

Der **diabetische Fuß** entwickelt sich vor allem aufgrund der **peripheren Neuropathie**. Diese reduziert die Empfindlichkeit der Füße, so dass die Patienten Schmerzen, Druck oder kleinere Verletzungen wie Blasen oder Schnitte nicht mehr spüren. Da die Empfindung fehlt, können diese Verletzungen eine Zeit lang unbemerkt bleiben und sich verschlimmern, ohne dass der Patient es merkt. Gleichzeitig verlangsamt die durch die diabetische Arteriopathie verursachte verminderte Durchblutung - ein verminderter Blutfluss aufgrund von Schäden an den Blutgefäßen - die Wundheilung. Durch die schlechte Durchblutung erhält das Gewebe der Füße weniger Sauerstoff und Nährstoffe, wodurch die Wundheilung langsamer verläuft und die Füße anfälliger für Infektionen werden.

Diese beiden Faktoren zusammengenommen erklären, warum kleine Verletzungen, wie z.B. eine schlecht behandelte Reibung oder ein Schnitt, sich schnell zu **diabetischen Geschwüren** entwickeln können, offenen Wunden, die nur schwer heilen. Unbehandelt können sich diese Geschwüre infizieren und zu **Gangrän** (Gewebenekrose) führen, die in den schlimmsten Fällen eine teilweise oder vollständige **Amputation** des Fußes erforderlich machen kann, um die Ausbreitung der Infektion zu verhindern. Infektionen können sich auch auf die Knochen ausbreiten (Osteomyelitis), was der erforderlichen Versorgung eine weitere komplexe Dimension hinzufügt.

Damit es nicht zu solchen Extremen kommt, muss die **Prävention** des diabetischen Fußes ein zentraler Pfeiler der Diabetesbehandlung sein. Dies beginnt mit der **täglichen Überwachung** der Füße. Diabetikern wird empfohlen, ihre Füße täglich auf Wunden, Blasen, Rötungen, Schwellungen oder andere Auffälligkeiten zu untersuchen. Aufgrund des Gefühlsverlustes kann es sein, dass die Patienten eine Verletzung nicht spüren, weshalb diese visuelle Inspektion von entscheidender Bedeutung ist. Es ist auch ratsam, die Räume zwischen den Zehen und die

Fußsohlen zu überprüfen, wo sich Infektionen unauffällig entwickeln können. Wenn der Patient Schwierigkeiten hat, seine Füße selbst zu inspizieren, kann er sich an einen Angehörigen oder einen Angehörigen des Gesundheitswesens wenden.

Ein weiterer wichtiger Aspekt der Prävention ist das Tragen von **geeignetem Schuhwerk**. Diabetespatienten sollten keine Schuhe tragen, die reiben, zu eng oder zu weit sind, da dieser wiederholte Druck auf bestimmte Bereiche der Füße Blasen oder Schwielen verursachen kann. Die Schuhe sollten gut passen, bequem sein und wenn möglich speziell für Menschen mit Diabetes entworfen werden, um das Risiko von Reibung zu minimieren. Es ist auch wichtig, **geeignete Socken** zu tragen, die nicht zu eng sind und die Blutzirkulation behindern.

Auch die **Fußhygiene** ist wichtig. Menschen mit Diabetes sollten ihre Füße täglich mit lauwarmem Wasser (nicht heiß, um Verbrennungen zu vermeiden, da die Empfindlichkeit verringert ist) und einer milden Seife waschen und anschließend sorgfältig abtrocknen, wobei Sie besonders auf die Zehenzwischenräume achten sollten, um Feuchtigkeit zu vermeiden, die das Wachstum von Pilzen begünstigen könnte. Nach dem Waschen wird empfohlen, die Füße mit einer geeigneten Creme zu befeuchten, da trockene Haut anfälliger für Risse ist, die zu Eintrittspforten für Infektionen werden können. Die Creme sollte jedoch nicht zwischen den Zehen aufgetragen werden, da überschüssige Feuchtigkeit in diesem Bereich ebenfalls zu Pilzinfektionen führen kann.

Neben der persönlichen Pflege sind **regelmäßige Besuche** bei einem Podologen sehr empfehlenswert. Podologen können frühe Anzeichen von Komplikationen wie Schwielen oder eingewachsene Nägel erkennen und diese behandeln, bevor sie zu einem ernsteren Problem werden. Sie können auch bei der Anpassung der Schuhe helfen oder Orthesen (orthopädische Einlagen) verschreiben, um den Druck auf die Füße besser zu verteilen und übermäßige Reibung zu vermeiden. Darüber hinaus sollten Hochrisikopatienten - Patienten, die bereits Geschwüre hatten, eine fortgeschrittene Neuropathie oder eine schwere Arteriopathie aufweisen - häufiger podologisch betreut werden, um Rückfälle zu verhindern.

Im Falle einer Verletzung ist eine **schnelle Behandlung** von entscheidender Bedeutung. Sobald auch nur eine kleine Verletzung entdeckt wird, muss sie gereinigt und desinfiziert werden und ein Arzt muss konsultiert werden, um den Schweregrad zu beurteilen und eine Behandlung einzuleiten. Die Wunden müssen sorgfältig überwacht werden, um sicherzustellen, dass sie gut heilen und sich nicht infizieren. Wenn sich ein Geschwür entwickelt, ist oft eine intensive Behandlung erforderlich, die spezielle Verbände und manchmal Antibiotika einschließt. In einigen Fällen kann eine weitergehende Behandlung eine **Operation** beinhalten, um infiziertes oder abgestorbenes Gewebe zu entfernen (Debridement), um die Heilung zu fördern.

Die Bedeutung der **Prävention des diabetischen Fußes** darf nicht unterschätzt werden, da sie invalidisierende Komplikationen und sogar Amputationen verhindern kann. Sie erfordert die Aufklärung der Patienten, die sich der Risiken und der Maßnahmen, die sie zum Schutz ihrer Füße ergreifen müssen, voll bewusst sein müssen. Die Rolle des Gesundheitspersonals, insbesondere der Podologen, Krankenschwestern und Pfleger, ist entscheidend bei der Unterstützung der Patienten, indem sie ihnen Ratschläge geben, den Zustand ihrer Füße regelmäßig überwachen und bei den geringsten Warnzeichen schnell eingreifen.

- **Teil 3: Der Einfluss von Diabetes auf die Lebensqualität**
  - Physische, psychologische und soziale Folgen
Diabetes als chronische Krankheit hat weitreichende Auswirkungen auf das Leben der Betroffenen, nicht nur in

körperlicher, sondern auch in psychologischer und sozialer Hinsicht. Diese Folgen sind oft miteinander verbunden und können die Lebensqualität erheblich beeinträchtigen, so dass eine umfassende Behandlung erforderlich ist, die weit über die bloße Kontrolle des Blutzuckerspiegels hinausgeht. Jeder Aspekt des Lebens eines Diabetespatienten kann betroffen sein, was zu täglichen Herausforderungen führt, die ständige Aufmerksamkeit und Unterstützung erfordern.

Die **körperlichen Folgen** von Diabetes sind oft die offensichtlichsten und direktesten. Die Kontrolle des Blutzuckerspiegels ist ein täglicher Kampf, der eine ständige Anpassung der Ernährung, der körperlichen Aktivität und der Behandlung erfordert. Die Krankheit kann erschöpfende körperliche Symptome wie chronische Müdigkeit, übermäßigen Durst, verschwommenes Sehen und Wundheilungsstörungen verursachen. Aber über diese unmittelbaren Symptome hinaus können die langfristigen Komplikationen von Diabetes wie Neuropathie, Retinopathie und Nephropathie die Gesundheit ernsthaft beeinträchtigen. Diese Komplikationen, die durch eine schlecht kontrollierte Hyperglykämie verursacht werden, erhöhen das Risiko von Amputationen, Erblindung, Nierenversagen und Herz-Kreislauf-Erkrankungen. Wenn die Krankheit fortschreitet, können einige Patienten ihre Mobilität oder Autonomie verlieren, was ihre täglichen Aktivitäten erschwert. Außerdem beeinträchtigt Diabetes häufig die Sexualfunktionen, was bei Männern zu Erektionsstörungen oder einer verminderten Libido führen kann, was sich wiederum negativ auf die Intimität auswirken kann.

Psychologisch gesehen ist Diabetes eine ständige Belastung für die Patienten. Allein die Tatsache, dass Sie Ihren Blutzuckerspiegel überwachen, Ihre Mahlzeiten sorgfältig planen und Ihre Medikamente anpassen müssen, kann eine Quelle ständigen Stresses sein. Die Angst vor Hypoglykämie, die jederzeit und vor allem nachts auftreten kann, führt zu **Angstzuständen**, die sich im Laufe der Zeit immer weiter verfestigen. Viele Diabetespatienten leben auch mit **Schuldgefühlen**, insbesondere bei Typ-2-Diabetes, da die

Krankheit manchmal mit einem schlechten Lebensstil in Verbindung gebracht wird. Diese Schuldgefühle können dazu führen, dass sie an ihrer Fähigkeit zweifeln, mit ihrer Krankheit gut umzugehen, was den täglichen Stress noch verstärkt. Diabetes wird auch mit einem erhöhten Risiko für **Depressionen** in Verbindung gebracht. Der ständige und wiederholte Umgang mit der Krankheit, die körperlichen Komplikationen und das Gefühl, nie nachlassen zu können, führen zu einer emotionalen Erschöpfung, die sich zu einer Depression entwickeln kann. Die Patienten fühlen sich oft isoliert oder unverstanden, was das Gefühl der geistigen Erschöpfung noch verstärkt.

Zu den psychologischen Folgen kann auch eine Verweigerung **der Krankheit** gehören, wobei einige Patienten aus Verleugnung oder Verzweiflung die ärztlichen Empfehlungen nicht befolgen. Dieses Phänomen wird als "diabetisches Burn-out" bezeichnet und führt zu einer Aufgabe des Krankheitsmanagements, ein gefährliches Verhalten, das unweigerlich zu einer Verschlechterung der Gesundheit führt. Psychologische Unterstützung ist daher von entscheidender Bedeutung, um diesen Patienten zu helfen, ihr mentales Gleichgewicht zu finden und sich wieder auf ihre Behandlung zu konzentrieren.

Die **sozialen Auswirkungen** von Diabetes sind ebenso wichtig, da die Krankheit eine ständige Anpassung des sozialen Lebens des Patienten erfordert. Das Essen im Restaurant, die Teilnahme an familiären oder gesellschaftlichen Veranstaltungen kann zu einer Quelle von Stress oder Unbehagen werden. Diabetiker müssen oft ihren Zustand erklären oder bestimmte Lebensmittel ablehnen, was sie sozial isolieren oder bei sozialen Interaktionen stören kann. Die ständige Einschränkung der Lebensmittelauswahl und die Notwendigkeit, den Blutzuckerspiegel auch bei festlichen Anlässen ständig zu überwachen, kann zu einer Art **Stigma** führen. Einige Patienten fühlen sich von ihren Mitmenschen verurteilt, insbesondere in Bezug auf ihre Ernährung, was zu einem sozialen Druck führt, der sie noch ängstlicher machen kann, an Mahlzeiten oder Festen teilzunehmen. Diese **Einschränkung der Freiheit** in Momenten, die normalerweise für Entspannung und Genuss stehen, kann zu Frustration und sozialer Isolation führen.

Auch am Arbeitsplatz kann Diabetes erhebliche Auswirkungen haben. Einschränkungen bei den Essenszeiten, dem Umgang mit Insulininjektionen oder der Überwachung des **Blutzuckerspiegels** können zu **Schwierigkeiten bei der Anpassung** an die Arbeit führen. Für manche Patienten kann es schwierig sein, einem intensiven oder unvorhersehbaren Arbeitsrhythmus zu folgen, insbesondere wenn sie unter diabetesbedingten Komplikationen leiden. Dieser Druck kann zu einer **verminderten Arbeitsleistung** oder sogar zu **wiederholten Fehlzeiten** aufgrund von Komplikationen oder Krankenhausaufenthalten führen. In einigen Fällen können Diabetespatienten sogar diskriminiert werden, wenn sie ihre medizinischen Bedürfnisse erklären oder um Arbeitsanpassungen bitten müssen.

Die Auswirkungen von Diabetes auf die **Familiendynamik** sollten nicht unterschätzt werden. Das Leben mit einem Diabetespatienten kann für die Angehörigen Stress bedeuten, und sie müssen manchmal ihren eigenen Lebensstil anpassen, um den Patienten zu unterstützen. Auch die Sorge um das Risiko akuter Komplikationen wie schwere Hypoglykämie kann die Familienmitglieder stark belasten. Dies kann zu Spannungen und moralischer Erschöpfung innerhalb des Familienkreises führen.

◦   Die täglichen Herausforderungen für Patienten
Diabetespatienten stehen vor einer Reihe von täglichen Herausforderungen, die ständige Aufmerksamkeit und strenge Disziplin erfordern. Mit dieser chronischen Krankheit zu leben bedeutet, zu lernen, mit den komplexen Aspekten des täglichen Lebens umzugehen, die für diejenigen, die nicht von dieser Krankheit betroffen sind, oft unsichtbar sind. Jeder Tag wird zu einem Balanceakt, bei dem die Überwachung des Blutzuckerspiegels, die Ernährung, die körperliche Aktivität und die Einnahme von Medikamenten sorgfältig aufeinander

abgestimmt werden müssen, um einen stabilen Gesundheitszustand aufrechtzuerhalten.

Eine der ersten täglichen Herausforderungen für Patienten ist die **kontinuierliche Überwachung des Blutzuckerspiegels**. Für viele Menschen bedeutet dies, sich mehrmals täglich in den Finger zu stechen, um den Blutzuckerspiegel zu messen. Auch wenn diese Routine schnell zum Automatismus wird, ist sie dennoch belastend. Der Stress, den Blutzuckerspiegel nicht innerhalb der Zielwerte zu haben, kann den Patienten stark belasten. Jede Abweichung, ob zu hoch (Hyperglykämie) oder zu niedrig (Hypoglykämie), erfordert eine sofortige Reaktion: Anpassung der Insulindosis, Aufnahme von zusätzlichen Kohlenhydraten oder Änderung der Ernährungspläne für den Rest des Tages. Dieses sofortige Management erzeugt einen ständigen mentalen Druck, da jede Entscheidung den Gesundheitszustand des Patienten direkt beeinflusst.

Eine weitere große Herausforderung ist das **Management der Ernährung**. Für einen Diabetiker erfordert jede Mahlzeit eine detaillierte Planung. Es geht nicht nur darum, den Hunger zu stillen, sondern die Nahrungsmittel nach ihrem glykämischen Index, ihrem Kohlenhydratgehalt und ihrer Auswirkung auf den Blutzuckerspiegel auszuwählen. Die Mahlzeiten müssen ausgewogen sein und oft in kleine Portionen aufgeteilt werden, die über den Tag verteilt werden, um plötzliche Blutzuckerschwankungen zu vermeiden. Diese Ernährungsplanung kann mühsam sein, insbesondere in sozialen Kontexten, wo Mahlzeiten in der Familie, im Restaurant oder bei festlichen Anlässen nicht immer auf die besonderen Bedürfnisse von Diabetespatienten abgestimmt sind. Die Ablehnung von Speisen oder das ständige Erklären der eigenen Situation kann zu einem Gefühl der Frustration und Isolation führen. Die ständige Kontrolle der Nahrungsaufnahme verwandelt eine alltägliche Handlung, die für andere oft einfach und angenehm ist, in eine Quelle ständigen Stresses und Berechnungen.

Die **Einnahme von Medikamenten** stellt ebenfalls eine große Herausforderung dar, insbesondere für Patienten, die Insulin benötigen. Die täglichen Insulininjektionen oder der Umgang mit einer Insulinpumpe erfordern ein hohes Maß an Aufmerksamkeit. Es reicht nicht aus, einfach nur die vorgeschriebene Dosis zu verabreichen: Sie muss an geplante körperliche Aktivitäten, Mahlzeiten, Stress oder sogar andere Krankheiten, wie eine Erkältung, die den Blutzuckerspiegel beeinflussen können, angepasst werden. Die Patienten müssen lernen, ihre Behandlung selbständig anzupassen, ein Prozess, der eine strenge Ausbildung und eine große Fähigkeit zur Beobachtung des eigenen Körpers erfordert. Diese Selbstverwaltung kann Angst erzeugen, da Dosierungsfehler zu gefährlichen Hypoglykämien oder anhaltenden Hyperglykämien mit ihren eigenen Komplikationen führen können.

Die **Kontrolle der körperlichen Aktivität** ist ein weiterer entscheidender Aspekt im Alltag von Diabetespatienten. Körperliche Betätigung hilft, die Insulinempfindlichkeit zu verbessern und den Blutzuckerspiegel zu stabilisieren, aber sie erfordert auch eine sorgfältige Planung. Die Patienten müssen ihre Blutzuckerwerte vor, während und nach dem Training überwachen, um einen plötzlichen Abfall des Blutzuckerspiegels zu vermeiden. Eine so einfache Aktivität wie Joggen oder Radfahren erfordert daher eine ständige Vorausplanung: Muss die Insulindosis vor dem Beginn angepasst werden? Ist es notwendig, vor dem Sport einen kohlenhydrathaltigen Snack zu sich zu nehmen, um eine Hypoglykämie zu vermeiden? Diese Vorbereitung verwandelt jede körperliche Aktivität in eine Aufgabe, die niemals spontan sein kann. Der Patient muss immer bereit sein, seine Aktivität zu unterbrechen, um seinen Blutzuckerspiegel zu überprüfen oder eine Glukosequelle zu konsumieren, falls der Blutzuckerspiegel plötzlich sinkt.

Neben diesen physiologischen **Belastungen** müssen die Patienten auch die **emotionale Last** des Diabetes bewältigen. Die Krankheit erfordert einen ständigen Zustand der Hypervigilanz, in dem jede tägliche Handlung genauestens berechnet wird, um

Komplikationen zu vermeiden. Diese ständige Aufmerksamkeit für den Körper und seine Reaktionen kann zu **chronischem Stress** führen. Die mit dem Diabetesmanagement verbundenen Ängste, die Angst vor zukünftigen Komplikationen und die Aussicht, immer "alles unter Kontrolle" haben zu müssen, können die psychische Gesundheit der Patienten beeinträchtigen. Sie können sich von der Verantwortung, ihren Blutzuckerspiegel in einem sicheren Bereich zu halten, überfordert fühlen, insbesondere wenn sie wissen, dass jedes Versagen zu langfristigen Folgen führen kann. Diese psychische Belastung kann zu einer Form von **Burn-out** führen, bei der sich der Patient durch den täglichen Umgang mit der Krankheit erschöpft fühlt und sogar zeitweise die Behandlung abbrechen kann, wodurch seine Gesundheit gefährdet wird.

Schließlich gibt es noch die **sozialen** Herausforderungen, mit denen Diabetespatienten konfrontiert sind. Obwohl Diabetes in der modernen Gesellschaft allgegenwärtig ist, wird er oft nicht richtig verstanden. Menschen mit Diabetes müssen ihre Bedürfnisse erklären, ihre Ernährung rechtfertigen oder mit den manchmal uninformierten Reaktionen ihrer Umgebung umgehen. Das Gefühl, anders zu sein, sich ständig erklären zu müssen oder das soziale Leben an die Krankheit anpassen zu müssen, kann zu einer gewissen **Isolation** führen. Patienten können sich unwohl fühlen, über ihre Krankheit zu sprechen, aus ihrer Routine auszubrechen oder an Veranstaltungen teilzunehmen, aus Angst, die Kontrolle über ihren Blutzuckerspiegel zu verlieren oder in eine unangenehme Situation zu geraten.

Kapitel 2

Die Pflegekraft : Ein wichtiger Akteur in der Diabetesbehandlung

- **Teil 1: Die Rolle des Pflegers im multidisziplinären Team**
  - ° Zusammenarbeit mit Krankenschwestern, Ärzten und Diätassistenten

Die Zusammenarbeit zwischen Pflegekräften, Krankenschwestern, Ärzten und Diätassistenten ist für die umfassende Betreuung von Diabetespatienten von entscheidender Bedeutung. Diese multidisziplinäre Teamarbeit beruht auf einer reibungslosen Kommunikation, einem ständigen Informationsaustausch und einer genauen Koordination, um eine persönliche Betreuung zu gewährleisten, die auf die Bedürfnisse jedes einzelnen Patienten zugeschnitten ist. Die Behandlung von Diabetes, einer komplexen chronischen Krankheit, erfordert einen ganzheitlichen Ansatz, bei dem jeder Gesundheitsexperte eine spezifische und komplementäre Rolle spielt, wobei der Pfleger eine zentrale Rolle in diesem Prozess einnimmt.

Zunächst einmal ist die **Zusammenarbeit mit den Krankenschwestern** ein Grundpfeiler der Arbeit auf der Diabetesstation. Der Krankenpflegehelfer arbeitet oft im Tandem mit der Krankenschwester und ist aktiv an der täglichen Pflege der Patienten beteiligt. Diese Nähe ermöglicht eine Arbeitsteilung, die den Betrieb der Station reibungsloser macht. Beispielsweise kann der Pfleger die Vitalfunktionen wie den Blutzuckerspiegel überwachen und jede Abweichung sofort der Krankenschwester melden, die dann die Behandlung entsprechend anpasst. Dies ist besonders wichtig auf Stationen, auf denen Blutzuckerspiegel der schnell schwanken kann und eine sofortige Intervention erforderlich ist, wie die Verabreichung von Insulin oder Glukagon im Falle einer schweren Hypoglykämie.

Der Krankenpflegehelfer ist auch eine wichtige Schnittstelle für die Krankenschwester bei der Betreuung der Patienten. Indem er bestimmte Aspekte der Pflege übernimmt, wie die Unterstützung bei der Hygiene, die Vorbereitung der Patienten auf Untersuchungen oder die Begleitung bei den Mahlzeiten, ermöglicht der Pflegehelfer der Krankenschwester, sich auf technischere Aufgaben zu konzentrieren, wie die Verwaltung der

Infusionen oder die Anpassung der Behandlungen. Diese Rollenverteilung ist von entscheidender Bedeutung für eine umfassende Patientenversorgung, bei der sichergestellt wird, dass jede Fachkraft zum richtigen Zeitpunkt mit den erforderlichen spezifischen Fähigkeiten eingreifen kann.

Parallel dazu ist die **Zusammenarbeit mit den Ärzten** ebenso wichtig. Ärzte, insbesondere Diabetologen, sind für die klinischen Entscheidungen über die Behandlung und Überwachung der Patienten verantwortlich. Sie stellen Diagnosen, verschreiben Medikamente und legen die Behandlungsziele fest. Die Pflegekraft spielt jedoch eine entscheidende Rolle, indem sie täglich den allgemeinen Zustand des Patienten und seine Reaktionen auf die Behandlung beobachtet und diese Informationen an die Ärzte weiterleitet. Wenn ein Patient beispielsweise frühe Anzeichen von Komplikationen wie eine Infektion des Fußes oder Symptome einer Neuropathie aufweist, kann der Pfleger durch seine genaue Beobachtung diese Informationen an den Arzt weiterleiten. Dies ermöglicht eine schnelle Einleitung geeigneter Behandlungen und verhindert, dass sich der Zustand des Patienten verschlechtert. Diese Vermittlerrolle, die auf der täglichen Nähe zum Patienten beruht, macht die Pflegekraft zu einer wertvollen Informationsquelle für den Arzt, die ihm einen Echtzeitblick auf die Entwicklung der Krankheit ermöglicht.

Die **Zusammenarbeit mit Diätassistenten** ist ein weiterer entscheidender Aspekt bei der Behandlung von Diabetespatienten. Die Behandlung von Diabetes hängt weitgehend von einer ausgewogenen Ernährung ab, und hier ist die Rolle des Diätassistenten von zentraler Bedeutung. Der Diätspezialist erstellt individuelle Ernährungspläne, die auf die spezifischen Bedürfnisse des Patienten zugeschnitten sind und den Diabetestyp, die Behandlung, den Lebensstil und die Ernährungsvorlieben berücksichtigen. Um jedoch sicherzustellen, dass diese Empfehlungen tatsächlich befolgt werden, ist der Pfleger oftmals als direkte Unterstützung im Alltag tätig. Er achtet darauf, dass die servierten Mahlzeiten den

Ernährungsempfehlungen entsprechen und ermutigt die Patienten, sich an die Ernährungsrichtlinien zu halten. In einer Krankenhausabteilung kann der Pfleger zum Beispiel eine Schlüsselrolle spielen, indem er sicherstellt, dass der Patient die empfohlenen Portionen zu sich nimmt und Über- oder Fehlernährung vermeidet.

Darüber hinaus begleitet der Pfleger den Patienten beim Erlernen der Grundbegriffe der Diabetes-Ernährung. Durch den täglichen Kontakt mit den Patienten kann er einfache Fragen beantworten, sie an die Bedeutung einer ausgewogenen Verteilung von Kohlenhydraten über den Tag erinnern oder ihnen helfen, ihre Mahlzeiten an ihre Blutzuckerwerte anzupassen. Diese ständige Unterstützung ermöglicht eine Kontinuität in der therapeutischen Ausbildung, stärkt die Rolle des Diätassistenten und fördert die Selbständigkeit der Patienten bei der Verwaltung ihrer Ernährung.

In dieser Teamarbeit sind **Zuhören und Kommunikation** von entscheidender Bedeutung, damit das gesamte Pflegepersonal einheitlich arbeiten kann. Der Pflegehelfer fungiert als Schnittstelle zwischen den verschiedenen Berufsgruppen, indem er die Beobachtungen, Fragen oder Sorgen der Patienten an die Krankenschwestern, Ärzte oder Ernährungsberater weiterleitet. Diese Informationsweitergabe ist wichtig, um Behandlungen anzupassen, Komplikationen vorzubeugen und sicherzustellen, dass die Pflege den tatsächlichen Bedürfnissen der Patienten entspricht. Teambesprechungen, regelmäßige Briefings und informeller Austausch zwischen den Pflegekräften sorgen für ein hohes Maß an Koordination, wobei der Pfleger eine wichtige Rolle spielt, da er häufig den meisten direkten Kontakt zum Patienten hat.

Schließlich ist es wichtig zu betonen, dass diese Zusammenarbeit über die bloße technische Pflege hinausgeht. Durch die Nähe zum Patienten trägt der Pfleger auch zu dessen **emotionalem Wohlbefinden** bei. Die regelmäßige Interaktion mit den Patienten ermöglicht es ihm, Anzeichen von Entmutigung, Stress oder Depressionen zu erkennen, die oft mit dem komplexen

Diabetesmanagement zusammenhängen. Indem er sich mit dem Behandlungsteam über diese psychologischen Aspekte austauscht, hilft der Pfleger bei der Anpassung des therapeutischen Gesamtkonzepts, indem er moralische Unterstützung einbindet oder bei Bedarf psychologische Beratung anbietet.

◦ Komplementäre Rollen: Unterstützung und Grundversorgung

In einer Diabetesabteilung ist die Komplementarität der Rollen zwischen den verschiedenen Mitgliedern des Pflegeteams von entscheidender Bedeutung für eine umfassende und effiziente Patientenbetreuung. Jede Fachkraft - ob Pfleger, Krankenschwester, Arzt oder Ernährungsberater - bringt spezifische Fachkenntnisse und Fähigkeiten mit, die sich gegenseitig ergänzen und verstärken. Diese Zusammenarbeit ermöglicht es, nicht nur die medizinischen Bedürfnisse des Patienten zu erfüllen, sondern ihm auch die physische, emotionale und pädagogische Unterstützung zu bieten, die er benötigt, um seine Krankheit besser zu bewältigen. Der Pfleger spielt in dieser Dynamik eine Schlüsselrolle, indem er die Grundversorgung sicherstellt und gleichzeitig eine wichtige tägliche Unterstützung bietet, die eine lebenswichtige Verbindung zwischen den Patienten und dem Pflegeteam herstellt.

Die **Komplementarität der Rollen** beginnt mit einer klaren Verteilung der Verantwortlichkeiten. Der Krankenpfleger zum Beispiel konzentriert sich auf die Grundpflege, die Hygiene, Komfort und Unterstützung bei den täglichen Verrichtungen umfasst. Das mag einfach klingen, aber diese Pflege ist für das Wohlbefinden der Patienten unerlässlich, insbesondere derjenigen, die an Diabeteskomplikationen wie Neuropathie oder Retinopathie leiden und möglicherweise einen Teil ihrer Selbstständigkeit verloren haben. Der Pfleger hilft den Patienten beim Waschen, Anziehen, Bewegen und Essen - Dinge, die routinemäßig erscheinen, aber für die Lebensqualität der Patienten von entscheidender Bedeutung sind. Diese Nähe ermöglicht es dem Pfleger, eine vertrauensvolle Beziehung zu dem Patienten aufzubauen, ihn genau zu beobachten und Anzeichen einer Verschlechterung seines Zustands, wie eine beginnende Infektion oder Anzeichen von Unwohlsein, frühzeitig zu erkennen.

Die **emotionale Unterstützung**, die der Pfleger dem Patienten gibt, ist ebenfalls von grundlegender Bedeutung. Das Leben mit Diabetes kann psychisch belastend sein, insbesondere wenn die Krankheit zu Einschränkungen bei der Ernährung, chronischen Schmerzen oder schweren Komplikationen führt. Der Pfleger wird durch seinen täglichen Kontakt oft zu einer Vertrauensperson für den Patienten. Indem er mit dem Patienten spricht, sich seine Sorgen anhört und ihm Mut zuspricht, spielt der Pfleger eine Rolle der moralischen Unterstützung, die ebenso wichtig ist wie die körperliche Pflege. Diese Unterstützung ist besonders für Patienten notwendig, die Phasen der Entmutigung oder Frustration angesichts der ständigen Anforderungen des Diabetesmanagements durchleben. Die bloße wohlwollende Anwesenheit der Pflegekraft kann einen positiven Effekt auf den Gemütszustand des Patienten haben und ihm helfen, Schwierigkeiten zu überwinden und motiviert zu bleiben, wenn es um die Pflege geht.

Parallel dazu bringen **die Krankenschwestern** mehr technische Fachkenntnisse ein und konzentrieren sich auf Aspekte wie die Verwaltung der medikamentösen Behandlung, die Verabreichung von Insulin oder die Überwachung von lebenswichtigen Parametern wie dem Blutzuckerspiegel. Der Pflegehelfer unterstützt diese Dimension, indem er den Patienten überwacht und zusätzliche Aufgaben übernimmt. Zum Beispiel kann der Pfleger, nachdem er einem Patienten bei der Messung seines Blutzuckers geholfen hat, die Ergebnisse an die Krankenschwester melden, so dass diese die Behandlung schnell anpassen kann, wenn dies erforderlich ist. Diese kontinuierliche Interaktion stellt sicher, dass jedes Teammitglied über den Zustand des Patienten informiert ist und dass bei Bedarf schnell reagiert werden kann.

Die Ärzte legen den allgemeinen Behandlungsrahmen und die Behandlungsziele fest, wobei sie die Komplikationen des Patienten und seine spezifischen Bedürfnisse berücksichtigen. Sie stützen sich dabei auf die Beobachtungen und Berichte des gesamten Teams, einschließlich der Pflegekräfte. Durch den direkten Kontakt mit dem Patienten liefert der Pfleger wertvolle Informationen über den täglichen Zustand des Patienten - sei es sein Wohlbefinden, sein Appetit oder seine Fähigkeit, die Ernährungsempfehlungen zu befolgen. Diese Daten ermöglichen es den Ärzten, die Behandlung genauer und individueller anzupassen. Der Pfleger beobachtet, der Arzt interpretiert und passt die Pflegeprotokolle entsprechend an.

Die **erzieherische Dimension** der Arbeit in der Diabetologie zeigt auch die Komplementarität der Rollen. Der Diabetesberater spielt zum Beispiel eine entscheidende Rolle bei der Aufklärung der Patienten über die Bedeutung einer ausgewogenen, auf ihren Zustand abgestimmten Ernährung. Der Pfleger unterstützt diese Ausbildung, indem er sicherstellt, dass die Patienten diese Ratschläge verstehen und in ihrem Alltag umsetzen. Indem er bei den Mahlzeiten anwesend ist, kann der Pfleger die Empfehlungen des Ernährungsberaters in Erinnerung rufen, dem Patienten helfen, eine angemessene Auswahl an Nahrungsmitteln zu treffen und sicherstellen, dass er keine unbeabsichtigten Fehler macht, die sich negativ auf die Blutzuckereinstellung auswirken könnten. Dies verstärkt die Wirkung der Interventionen des Ernährungsberaters und sorgt für eine bessere Einhaltung der empfohlenen Diäten.

Die **Prävention von Komplikationen** ist ein weiterer Bereich, in dem sich die Rollen gegenseitig ergänzen. Die Pflegekraft kann durch ihre ständige Präsenz frühe Anzeichen von Diabeteskomplikationen erkennen, wie z.B. Fußinfektionen, Anzeichen einer Retinopathie oder eine veränderte Wundheilung. Durch die frühzeitige Meldung dieser Probleme an die Krankenschwester oder den Arzt wird eine schnelle Behandlung ermöglicht und eine Verschlechterung des Zustands des Patienten vermieden. Im Falle eines diabetischen Fußes beispielsweise kann der Pfleger die Füße des Patienten regelmäßig auf Rötungen, Wunden oder Blasen untersuchen, bevor diese sich zu Geschwüren entwickeln. Diese tägliche Wachsamkeit ist unerlässlich, um ernsthafte Komplikationen zu verhindern, die sonst unbemerkt bleiben könnten.

Die Komplementarität der Rollen beruht daher auf einer **engen Zusammenarbeit** und einer ständigen Kommunikation zwischen allen Mitgliedern des Teams. Jede Fachkraft hat einen spezifischen Zuständigkeitsbereich, aber diese Rollen überschneiden und verstärken sich und bilden einen kohärenten und integrierten Ansatz in der Pflege. Der Pfleger, der sich auf die Grundpflege und die tägliche Unterstützung konzentriert, ist ein unverzichtbares Glied in dieser Kette. Seine Arbeit sorgt nicht nur für das unmittelbare Wohlbefinden des Patienten, sondern auch für eine kontinuierliche Betreuung, die alle medizinischen, pflegerischen und diätetischen Maßnahmen unterstützt.

- **Teil 2: Diabetes-spezifische technische Fertigkeiten**
  - Überwachung des Blutzuckerspiegels in Kapillaren: Technik und die Bedeutung der Genauigkeit

Die Überwachung des Blutzuckerspiegels in den Kapillaren ist ein wesentlicher Bestandteil des Diabetesmanagements, da sie es ermöglicht, den Blutzuckerspiegel in Echtzeit zu überwachen und die Behandlung entsprechend anzupassen. Diese scheinbar einfache Technik spielt eine entscheidende Rolle bei der Vermeidung von akuten Komplikationen wie Hyperglykämie und Hypoglykämie und bietet einen genauen Überblick über die Stoffwechsellage des Patienten im Laufe des Tages. Die Genauigkeit der Messungen ist von entscheidender Bedeutung, da jedes Blutzuckerergebnis direkte Auswirkungen auf die Therapieentscheidungen hat, sei es die Verabreichung von Insulin, die Änderung der Ernährung oder die Empfehlung, die körperliche Aktivität anzupassen.

Die **Technik der Blutzuckermessung in Kapillaren** beruht auf einem einfachen Vorgang, der jedoch Genauigkeit und Disziplin erfordert, um zuverlässige Ergebnisse zu gewährleisten. Mit einer Stechhilfe wird ein kleiner Blutstropfen aus der Fingerspitze entnommen und mit einem Blutzuckermessgerät wird der Glukosespiegel in diesem kapillaren Blutstropfen sofort gemessen. Bevor Sie dies tun, ist es wichtig, dass der Patient oder die Pflegekraft sicherstellt, dass die Ausrüstung sauber und funktionstüchtig ist. Die Wahl der Lanzette ist ebenfalls wichtig, da ein geeignetes Modell die Beschwerden verringern kann, insbesondere bei Patienten, die diese Maßnahme mehrmals täglich durchführen müssen.

Einer der wichtigsten Schritte bei dieser Technik ist es, **sich** vor der Messung **gründlich die Hände** zu **waschen**. Essensreste oder Substanzen auf den Fingern, selbst in sehr geringen Mengen, können die Ergebnisse verfälschen. Außerdem wird empfohlen, den Finger nicht übermäßig zu drücken, um das Blut herauszupressen, da dies den Tropfen mit interstitieller Flüssigkeit verdünnen kann, was zu einer ungenauen Messung führt. Es ist besser, das Blut nach leichtem Druck auf natürliche Weise abfließen zu lassen. Jeder noch so einfache Schritt trägt dazu bei, die Genauigkeit der Messung zu gewährleisten.

Die Genauigkeit der Ergebnisse der Kapillarmessung ist von **größter Bedeutung**, da sie das gesamte therapeutische Management des Diabetes beeinflusst. Ein falsches Ergebnis könnte den Patienten oder das Behandlungsteam dazu veranlassen, unangemessene Entscheidungen zu treffen, die möglicherweise schwerwiegende Folgen haben. Zum Beispiel könnte eine falsche Hyperglykämie zu einer unnötigen Insulininjektion führen, was eine schwere Hypoglykämie zur Folge hätte. Umgekehrt könnte eine Unterschätzung des Blutzuckers bei Hyperglykämie die notwendige Intervention verzögern, was das Risiko von kurzfristigen Komplikationen wie diabetischer Ketoazidose, einem medizinischen Notfall, erhöht. Aus diesem Grund muss die Genauigkeit der Messungen immer gewährleistet sein, indem man auf die Einhaltung der Protokolle achtet und das Glukosemessgerät regelmäßig kalibriert.

Die Überwachung des Blutzuckerspiegels in den Kapillaren ermöglicht auch ein besseres Verständnis der Blutzuckerschwankungen im Laufe des Tages, abhängig von Mahlzeiten, körperlicher Aktivität oder Stress. Für Diabetespatienten, insbesondere solche, die eine Insulintherapie erhalten, ist diese Überwachung unerlässlich, um die Insulindosen anzupassen und zu starke Schwankungen des Blutzuckerspiegels zu vermeiden. Die Pflegekraft, die mit dieser Aufgabe betraut ist, muss nicht nur die Messung korrekt durchführen, sondern auch die Ergebnisse interpretieren können, um bei Bedarf schnell die Krankenschwester oder den Arzt alarmieren zu können.

Neben den unmittelbaren Anpassungen ermöglicht die regelmäßige Überwachung der Blutzuckerwerte in den Kapillaren die Erstellung eines **Blutzuckerprofils** des Patienten, eine Art Kartierung des Stoffwechsels über mehrere Tage oder Wochen. Dies ermöglicht es den Ärzten, die langfristigen Behandlungen besser anzupassen. Wenn sie beispielsweise häufige Hyperglykämien nach den Mahlzeiten oder wiederkehrende nächtliche Hypoglykämien feststellen, können sie die Insulindosen ändern oder die Mahlzeiten und Injektionszeiten neu organisieren. Ohne eine regelmäßige und genaue Überwachung wären diese Anpassungen viel schwieriger durchzuführen und das Risiko von Langzeitkomplikationen wie Nieren-, Nerven- oder Augenschäden würde erheblich steigen.

Für die Patienten ist die **erzieherische Dimension** der Überwachung des Blutzuckerspiegels in der Kapillare ebenso wichtig. Wenn sie lernen, diese Messung selbständig durchzuführen, können sie zu Akteuren ihrer eigenen Gesundheit werden. Der Pfleger spielt hier eine Schlüsselrolle, indem er die Patienten anleitet, die Technik zu beherrschen, die Bedeutung der Ergebnisse erklärt und ihnen hilft, die Blutzuckerschwankungen in ihrem Alltag zu interpretieren. Diese Autonomie ermöglicht es den Patienten, die Auswirkungen ihrer Ernährung, körperlichen

Aktivität und Behandlung auf ihren Blutzuckerspiegel besser zu verstehen und ihren Lebensstil entsprechend anzupassen.

Trotz ihrer Nützlichkeit kann die tägliche Wiederholung der Messungen für einige Patienten jedoch zu einer **Quelle von Stress** und Ermüdung werden, insbesondere für diejenigen, die ihren Blutzuckerspiegel mehrmals täglich messen müssen. Die Pflegekraft, die den Patienten am nächsten ist, kann sie moralisch unterstützen, indem sie ihnen hilft, diese Aufgabe in ihren Tagesablauf zu integrieren und darauf zu achten, dass sie nicht durch die Wiederholung dieser Handlungen entmutigt werden. Darüber hinaus bietet die Entwicklung neuer Technologien, wie z.B. kontinuierliche Blutzuckermessgeräte, für einige Patienten weniger belastende Lösungen, aber auch diese Geräte erfordern eine Schulung, die der Pfleger erleichtern kann.

- ◦ Verabreichung von Insulin und anderen Medikamenten: Überwachung von Nebenwirkungen

Die Verabreichung von Insulin und anderen antidiabetischen Medikamenten ist ein wesentlicher Bestandteil der Diabetesbehandlung, insbesondere für Patienten mit Diabetes Typ 1 und Typ 2, die eine strengere Kontrolle ihres Blutzuckerspiegels benötigen. Dieses Therapiemanagement ist zwar üblich, erfordert jedoch eine sorgfältige Überwachung, sowohl um die Wirksamkeit der Behandlung zu gewährleisten als auch um mögliche Nebenwirkungen zu verhindern und zu behandeln. Jede Insulininjektion oder Medikamenteneinnahme bringt eine Reihe von Verantwortlichkeiten und Vorsichtsmaßnahmen seitens des Pflegepersonals mit sich, insbesondere der Pflegekräfte, die in diesem Prozess eine entscheidende Rolle spielen.

Die **Verabreichung von Insulin** ist für Diabetespatienten oft eine alltägliche Angelegenheit, insbesondere für Patienten mit Typ-1-Diabetes, die zur Regulierung ihres Blutzuckerspiegels vollständig auf dieses Hormon angewiesen sind. Das Insulin muss mit einer Spritze, einem Injektionsstift oder einer Insulinpumpe unter die Haut gespritzt werden (in der Regel am Bauch, an den Oberschenkeln oder an den Armen). Die Genauigkeit der Injektionstechnik ist entscheidend, da ein Fehler bei der Dosis, der Stelle oder der Technik die Wirksamkeit der Behandlung beeinträchtigen und den Patienten dem Risiko von Komplikationen aussetzen kann.

Der Pfleger kann bei der Begleitung der Patienten während der Injektion beteiligt sein, indem er sie an die richtigen Schritte zur korrekten Insulinabgabe erinnert. Dazu gehört auch das **Wechseln der Injektionsstellen**, um Komplikationen wie **Lipodystrophie**, eine Veränderung des subkutanen Fettgewebes, die durch wiederholte Injektionen an derselben Stelle verursacht wird, zu vermeiden. Durch die Abwechslung der Injektionsstellen wird die Integrität der Haut bewahrt und eine optimale Aufnahme des Insulins gewährleistet.

Ein Schlüsselaspekt der Insulinverabreichung ist die **Wachsamkeit bei der Dosierung**. Der Insulinbedarf schwankt je nach Mahlzeiten, körperlicher Aktivität, Stress und dem allgemeinen Gesundheitszustand des Patienten. Es ist daher entscheidend, dass die Dosis an diese Faktoren angepasst wird, um ein Ungleichgewicht des Blutzuckerspiegels zu vermeiden. Eine Überdosis Insulin kann zu einer **Hypoglykämie** führen, während eine Unterdosis den Patienten über einen längeren Zeitraum hyperglykämisch halten kann. Die Pflegekraft, die dem Patienten am nächsten ist, kann auf Anzeichen eines Ungleichgewichts des Blutzuckerspiegels achten und das medizinische Team alarmieren, wenn eine Anpassung der Behandlung erforderlich ist.

Neben Insulin nehmen viele Diabetespatienten, insbesondere Typ 2, **orale Medikamente** wie **Metformine, blutzuckersenkende Sulfonamide** oder SGLT2- und DPP-4-Hemmer ein. Jede Klasse von Medikamenten wirkt unterschiedlich, um den Blutzuckerspiegel zu kontrollieren: einige verbessern die Insulinempfindlichkeit, andere stimulieren die Insulinsekretion oder erhöhen die Ausscheidung von Glukose über die Nieren.

Diese Medikamente können jedoch auch **Nebenwirkungen** haben, auf die Sie achten sollten.

Metformin ist zum Beispiel eines der am häufigsten verschriebenen Medikamente zur Behandlung von Typ-2-Diabetes. Es wirkt, indem es die Glukoseproduktion in der Leber reduziert und die Aufnahme von Glukose in die Muskeln verbessert. Obwohl Metformin im Allgemeinen gut verträglich ist, kann es zu **gastrointestinalen Nebenwirkungen** wie Übelkeit, Durchfall oder Blähungen kommen, insbesondere zu Beginn der Behandlung. In seltenen Fällen kann es zu einer **Laktatazidose** kommen, einer ernsthaften Komplikation, die durch die Ansammlung von Milchsäure im Blut gekennzeichnet ist und eine sofortige medizinische Behandlung erfordert. Der Pfleger sollte auf das Auftreten dieser Symptome achten und sicherstellen, dass die Patienten über anhaltende Beschwerden berichten, damit die Behandlung gegebenenfalls angepasst werden kann.

Hypoglykämische **Sulfonamide**, eine andere Klasse von Medikamenten, wirken, indem sie die Insulinsekretion der Bauchspeicheldrüse stimulieren. Ihre wichtigste Nebenwirkung ist die Hypoglykämie, die auftreten kann, wenn die Dosis des Medikaments nicht mit der Nahrungsaufnahme oder der körperlichen Aktivität des Patienten übereinstimmt. Das Pflegepersonal spielt eine wichtige Rolle bei der Vermeidung von Hypoglykämien, indem es auf frühe Anzeichen wie Schwitzen, Zittern, Hunger oder Konzentrationsstörungen achtet. Bei Verdacht auf Hypoglykämie müssen sie schnell eingreifen, indem sie eine schnelle Zuckerquelle (wie Fruchtsaft oder Glukosetabletten) verabreichen und die Krankenschwester informieren, damit diese eine angemessene medizinische Behandlung einleiten kann.

Die relativ neuen **SGLT2-Inhibitoren** wirken, indem sie die Ausscheidung von Glukose über den Urin erhöhen. Obwohl sie sehr wirksam bei der Senkung des Blutzuckerspiegels sind, können sie das Risiko von **Harnwegsinfektionen** und **genitalen**

Pilzinfektionen erhöhen, weil zu viel Zucker in die Harnwege gelangt. Die Pflegekraft sollte auf das Auftreten von Symptomen wie Schmerzen beim Wasserlassen, Rötung oder Juckreiz achten und das Pflegeteam umgehend informieren, damit es sich um eine angemessene Behandlung kümmern kann. Darüber hinaus können diese Medikamente aufgrund der erhöhten Diurese zu **Dehydrierung** führen, weshalb die Patienten dazu angehalten werden sollten, ausreichend Wasser zu trinken, um den Flüssigkeitsverlust auszugleichen.

DPP-4-Hemmer, die die Insulinausschüttung als Reaktion auf Mahlzeiten erhöhen, werden im Allgemeinen gut vertragen, können aber **Bauchschmerzen** und in seltenen Fällen schwere allergische Reaktionen wie **Angioödeme** hervorrufen. Auch hier kann die Pflegekraft, indem sie die Reaktionen des Patienten aufmerksam verfolgt, eine Schlüsselrolle bei der Früherkennung dieser Nebenwirkungen und der Überweisung zur medizinischen Behandlung spielen.

Die **Überwachung von Nebenwirkungen** ist daher ein zentraler Aspekt der Rolle der Pflegekraft bei der Verabreichung von Insulin und anderen antidiabetischen Medikamenten. Diabetespatienten, insbesondere solche, die mehrere Medikamente einnehmen, sind anfällig für Nebenwirkungen, die ohne ständige Wachsamkeit unbemerkt bleiben können. Die Pflegekraft muss nicht nur ein offenes Ohr für die Beschwerden der Patienten haben, sondern auch proaktiv auf subtile Veränderungen des Gesundheitszustands achten, seien es Anzeichen einer Hypoglykämie, gastrointestinales Unbehagen oder Symptome einer Infektion.

     ◦   Überwachung der Vitalparameter: Interpretation und Verfolgung von Anomalien

Die Überwachung der Vitalparameter ist ein grundlegender Aspekt bei der Behandlung von Diabetespatienten, da sie es ermöglicht, Anzeichen einer Stoffwechselentgleisung oder schwerwiegender Komplikationen frühzeitig zu erkennen. Diese Überwachung beschränkt sich nicht auf eine einfache punktuelle

Messung, sondern erfordert eine genaue Interpretation und eine regelmäßige Überwachung, um Anomalien zu erkennen, die auf ein Gesundheitsrisiko für den Patienten hindeuten können. Das Pflegepersonal spielt in Zusammenarbeit mit Krankenschwestern und Ärzten eine Schlüsselrolle in diesem Prozess, indem es die tägliche Wachsamkeit sicherstellt, insbesondere in Diabetesabteilungen, wo stabile Vitalparameter für eine gute Kontrolle der Krankheit entscheidend sind.

Die am häufigsten überwachten **Vitalparameter** bei Diabetespatienten sind Blutzucker, Blutdruck, Herzfrequenz, Körpertemperatur und Atemfrequenz. Diese Indikatoren sind nicht nur Marker für den allgemeinen Zustand des Patienten, sondern auch Warnsignale für akute oder chronische Komplikationen des Diabetes.

Der **Blutzuckerspiegel** ist natürlich ein zentraler Parameter. Neben den regelmäßigen Kapillarblutmessungen, die die Patienten selbst durchführen oder die das Pflegeteam überwacht, kann die Überwachung des Blutzuckerspiegels Episoden von Hyperglykämie oder Hypoglykämie verhindern. Diese beiden Extreme können unmittelbare und schwerwiegende Folgen haben, wenn sie nicht rechtzeitig erkannt werden. Ein zu hoher Blutzuckerspiegel (Hyperglykämie) über einen längeren Zeitraum kann bei Patienten mit Typ 1 zu einer **diabetischen Ketoazidose** oder bei Patienten mit Typ 2 zu einem **hyperosmolaren Syndrom** führen, Komplikationen, die eine dringende medizinische Intervention erfordern. Umgekehrt kann ein zu niedriger Blutzuckerspiegel (Hypoglykämie), der durch zu viel Insulin oder zu wenig Kohlenhydrate entstehen kann, zu Bewusstlosigkeit, Krämpfen oder sogar Koma führen. Der Pfleger muss in der Lage sein, diese Blutzuckerwerte zu interpretieren und vor allem die damit verbundenen körperlichen Anzeichen wie Verwirrung, übermäßiges Schwitzen oder Zittern zu erkennen, um schnell eingreifen und schwerwiegende Folgen verhindern zu können.

Der **Blutdruck** ist ein weiterer Vitalparameter, der bei Diabetespatienten besonders wichtig ist. Diabetiker haben ein höheres Risiko, **Bluthochdruck** zu entwickeln, der das Risiko von kardiovaskulären Komplikationen wie Herzinfarkt oder Schlaganfall erheblich erhöht. Die regelmäßige Überwachung des Blutdrucks stellt sicher, dass die verschriebene blutdrucksenkende Behandlung wirksam ist und verhindert einen unkontrollierten Anstieg des Blutdrucks, der den Gesundheitszustand des Patienten verschlechtern könnte. Bei einem ungewöhnlich hohen Blutdruck sollte der Pfleger auf Begleitsymptome wie Kopfschmerzen, Schwindel oder verschwommenes Sehen achten, die auf einen hypertensiven Notfall hinweisen können, der eine sofortige ärztliche Behandlung erfordert.

Andererseits kann bei einigen Diabetespatienten eine **Hypotonie** (zu niedriger Blutdruck) auftreten, insbesondere bei Dehydrierung oder als Nebenwirkung von Medikamenten. Dieser Blutdruckabfall, der manchmal mit einer übermäßigen Senkung des Blutzuckerspiegels oder mit Medikamenten, die auf die Regulierung des Blutdrucks wirken, zusammenhängt, kann zu Unwohlsein oder Stürzen führen, insbesondere bei älteren Menschen. Die Pflegekraft sollte daher jede Veränderung des Blutdrucks des Patienten genau beobachten und anhaltende Abweichungen der Krankenschwester oder dem Arzt melden, damit die Behandlung angepasst werden kann.

Die **Herzfrequenz** ist ebenfalls ein Parameter, der bei Diabetes-Patienten streng überwacht werden muss. Eine **Tachykardie** (hohe Herzfrequenz) kann auf eine schwere Hyperglykämie, Stress oder eine Infektion hinweisen, während eine **Bradykardie** (zu niedrige Herzfrequenz) auf medikamentöse Nebenwirkungen oder Herzkomplikationen hinweisen kann. Bei Diabetikern ist das Risiko für Herz-Kreislauf-Erkrankungen erhöht und jede signifikante Veränderung der Herzfrequenz muss ernst genommen werden. Bei der regelmäßigen Messung der Herzfrequenz sollte der Pfleger auf Symptome wie Brustschmerzen, Herzklopfen oder Kurzatmigkeit achten, die auf eine Herzschädigung oder eine Störung des Blutzuckerspiegels hinweisen können.

Die **Körpertemperatur** ist ein weiterer Parameter, der überwacht werden sollte, da sie auf eine Infektion hinweisen kann. Diabetespatienten sind besonders anfällig für Infektionen, da die chronische Hyperglykämie das Immunsystem und die Wundheilung beeinträchtigt. Eine erhöhte Temperatur (Fieber) kann das erste Anzeichen einer Fußinfektion, einer Harnwegsinfektion oder einer Atemwegsinfektion sein, die bei Diabetikern häufiger vorkommen. Durch die Überwachung der Körpertemperatur des Patienten kann der Pfleger diese Infektionen in einem frühen Stadium erkennen und die Anomalie schnell melden, um eine Antibiotikabehandlung oder spezielle Pflege einzuleiten.

Die **Atemfrequenz** schließlich ist ein Parameter, der weniger häufig überwacht wird, der aber entscheidende Hinweise auf die Stoffwechsellage des Patienten liefern kann. Eine erhöhte Atemfrequenz (Tachypnoe) kann ein Zeichen für eine **diabetische Ketoazidose** sein, insbesondere wenn sie mit einer tiefen und schnellen Atmung (Atmung-Kussmaul) verbunden ist, einem typischen Zeichen für die respiratorische Kompensation einer metabolischen Azidose. Diese Situation ist ein medizinischer Notfall und erfordert eine sofortige Behandlung. Ebenso kann eine ungewöhnlich niedrige Atemfrequenz mit einer schweren Hypoglykämie oder einer kardiovaskulären Dekompensation in Verbindung stehen und muss sorgfältig überwacht werden.

Die **Überwachung der Vitalparameter** bei Diabetespatienten ist nicht nur eine Routineangelegenheit: Sie ist eine grundlegende Maßnahme, um Komplikationen vorzubeugen, die Wirksamkeit der Behandlung zu überwachen und jederzeit eine angemessene Betreuung zu gewährleisten. Der Pfleger spielt eine wesentliche Rolle bei dieser Überwachung, indem er regelmäßig die Parameter misst und sie sorgfältig interpretiert. Seine Nähe zum Patienten ermöglicht es ihm, Anomalien in einem frühen Stadium zu erkennen, bevor sie sich verschlimmern und das Leben des Patienten gefährden. Indem er diese Abweichungen der Krankenschwester oder dem Arzt meldet, trägt der Pflegehelfer direkt zur Anpassung der Behandlung, zur Vermeidung von

Komplikationen und zur Verbesserung der Lebensqualität des Diabetespatienten bei.

- **Unterabschnitt 3: Therapeutische Ausbildung und Begleitung von Patienten**
  - ◦ Teilnahme an der Aufklärung der Patienten: Lebensweise, Ernährung

Die Teilnahme an der Patientenschulung ist ein grundlegender Aspekt der Rolle des Diabetespflegers. Neben der technischen Pflege spielt die therapeutische Schulung eine entscheidende Rolle im täglichen Umgang mit Diabetes. Die Patienten müssen ihre Krankheit verstehen, lernen, ihren Lebensstil anzupassen und ihre Behandlung selbst in die Hand nehmen, um langfristige Komplikationen zu vermeiden. Die Pflegekraft, die in direktem Kontakt mit den Patienten steht, ist oft am besten in der Lage, ihnen praktische Kenntnisse über Lebensweise und Ernährung zu vermitteln, zwei wesentliche Elemente bei der Kontrolle von Diabetes.

Der **Lebensstil** ist eine wichtige Säule des Diabetesmanagements, da er direkten Einfluss auf die Blutzuckereinstellung und den allgemeinen Gesundheitszustand des Patienten hat. Für einen Diabetiker geht es nicht nur um die Einnahme von Medikamenten oder die Verabreichung von Insulin, sondern um eine ganze Reihe von täglichen Verhaltensweisen, die angepasst werden müssen, um den Blutzuckerspiegel stabil zu halten und Komplikationen zu vermeiden. Der Pfleger spielt eine Schlüsselrolle in dieser Erziehung, indem er die Patienten auf die Bedeutung von körperlicher Aktivität, Stressmanagement und die Einhaltung der Pflegeroutinen aufmerksam macht.

Körperliche Aktivität ist einer der stärksten Hebel zur Verbesserung der Insulinempfindlichkeit und zur Kontrolle des Blutzuckerspiegels. Viele Diabetespatienten, insbesondere diejenigen, die nicht an regelmäßige Bewegung gewöhnt sind, zögern jedoch, Bewegung in ihren Alltag zu integrieren, oder wissen nicht, wie sie damit beginnen sollen. Der Betreuer kann sie zu körperlichen Aktivitäten ermutigen, die ihren Fähigkeiten entsprechen, wie Gehen, Radfahren oder Schwimmen, und dabei erklären, wie diese körperlichen Anstrengungen zur Senkung des Blutzuckerspiegels und zur Verbesserung des allgemeinen Wohlbefindens beitragen. Indem der Pfleger sicherstellt, dass die Patienten die Bedeutung regelmäßiger Bewegung verstehen, hilft er ihnen, dauerhafte Gewohnheiten in ihren Alltag zu integrieren.

Die Stressbewältigung ist ein weiterer Schlüsselaspekt der Lebenshygiene. Chronischer Stress, der häufig bei Patienten mit chronischen Krankheiten wie Diabetes auftritt, kann die Blutzuckerregulierung stören, indem er die Produktion von Cortisol anregt, einem Hormon, das den Blutzuckerspiegel erhöht. Der Pfleger kann die Patienten über die Auswirkungen von Stress auf ihre Gesundheit aufklären und ihnen einfache Strategien zur Stressbewältigung wie Entspannung, Meditation oder Atemtechniken vorschlagen. Indem er sie dabei unterstützt, hilft der Pfleger den Patienten, einen erschwerenden Faktor bei Diabetes zu reduzieren und ihre Lebensqualität zu verbessern.

Auch die **Körperhygiene** ist von entscheidender Bedeutung, insbesondere zur Vermeidung von Komplikationen aufgrund von Neuropathie und schlechter Wundheilung. Diabetespatienten müssen besonders auf ihre Füße achten, da eine kleine Wunde, die aufgrund der peripheren Neuropathie oft schmerzlos ist, sich schnell zu einem Geschwür oder einer Infektion entwickeln kann. Der Pfleger trägt zur Aufklärung der Patienten bei, indem er ihnen zeigt, wie sie ihre Füße täglich kontrollieren können, sie über die Bedeutung einer regelmäßigen Feuchtigkeitsversorgung der Haut informiert und ihnen zeigt, was sie vermeiden sollten, wie Barfußlaufen oder das Tragen von ungeeigneten Schuhen. Durch die regelmäßige Befolgung dieser Empfehlungen trägt der Pfleger dazu bei, schwere Komplikationen wie den diabetischen Fuß zu verhindern, die zu Amputationen führen können.

Ein weiterer zentraler Aspekt der Patientenschulung ist die **Ernährung**, die eine der Säulen des Diabetesmanagements darstellt. Die Ernährung spielt eine direkte Rolle für den Blutzuckerspiegel und Diabetespatienten müssen lernen, ihre Ernährung anzupassen, um Blutzuckerspitzen oder einen plötzlichen Abfall des Blutzuckerspiegels zu vermeiden. Die Pflegekraft leitet die Patienten an, die Grundprinzipien einer diabetesgerechten Ernährung zu verstehen.

Einer der ersten Punkte, die behandelt werden müssen, ist der **Umgang mit Kohlenhydraten**. Entgegen der landläufigen Meinung müssen Diabetespatienten Kohlenhydrate nicht völlig aus ihrer Ernährung streichen, aber sie müssen lernen, sie ausgewogen zu verzehren und über den Tag zu verteilen. Der Betreuer kann erklären, wie die Kohlenhydrate berechnet und auf die einzelnen Mahlzeiten verteilt werden, wobei er die Ratschläge des Diätspezialisten berücksichtigt. Er kann ihnen auch beibringen, Kohlenhydrate mit einem niedrigen glykämischen Index zu wählen, d.h. solche, die langsamer vom Körper aufgenommen werden, wie z.B. Gemüse, Hülsenfrüchte oder Vollkornprodukte. Diese Lebensmittel vermeiden plötzliche Blutzuckerspitzen und liefern Energie über einen längeren Zeitraum.

Der Betreuer kann Diabetespatienten auch beibringen, wie sie häufige **Ernährungsfallen** wie zuckerhaltige Getränke oder ultraverarbeitete Produkte, die oft reich an versteckten Zuckern sind, erkennen können. Indem er die Essgewohnheiten der Patienten bespricht und ihnen zeigt, wie sie die Nährwertangaben auf den Produkten lesen können, hilft der Betreuer ihnen, bessere Entscheidungen zu treffen und Ernährungsfehler zu vermeiden, die ihr Blutzuckermanagement beeinträchtigen könnten.

Darüber hinaus spielt der Pfleger eine Rolle bei der Sensibilisierung **für** die **Bedeutung regelmäßiger Mahlzeiten**. Diabetespatienten müssen oft zu regelmäßigen Zeiten essen, um Schwankungen des Blutzuckerspiegels zu vermeiden, insbesondere wenn sie mit Insulin oder bestimmten

Medikamenten behandelt werden, die das Risiko einer Hypoglykämie erhöhen. Die Pflegekraft kann diese Anweisungen in Erinnerung rufen, bei der Planung der Mahlzeiten helfen und den Verzehr geeigneter Snacks fördern, um den Blutzuckerspiegel den ganzen Tag über stabil zu halten.

Schließlich ist der Pfleger auch an der **psychologischen Begleitung** der Patienten bei der Anpassung an die neue Diät beteiligt. Diabetes erfordert oft eine radikale Ernährungsumstellung, die für manche Patienten schwer zu akzeptieren ist, insbesondere für diejenigen, die an eine Ernährung mit viel Zucker oder gesättigten Fetten gewöhnt waren. Der Pfleger kann durch sein Zuhören und seine tägliche Unterstützung den Patienten helfen, die Frustrationen oder Entbehrungsgefühle zu überwinden, die manchmal mit diesen Veränderungen einhergehen. Er kann auch die Bemühungen der Patienten, ihre Ernährung anzupassen, wertschätzen und so ihre Motivation stärken, diesen Weg weiter zu gehen.

○ Moralische Unterstützung und Motivation der Patienten, mit ihrer Krankheit umzugehen

Die moralische Unterstützung und Motivation von Diabetespatienten ist ein zentrales Element des gesamten Managements dieser chronischen Krankheit. Das Leben mit Diabetes erfordert nicht nur eine ständige medizinische Wachsamkeit, sondern auch eine konstante mentale und emotionale Stärke, um die täglichen Herausforderungen zu bewältigen. Der Pfleger nimmt durch seine Nähe zu den Patienten und seine Rolle als Begleiter eine privilegierte Stellung ein, um eine wesentliche moralische Unterstützung zu bieten und die Motivation der Patienten zu erhalten, ihre Krankheit gut zu bewältigen. Diese Unterstützung geht weit über technische Maßnahmen hinaus: Es geht darum, eine Beziehung des Vertrauens, des Zuhörens und der Ermutigung aufzubauen, die es den Patienten ermöglicht, sich verstanden, unterstützt und in der Lage zu fühlen, die mit ihrem Zustand verbundenen Schwierigkeiten zu überwinden.

Die **moralische Unterstützung**, die der Pfleger leisten kann, beginnt mit einem aktiven und wohlwollenden Zuhören. Diabetes, insbesondere wenn er zu Komplikationen oder erheblichen Einschränkungen des Lebensstils führt, kann eine Quelle von Stress, Angst und sogar Entmutigung sein. Viele Patienten empfinden die ständige Überwachung des Blutzuckerspiegels, das Management der Ernährung und die regelmäßige Einnahme von Medikamenten oder Insulin als psychische Belastung. Der Pfleger ist oft die erste Person, an die sich die Patienten wenden, um ihre Ängste, Frustrationen oder Müdigkeit angesichts dieser täglichen Belastungen zu äußern. Indem er ein offenes Ohr hat, die Emotionen der Patienten bestätigt und ihnen versichert, dass sie in der Lage sind, mit ihrer Krankheit umzugehen, spielt der Pfleger eine entscheidende Rolle bei der Verringerung der emotionalen Belastung.

Diese moralische Unterstützung ist besonders wichtig für Patienten, die gerade erst eine Diabetesdiagnose erhalten haben. Der Schock über die Diagnose kann groß sein und die Vorstellung, sich ein Leben lang mit einer chronischen Krankheit herumschlagen zu müssen, ist oft überwältigend. Der Pfleger kann diesen Patienten helfen, diese erste Phase der Angst zu überwinden, indem er ihnen klare und zugängliche Informationen über die Krankheit gibt und ihnen gleichzeitig versichert, dass sie in diesem Kampf nicht allein sind. Indem er sie Schritt für Schritt anleitet, ihre Behandlung zu verstehen und ihnen eine ständige Begleitung anbietet, hilft er ihnen, Selbstvertrauen zu gewinnen und sich den täglichen Umgang mit ihrem Diabetes anzueignen.

Die **Motivation** der Patienten, ihre Krankheit gut zu managen, ist ein weiterer wichtiger Aspekt dieser Unterstützung. Das Diabetesmanagement beruht auf täglichen Gewohnheiten, die sich oft wiederholen und einschränken, was langfristig zu einer Form von Ermüdung oder sogar zu einem "Burn-out" des Diabetikers führen kann. Einige Patienten, die mit Misserfolgen bei der Kontrolle ihres Blutzuckerspiegels oder unerwarteten Komplikationen konfrontiert sind, können entmutigt werden und ein nachlässiges Verhalten bei der Behandlung an den Tag legen, was ihren Zustand verschlimmert. Der Pfleger kann durch seinen regelmäßigen Kontakt mit den Patienten deren Motivation aufrechterhalten, indem er ihre Anstrengungen würdigt und sie an die Bedeutung von Beharrlichkeit erinnert.

Diese motivierende Unterstützung erfolgt durch positive Ermutigung, selbst bei kleinen Erfolgen. Wenn es dem Patienten beispielsweise gelingt, seinen Blutzuckerspiegel über mehrere Tage zu stabilisieren, sich an die Ernährungsempfehlungen zu halten oder körperliche Aktivität in seine Routine zu integrieren, kann der Pfleger diese Fortschritte loben und damit das Vertrauen des Patienten in seine Fähigkeit, seine Krankheit zu kontrollieren, stärken. Diese Anerkennung auch kleinerer Anstrengungen ist entscheidend, damit sich der Patient wertgeschätzt und ermutigt fühlt, den eingeschlagenen Weg weiter zu verfolgen. Es ist wichtig, daran zu erinnern, dass Diabetes eine Krankheit ist, die ein ständiges Management erfordert, und die Pflegekraft hilft durch ihre positive und ermutigende Einstellung, einer geistigen und emotionalen Erschöpfung vorzubeugen.

In schwierigeren Situationen, wenn der Patient Phasen der Demotivation oder des Aufgebens durchläuft, kann der Pfleger die Rolle des **moralischen Aufmunterers** übernehmen. In diesem Fall geht es darum, den Patienten an die Bedeutung jeder einzelnen Handlung bei der Bewältigung seiner Krankheit zu erinnern und dabei empathisch gegenüber seinen Schwierigkeiten zu bleiben. Anstatt zu tadeln oder zu belehren, kann der Pflegende einen verständnisvollen Ansatz wählen, indem er die Hindernisse, auf die der Patient stößt, bespricht und gemeinsam nach realistischen und angemessenen Lösungen sucht. Wenn der Patient beispielsweise Schwierigkeiten hat, seine Diät einzuhalten, kann der Helfer praktische Anpassungen vorschlagen oder Alternativen vorschlagen, die leichter umzusetzen sind. Indem er mit dem Patienten zusammenarbeitet, um maßgeschneiderte Lösungen zu finden, gibt er ihm das Gefühl von Kontrolle und Autonomie zurück.

Moralische Unterstützung umfasst auch die Hilfe bei der Bewältigung von **Stress** und **Angst**, Faktoren, die den Umgang mit Diabetes häufig erschweren. Chronischer Stress kann die Blutzuckerwerte stören und die Einhaltung der Pflegeroutinen erschweren. Der Pfleger kann in diesem Fall einfache Techniken zur Stressbewältigung einführen, wie z.B. Atemübungen, Entspannungsphasen oder regelmäßige Spaziergänge. Er kann die Patienten auch ermutigen, ihre Sorgen zu äußern und zu verbalisieren, was an sich schon eine beruhigende Wirkung haben kann. Indem der Pfleger den Patienten hilft, ihre Ängste zu bewältigen, können sie sich besser auf die Behandlung ihres Diabetes konzentrieren und werden nicht von ihren Emotionen überwältigt.

Darüber hinaus spielt der Pfleger oft eine **Vermittlerrolle** zwischen den Patienten und ihren Familien. Die Unterstützung durch das Umfeld ist für das Diabetesmanagement von entscheidender Bedeutung, kann aber auch zu Spannungen führen, insbesondere wenn die Angehörigen die Krankheit nicht richtig verstehen oder sich übermäßig Sorgen machen. Der Pfleger kann eingreifen, um die Situation zu klären, die praktischen Aspekte der Behandlung zu erläutern und die Beziehungen zu beruhigen, indem er der Familie hilft, eine unterstützende Haltung einzunehmen, ohne den Patienten zusätzlich unter Druck zu setzen. Indem er die Kommunikation zwischen dem Patienten und seinen Angehörigen erleichtert, trägt er dazu bei, ein ruhigeres Umfeld zu schaffen, das einem effektiven Diabetesmanagement förderlich ist.

　　　◦　　Berücksichtigung der individuellen Bedürfnisse
Die Berücksichtigung der individuellen Bedürfnisse ist das Herzstück einer effektiven und humanen Diabetesbehandlung. Jeder Patient ist einzigartig, und auch wenn die Krankheit allgemeine Regeln für das Management vorschreibt, wie die Überwachung des Blutzuckerspiegels, kontrollierte Ernährung und regelmäßige Bewegung, können die Reaktionen des Einzelnen auf diese Behandlungen sehr unterschiedlich ausfallen.

Um die Qualität der Pflege zu optimieren und einen nachhaltigen Umgang mit der Krankheit zu gewährleisten, ist es daher von entscheidender Bedeutung, die Pflege an die Besonderheiten, Vorlieben und Gegebenheiten jeder Person anzupassen. Der Pfleger spielt eine Schlüsselrolle in diesem personalisierten Ansatz, indem er auf die Besonderheiten jedes Patienten eingeht und seine Betreuung an die individuellen Bedürfnisse anpasst.

Der erste Schritt bei der Berücksichtigung der individuellen Bedürfnisse ist das **aufmerksame Zuhören** des Patienten. Durch regelmäßige Gespräche mit den Patienten kann der Pfleger deren Lebensgewohnheiten, persönliche Einschränkungen und die Schwierigkeiten, die sie beim Umgang mit ihrem Diabetes haben, verstehen. Einige Patienten haben vielleicht feste Routinen, während andere durch die Anforderungen der Krankheit destabilisiert werden können. Die Pflegekraft muss sich auf diese unterschiedlichen Profile einstellen und Lösungen anbieten, die dem Lebensrhythmus und den Fähigkeiten des Einzelnen entsprechen. Bei einem älteren Patienten, der allein lebt, kann die Pflegekraft beispielsweise eine regelmäßigere Unterstützung anbieten, um sicherzustellen, dass die Insulindosen richtig verabreicht werden und die Blutzuckerkontrolle korrekt durchgeführt wird. Umgekehrt könnte ein jüngerer, selbständiger Patient lediglich eine gelegentliche Anleitung zur Anpassung seiner Ernährung oder seiner körperlichen Aktivität benötigen.

Auch die **Ernährungsvorlieben** sind ein wichtiger Aspekt, den es zu berücksichtigen gilt. Jeder Patient hat seinen eigenen Geschmack, seine eigenen Essgewohnheiten und manchmal auch kulturelle oder religiöse Einschränkungen. Anstatt starre Diäten vorzuschreiben, die den Patienten frustrieren oder entmutigen könnten, ist es wichtig, den Ernährungsplan an seine Vorlieben anzupassen und dabei die diätetischen Empfehlungen für Diabetes zu beachten. Die Pflegekraft kann eine Vermittlerrolle zwischen dem Diätspezialisten und dem Patienten einnehmen, indem sie sicherstellt, dass die Diätempfehlungen in einer Weise umgesetzt werden, die den Realitäten des Patienten entspricht und gleichzeitig für die Blutzuckereinstellung vorteilhaft ist. Wenn ein

Patient beispielsweise ein kohlenhydratreiches Nahrungsmittel besonders mag, kann der Pfleger ihm helfen, gesündere Alternativen zu finden oder das Nahrungsmittel in mäßigen Portionen zu verzehren, anstatt es ganz von der Ernährung auszuschließen.

Körperliche Aktivität ist ein weiterer Bereich, in dem die individuellen Bedürfnisse sehr unterschiedlich sind. Einige Patienten sind aktiv und können regelmäßige Übungen leicht in ihren Tagesablauf integrieren, während andere aufgrund von körperlichen Einschränkungen, Alter oder Diabeteskomplikationen einen gemäßigteren Ansatz wählen müssen. Die Pflegekraft muss auf diese Unterschiede achten und eine körperliche Aktivität fördern, die auf den jeweiligen Patienten zugeschnitten ist. Für eine Person mit eingeschränkter Mobilität kann dies sanfte Übungen wie Stretching oder Gehen bedeuten, während ein jüngerer Patient zu intensiveren Aktivitäten wie Laufen oder Schwimmen ermutigt werden kann. Das Ziel ist es, ein Gleichgewicht zwischen den körperlichen Fähigkeiten des Patienten und den Empfehlungen zur Aufrechterhaltung einer optimalen Blutzuckerkontrolle zu finden.

Ein weiterer Schlüsselaspekt bei der Berücksichtigung der individuellen Bedürfnisse sind die **Emotionen und die Psychologie** des Patienten. Jeder Mensch reagiert anders auf die Vorstellung, mit einer chronischen Krankheit wie Diabetes leben zu müssen. Einige Patienten akzeptieren die Anforderungen der Krankheit schnell und passen sich rigoros an, während andere die neue Realität mit tiefer Entmutigung oder sogar Verweigerung erleben. Der Pfleger muss in der Lage sein, diese emotionalen Zustände zu erkennen und auf die psychologischen Bedürfnisse jedes einzelnen Patienten einzugehen. Bei einem Patienten in emotionaler Not ist es wichtig, einen sanfteren Ansatz zu wählen, ihn bei der Akzeptanz der Krankheit zu begleiten und ihm zu helfen, die ersten Schritte zu unternehmen, um die Kontrolle über seine Gesundheit wiederzuerlangen. Die Berücksichtigung des mentalen und emotionalen Zustands des Patienten ist von entscheidender Bedeutung, da die Behandlung von Diabetes nicht auf die körperliche Pflege beschränkt ist, sondern auch eine psychologische Widerstandsfähigkeit erfordert, die jeder Mensch in seinem eigenen Tempo entwickelt.

Die **familiären Bedürfnisse** des Patienten sind ebenfalls ein wichtiger Aspekt. Einige Patienten, insbesondere diejenigen, die in einer Familie leben, können sich auf eine starke Unterstützung durch ihre Angehörigen verlassen, während andere, die allein leben, sich isoliert und hilflos fühlen können, wenn es um das Management ihres Diabetes geht. Der Pfleger muss seine Vorgehensweise an diese Realität anpassen. In manchen Fällen kann es notwendig sein, die Familie in die therapeutische Ausbildung einzubeziehen, indem man sie für die Bedürfnisse des Patienten sensibilisiert und ihnen erklärt, wie sie Unterstützung leisten können, ohne aufdringlich zu sein. In anderen Situationen, bei Patienten, die kein Unterstützungsnetzwerk haben, muss der Pfleger noch präsenter und aufmerksamer sein, um sicherzustellen, dass der Patient sich bei der Bewältigung seiner Krankheit nicht allein gelassen fühlt.

Schließlich bedeutet die Berücksichtigung der individuellen Bedürfnisse auch, dass die **Pflege auf die Komplikationen** des Diabetes, die der Patient möglicherweise hat, abgestimmt werden muss. Ein Patient mit Neuropathie benötigt z.B. besondere Aufmerksamkeit, um Fußverletzungen vorzubeugen, während ein Patient mit Retinopathie eine intensivere Überwachung seiner Sehkraft benötigt. Der Pflegehelfer kann durch die genaue Beobachtung der Entwicklung von Komplikationen die tägliche Pflege an die neu auftretenden Bedürfnisse anpassen. Er kann auch frühe Anzeichen einer Verschlechterung erkennen und den Patienten an einen Facharzt verweisen, bevor sich die Situation verschlechtert.

Kapitel 3

Tägliche Pflege in der Diabetesabteilung

- **Unterabschnitt 1: Aufnahme und Betreuung von Diabetespatienten**
  - ◦ Die Bedeutung eines guten Empfangs: Aufbau einer Vertrauensbeziehung

Die Bedeutung eines guten Empfangs in einem Pflegedienst, insbesondere in der Diabetologie, kann nicht unterschätzt werden. Vom ersten Kontakt an schafft der Empfang, den der Patient erhält, die Grundlage für ein Vertrauensverhältnis, das für eine effiziente und wohlwollende Behandlung unerlässlich ist. Für einen Diabetespatienten, der mit einer chronischen und oft komplexen Krankheit konfrontiert ist, ist es ein entscheidender Faktor für die Einhaltung der Pflege und den Erfolg der Behandlung, wenn er sich bei seiner Ankunft angehört, respektiert und unterstützt fühlt. Als eine der ersten Personen, die mit dem Patienten in Kontakt treten, spielt der Pfleger eine Schlüsselrolle bei der Aufnahme des Patienten, indem er eine beruhigende Atmosphäre schafft und eine offene und ehrliche Kommunikation aufbaut.

Ein **guter Empfang** beginnt mit Verfügbarkeit und Zuhören. Wenn ein Patient in eine medizinische Abteilung kommt, kann er ängstlich oder besorgt über seinen Gesundheitszustand sein, insbesondere wenn er zum ersten Mal wegen seiner Diabetes behandelt wird. Der Pfleger kann durch seine wohlwollende Haltung und sein Lächeln diese Angst lindern und einen Moment der Beruhigung bieten. Wenn Sie sich die Zeit nehmen, jeden Patienten individuell zu begrüßen, indem Sie ihn nach seinem Befinden fragen und ihn auffordern, seine Bedürfnisse oder Sorgen zu äußern, können Sie sofort ein Vertrauensverhältnis aufbauen. Dieser erste Austausch ist oft entscheidend: Er zeigt dem Patienten, dass er als Person und nicht nur als "medizinischer Fall" wahrgenommen wird.

Eine **klare Kommunikation** ist ebenfalls ein entscheidendes Element des Empfangs. Patienten mit Diabetes, insbesondere diejenigen, die gerade erst ihre Diagnose erhalten haben, sind oft mit komplexen medizinischen Informationen überfordert. Der Pfleger übernimmt eine Vermittlerrolle, indem er die Verfahren auf einfache und verständliche Weise erklärt, Fragen des Patienten beantwortet und Missverständnisse aufklärt. Indem er darauf achtet, dass der Patient versteht, was ihm gesagt wird, trägt der Pfleger dazu bei, den mit dem Unbekannten verbundenen Stress zu reduzieren und eine bessere Einhaltung der Behandlung zu fördern. Eine transparente Kommunikation von der Begrüßung an hilft, ein Klima des Vertrauens zu schaffen, in dem sich der Patient sicher fühlt und Fragen stellen kann, ohne Angst vor Verurteilung zu haben.

Einfühlungsvermögen ist eine weitere Säule einer guten Gastfreundschaft. Diabetespatienten leben oft mit Frustrationen, die mit dem täglichen Umgang mit ihrer Krankheit, den Einschränkungen bei der Ernährung oder den Komplikationen, die auftreten können, zusammenhängen. Eine einfühlsame Begrüßung bedeutet, diese Schwierigkeiten anzuerkennen und die Emotionen des Patienten zu bestätigen. Anstatt die Sorgen des Patienten herunterzuspielen oder ihm fertige Lösungen aufzudrängen, sollte der Pfleger aufmerksam zuhören und zeigen, dass er die Herausforderungen, denen der Patient gegenübersteht, versteht. Diese einfühlsame Haltung stärkt das Vertrauensverhältnis, da der Patient das Gefühl hat, dass seine Sorgen ernst genommen werden und er auf seinem Weg durch die Pflege begleitet wird.

Die **Achtung der Individualität** des Patienten ist ebenfalls ein wesentlicher Bestandteil einer guten Betreuung. Jeder Patient kommt mit seiner Geschichte, seinen spezifischen Bedürfnissen und seinen persönlichen Vorlieben. Wenn der Pfleger auf diese Besonderheiten achtet, kann er seine Vorgehensweise so anpassen, dass der Patient sich wirklich persönlich betreut fühlt. Beispielsweise können manche Patienten eher zurückhaltend sein oder Schwierigkeiten haben, ihre Sorgen zu äußern. Der Pfleger muss dann geduldig und respektvoll sein und eine Umgebung schaffen, die das Sprechen fördert, ohne aufdringlich zu sein. Umgekehrt benötigen andere Patienten möglicherweise mehr Details oder Rückversicherung, bevor sie sich wohl fühlen. Die Anpassung des Kommunikations- und Begrüßungsstils an die

Persönlichkeit des Patienten ist ein Zeichen von Respekt und trägt dazu bei, das Vertrauensverhältnis zu stärken.

Die **Berücksichtigung des familiären** Hintergrunds des Patienten kann ebenfalls eine Rolle bei der Qualität der Aufnahme spielen. Wenn der Patient von einem Angehörigen begleitet wird, kann der Pfleger diese Person in das Gespräch einbeziehen und sicherstellen, dass die gegebenen Informationen von allen verstanden werden. Die Unterstützung durch Angehörige ist oft ein Schlüsselelement bei der Behandlung von Diabetes, und sie von Anfang an in den Pflegeprozess einzubeziehen, kann zu einer besseren Betreuung zu Hause und einem Gefühl der Sicherheit für den Patienten beitragen.

Die Bedeutung eines guten Empfangs zeigt sich auch in der **Schaffung einer warmen und beruhigenden Umgebung für die Pflege**. Eine Krankenhausumgebung kann manchmal kalt und unpersönlich wirken, was die Angst des Patienten verstärken kann. Der Pfleger kann diesem Eindruck entgegenwirken, indem er eine menschliche und warme Note in seine Begrüßung einbringt. Dies kann durch einfache Gesten geschehen: ein Lächeln schenken, den Patienten mit seinem Namen ansprechen oder ihm klar und deutlich erklären, was während seines Aufenthaltes oder seiner Konsultation geschehen wird. Diese Liebe zum Detail zeigt dem Patienten, dass er im Mittelpunkt der Aufmerksamkeit des Pflegeteams steht und nicht nur eine Akte unter vielen ist.

Wenn dieses **Vertrauensverhältnis** erst einmal durch eine gute Begrüßung aufgebaut ist, ist der Patient eher bereit, den Empfehlungen zu folgen, Fragen zu stellen und sich voll in die Behandlung seiner Krankheit zu investieren. Dieses Vertrauen ermöglicht auch eine offenere Kommunikation: Der Patient, der sich respektiert und angehört fühlt, wird eher in der Lage sein, seine Sorgen, Zweifel oder Schwierigkeiten im Umgang mit seinem Diabetes zu teilen. Dies führt zu einer effektiveren Behandlung, da die Behandler die Behandlung und Beratung an die Realität des Patienten anpassen können.

○ Beurteilen Sie die Bedürfnisse und den allgemeinen Zustand des Patienten bei der Aufnahme.

Die Beurteilung der Bedürfnisse und des allgemeinen Zustands des Patienten bei der Aufnahme ist ein entscheidender Schritt in der Behandlung von Patienten, insbesondere in einer Diabetesabteilung. Diese erste Beurteilung ermöglicht es, die Grundlage für eine persönliche Betreuung zu schaffen, die notwendige Pflege zu antizipieren und mögliche Komplikationen oder Schwächen des Patienten zu erkennen. Für den Pfleger ist dieser Moment eine wichtige Zeit der Beobachtung, des Dialogs und des aktiven Zuhörens, um wesentliche Informationen zu sammeln, die die zukünftige Pflege leiten werden. Sie berücksichtigt auch die psychologischen, sozialen und emotionalen Aspekte des Patienten, die eine wichtige Rolle bei der Gesamtbehandlung spielen.

Der erste Schritt bei dieser Beurteilung ist es, den **allgemeinen Gesundheitszustand** des Patienten zu verstehen. Bei einem Diabetespatienten bedeutet dies, die **Blutzuckereinstellung** zu überprüfen und sofort festzustellen, ob der Blutzuckerspiegel zu hoch (Hyperglykämie) oder zu niedrig (Hypoglykämie) ist. Diese Messung gibt einen ersten Überblick über den Ernst der Situation und ermöglicht es, schnell zu handeln, wenn das Gleichgewicht gestört ist. Über diese unmittelbare Maßnahme hinaus muss der Pfleger auch Fragen stellen, um zu verstehen, wie der Patient normalerweise mit seinem Diabetes umgeht: Hält er sich an eine geeignete Diät? Wird er derzeit behandelt, z. B. mit Insulin oder anderen antidiabetischen Medikamenten? Hatte er in letzter Zeit Schwierigkeiten, seinen Blutzuckerspiegel innerhalb der Zielwerte zu halten? Dieses Gespräch ermöglicht es, die Gewohnheiten des Patienten zu überprüfen und festzustellen, ob die Behandlung angepasst werden muss.

Die **physische Beobachtung** des Patienten ist eine weitere wichtige Dimension der Beurteilung. Der Pfleger muss auf verschiedene sichtbare Zeichen achten, die auf diabetesbedingte Komplikationen hinweisen können. Beispielsweise ist der

Zustand der Haut, insbesondere an den Füßen, ein entscheidender Indikator. Diabetespatienten sind aufgrund von Neuropathie und Durchblutungsstörungen anfällig für Infektionen und Ulzerationen, insbesondere an den Extremitäten. Durch eine sorgfältige Untersuchung der Füße des Patienten kann der Pfleger Anzeichen von Verletzungen, Blasen oder Rötungen erkennen, die sich zu Geschwüren entwickeln können, wenn sie nicht schnell behandelt werden. Besondere Vorsicht ist auch bei **diabetischer Retinopathie** geboten, wo der Patient über verschwommenes Sehen oder Flecken im Gesichtsfeld berichten kann, die eine augenärztliche Untersuchung erfordern.

Auch die **Beurteilung der Vitalparameter** ist bereits bei der Aufnahme unerlässlich. Die Messung des Blutdrucks, der Herzfrequenz, der Körpertemperatur und der Atemfrequenz ermöglicht es, ein allgemeines Bild des Gesundheitszustands des Patienten zu zeichnen. Diabetespatienten haben oft ein erhöhtes Risiko für Herz-Kreislauf-Erkrankungen und eine strenge Überwachung des Blutdrucks ist erforderlich, um Komplikationen wie Bluthochdruck oder Hypotonie zu vermeiden, die schwerwiegende Folgen haben können. Ein hoher Blutdruck kann auf die Notwendigkeit einer verstärkten blutdrucksenkenden Behandlung hinweisen, während eine abnormale Herzfrequenz ein Zeichen für ein metabolisches Ungleichgewicht oder Dehydrierung sein kann.

Der Pfleger muss auch den **psychologischen Zustand** des Patienten bei der Aufnahme beurteilen. Diabetes, insbesondere wenn er schlecht eingestellt ist oder mit Komplikationen einhergeht, kann eine Quelle von Stress, Angst oder Depressionen sein. Manche Patienten fühlen sich durch die täglichen Anforderungen, die das Diabetesmanagement mit sich bringt, entmutigt, während andere die Krankheit verleugnen oder sich darüber ärgern. Wenn sich der Pfleger die Zeit nimmt, mit dem Patienten über seine Erfahrungen, Emotionen und möglichen Schwierigkeiten bei der Einhaltung der Behandlung zu sprechen, kann er Warnsignale erkennen, die eine psychologische Betreuung oder moralische Unterstützung erfordern. Dieser

Ansatz ermöglicht es, die Betreuung anzupassen und Lösungen vorzuschlagen, die besser auf die Bedürfnisse des Patienten zugeschnitten sind, z.b. durch die Einbeziehung einer psychologischen Betreuung oder die Förderung der Teilnahme an Selbsthilfegruppen.

Die **soziale Bewertung** ist ebenfalls von entscheidender Bedeutung. Diabetes ist eine Krankheit, die im Alltag bewältigt werden muss, und die Unterstützung durch das Umfeld spielt dabei eine entscheidende Rolle. Der Pfleger muss sich daher über das familiäre und soziale Netzwerk des Patienten informieren: Lebt er allein oder mit Angehörigen? Hat er Unterstützung bei der Pflege oder bei der Organisation der Mahlzeiten? Manche Menschen, insbesondere ältere oder sozial isolierte, können Schwierigkeiten haben, ihre Medikamente einzunehmen oder sich angemessen zu ernähren. Diese Einschätzung hilft, weitere Bedürfnisse zu antizipieren, wie z.B. die Bereitstellung einer Haushaltshilfe, die Zusammenarbeit mit Sozialdiensten oder die Aufklärung der Angehörigen über die Pflege. Das Verständnis des sozialen Umfelds des Patienten hilft, Situationen zu vermeiden, in denen Isolation oder persönliche Zwänge die Einhaltung der Behandlung gefährden.

Die **Zusammenarbeit mit dem multidisziplinären Team** ist ein weiterer wesentlicher Aspekt der Beurteilung ab der Aufnahme. Der Pfleger sammelt diese Informationen über den allgemeinen Gesundheitszustand, die Lebensgewohnheiten, den emotionalen Zustand und das soziale Umfeld des Patienten und übermittelt diese Beobachtungen an die anderen Gesundheitsfachkräfte: Ärzte, Krankenschwestern, Ernährungsberater, Psychologen. Diese Kommunikation ermöglicht den Aufbau einer umfassenden und kohärenten Behandlung, bei der jeder Aspekt des Lebens des Patienten berücksichtigt wird. Die ausgetauschten Informationen ermöglichen es beispielsweise, die medikamentöse Behandlung anzupassen, eine Anpassung der Ernährung vorzuschlagen oder eine engere Überwachung für Patienten mit Komplikationen einzurichten.

Schließlich ist es wichtig, dass diese Bewertung in einer **Atmosphäre des Vertrauens und des Respekts** durchgeführt wird. Der Patient muss sich angehört und verstanden fühlen und darf nicht wegen möglicher Abweichungen im Diabetesmanagement verurteilt oder stigmatisiert werden. Durch eine wohlwollende Haltung erleichtert der Pfleger es dem Patienten, seine Bedenken zu äußern und fördert einen offenen Dialog über seine tatsächlichen Bedürfnisse. Dieses gegenseitige Vertrauen ist die Grundlage für eine effektive und dauerhafte therapeutische Beziehung, die es ermöglicht, den Patienten optimal bei seiner Behandlung zu unterstützen.

- **Teil 2: Pflege des Diabetespatienten im Krankenhaus**
  ○ Die Verwaltung der Hygiene- und Komfortpflege
Die Hygiene- und Komfortpflege ist ein zentrales Element in der Patientenversorgung, insbesondere in der Diabetologie, wo die tägliche Überwachung des körperlichen Zustands des Patienten zur Vorbeugung von Komplikationen von entscheidender Bedeutung ist. Diese Pflege, die weit über einfache technische Handgriffe hinausgeht, spielt eine Schlüsselrolle für das Wohlbefinden und die Würde des Patienten. Sie dient nicht nur der Aufrechterhaltung einer optimalen Körperhygiene, sondern auch der Vorbeugung von Infektionen, der Sicherstellung des körperlichen Komforts und der Stärkung des Vertrauensverhältnisses zwischen Patient und Pflegekraft. Diese Momente der Pflege sind eine wertvolle Gelegenheit, den allgemeinen Zustand des Patienten zu beobachten, seinen Komfort einzuschätzen und eine beruhigende und respektvolle Pflegeumgebung zu schaffen.

Insbesondere die **Hygiene** ist bei Diabetespatienten von entscheidender Bedeutung, da ihre Haut oft anfälliger für Infektionen und Verletzungen ist, insbesondere aufgrund der Neuropathie und der Durchblutungsstörungen, die mit der Krankheit verbunden sind. Besondere Aufmerksamkeit muss der

90

Haut und den Extremitäten des Körpers wie den Füßen gewidmet werden, die besonders anfällig für schwere Komplikationen wie Geschwüre und Infektionen sind. Der Pfleger spielt eine entscheidende Rolle bei der **täglichen Pflege der Haut**, indem er dafür sorgt, dass der Patient gut gewaschen wird und bei Bedarf Feuchtigkeitscremes aufträgt, um ein Austrocknen der Haut zu verhindern, was das Auftreten von Rissen oder Wunden begünstigen könnte.

Einer der wichtigsten Aspekte der Hygiene bei Diabetespatienten ist die **Überwachung und Pflege der Füße**, die oft als "diabetische Pediküre" bezeichnet wird. Aufgrund der Risiken, die mit der Neuropathie verbunden sind, die die Sensibilität der Füße verringert, können Patienten kleine Verletzungen oder Blasen übersehen, die sich unbehandelt schnell zu infizierten Geschwüren entwickeln können. Der Pfleger sollte daher die Füße des Patienten regelmäßig auf Anzeichen von Rötung, Schwellung, Wunden oder Infektionen untersuchen. Darüber hinaus ist es wichtig, den Patienten, vor allem denjenigen, die am Anfang der Behandlung stehen, beizubringen, ihre Füße täglich selbst zu überwachen und vorbeugende Maßnahmen zu ergreifen, wie das Tragen von geeignetem Schuhwerk und das Vermeiden von Barfußlaufen. Diese Maßnahmen mögen einfach erscheinen, sind aber wichtig, um schwere Komplikationen zu verhindern, die zu Amputationen führen können.

Die **Pflege der Intimhygiene** ist ebenfalls Teil des Managements der Grundversorgung. Bei Diabetikern, insbesondere bei Patienten mit hohen Blutzuckerwerten, besteht ein erhöhtes Risiko für Harnwegsinfektionen oder Pilzinfektionen. Eine gute Intimhygiene hilft, dieses Risiko zu verringern. Der Pfleger muss sicherstellen, dass der Patient in diesem sensiblen Bereich eine strenge Hygiene einhält, während er gleichzeitig die Intimsphäre des Patienten respektiert und behutsam vorgeht. Diese Art der Pflege ist zwar intim, erfordert aber einen wohlwollenden und respektvollen Ansatz, bei dem sich der Patient wohl fühlt und Vertrauen hat.

Über die Körperhygiene hinaus spielt die **Komfortpflege** eine wesentliche Rolle bei der Verbesserung des allgemeinen Wohlbefindens des Patienten. Körperlicher Komfort wird durch viele kleine Aufmerksamkeiten erreicht, wie z.B. die richtige Positionierung des Patienten in seinem Bett oder Stuhl, die Anpassung der Kissen zur Unterstützung des Rückens oder die Vermeidung von Druckgeschwüren bei Patienten mit eingeschränkter Mobilität. Der Pfleger muss auf die Körperhaltung des Patienten achten und sicherstellen, dass er richtig liegt und keine Schmerzen oder länger anhaltende Beschwerden hat. Allein die Tatsache, dass die Position des Patienten regelmäßig angepasst wird, dass er Zugang zu seinen persönlichen Dingen hat und dass er ausreichend mit Flüssigkeit versorgt ist, trägt dazu bei, den Komfort und die Lebensqualität des Patienten im Alltag zu verbessern.

Zum Komfort gehören auch **Gesten des Wohlbefindens**, wie die Pflege der Haare, das Schneiden der Nägel oder das Auftragen von beruhigenden Cremes. Diese scheinbar harmlosen Gesten haben einen großen Einfluss auf das Selbstwertgefühl und die Moral der Patienten. Sie helfen, ein Gefühl der Würde und des Wohlbefindens zu bewahren, das oft durch die Krankheit beeinträchtigt wird. Für viele Patienten ist diese Pflege nicht nur ein körperlicher, sondern auch ein emotionaler Trost, da sie sich wertgeschätzt und aufmerksam gepflegt fühlen.

Bei der Durchführung der Hygiene- und Komfortpflege ist das **Vertrauensverhältnis** zwischen dem Patienten und dem Pfleger von entscheidender Bedeutung. Diese intimen Pflegemomente erfordern ein hohes Maß an Feingefühl, sowohl in den Gesten als auch in der Haltung. Der Pfleger muss auf die Bedürfnisse des Patienten eingehen, seinen Rhythmus und seine Vorlieben respektieren und gleichzeitig sicherstellen, dass die Pflege effizient und sicher durchgeführt wird. Diese können dem Pflegeteam mitgeteilt werden, um die Pflege anzupassen.

Ein weiterer grundlegender Aspekt der Komfortpflege ist die **Vermeidung von Komplikationen**, die mit Immobilität oder eingeschränkter Autonomie verbunden sind. Diabetespatienten, insbesondere solche mit Neuropathie oder kardiovaskulären Komplikationen, können Schwierigkeiten haben, sich zu bewegen oder aktiv zu bleiben. Die Pflegekraft muss auf Anzeichen von Druckgeschwüren achten, insbesondere an Druckstellen wie Fersen, Ellbogen oder im unteren Rückenbereich. Zur Vermeidung von Druckgeschwüren sind eine regelmäßige Hautpflege, häufige Positionswechsel und die Verwendung von geeigneten Matratzen oder Stützkissen erforderlich.

Neben der körperlichen Pflege ist auch die **psychologische Dimension** von zentraler Bedeutung für die Hygiene- und Komfortpflege. Diabetes, insbesondere wenn er mit Komplikationen einhergeht, kann zu Stimmungstiefs, Angstzuständen oder einem Gefühl des Kontrollverlustes führen. Die Hygiene- und Komfortpflege ist eine gute Gelegenheit, mit dem Patienten ins Gespräch zu kommen, seine Sorgen zu besprechen und ihm Unterstützung zu geben. Die einfache Tatsache, dass die Pflege des eigenen Körpers mit Sanftheit und Respekt erfolgt, kann eine beruhigende Wirkung haben und dem Patienten helfen, sich trotz der Belastungen durch die Krankheit besser in seinem Körper zu fühlen. Wenn der Pfleger auf diese emotionalen Aspekte achtet, kann er dazu beitragen, den psychologischen Zustand des Patienten zu verbessern und seine Motivation, mit seiner Krankheit umzugehen, zu stärken.

- ◦ Überwachung des Blutzuckerspiegels und der Anzeichen eines Ungleichgewichts

Die Überwachung des Blutzuckerspiegels und der Anzeichen eines Ungleichgewichts ist ein wesentlicher Aspekt des Diabetesmanagements. Sie ermöglicht es, die Stoffwechsellage des Patienten in Echtzeit zu überwachen, die Behandlung anzupassen und akute Komplikationen wie Hyperglykämie und Hypoglykämie zu verhindern. Diese tägliche Überwachung ist von entscheidender Bedeutung, da sie ein genaues Bild des Krankheitsverlaufs vermittelt und dabei hilft, die notwendigen

Anpassungen vorwegzunehmen, um den Blutzuckerspiegel innerhalb der Zielwerte zu halten. Für den Pfleger ist diese Überwachung nicht nur eine technische Aufgabe, sondern auch eine Zeit der aufmerksamen Beobachtung, in der jede Messung lebenswichtige Informationen über den Gesundheitszustand des Patienten liefern kann.

Die **Überwachung des Blutzuckerspiegels** beruht hauptsächlich auf der regelmäßigen Messung des Blutzuckerspiegels, die in der Regel mit einem tragbaren Blutzuckermessgerät durchgeführt wird. Dieses einfach zu bedienende Gerät ermöglicht es, den kapillaren Blutzuckerspiegel anhand eines kleinen Bluttropfens aus der Fingerspitze zu messen. Eine der Aufgaben des Pflegers ist es, sicherzustellen, dass diese Messungen genau und zu den richtigen Zeitpunkten durchgeführt werden: vor den Mahlzeiten, nach den Mahlzeiten und manchmal vor dem Schlafengehen, je nach den Empfehlungen des Arztes. Diese Daten, die im Laufe des Tages gesammelt werden, sind entscheidend, um zu verstehen, wie der Körper des Patienten auf Mahlzeiten, körperliche Betätigung oder Medikamente reagiert, und sie dienen als Grundlage für die Anpassung der Insulindosen oder anderer Behandlungen.

Die Genauigkeit der Messungen ist von grundlegender Bedeutung, da ein Fehler bei der Blutzuckermessung zu unangemessenen Therapieentscheidungen führen kann. Die Pflegekraft muss sicherstellen, dass das Gerät richtig kalibriert ist und dass die Bedingungen für die Blutentnahme eingehalten werden. Zum Beispiel ist es wichtig, dass die Hände des Patienten vor der Messung sauber und trocken sind, um eine Kontamination zu vermeiden, die die Ergebnisse verfälschen könnte. Im Falle einer abnormalen Messung kann der Pfleger auch empfehlen, den Test zu wiederholen, um das Ergebnis zu bestätigen und eine Über- oder Fehlreaktion zu vermeiden.

Über die einfache Messung des Blutzuckerspiegels hinaus muss der Pfleger in der Lage sein, **die Anzeichen eines unausgeglichenen** Blutzuckerspiegels zu **erkennen,** unabhängig davon, ob es sich um eine Hyperglykämie oder eine Hypoglykämie handelt. Diese beiden Situationen sind zwar gegensätzlich, stellen aber medizinische Notfälle dar, wenn sie nicht umgehend behandelt werden. Eine Hyperglykämie äußert sich durch Symptome wie übermäßigen Durst, Polyurie (häufiger Harndrang), starke Müdigkeit, verschwommenes Sehen oder ungewollten Gewichtsverlust. Diese Anzeichen können darauf hindeuten, dass der Blutzuckerspiegel des Patienten über einen längeren Zeitraum zu hoch ist, was unbehandelt zu ernsthaften Komplikationen wie **diabetischer Ketoazidose** oder **hyperosmolarem Syndrom** führen kann. Wenn der Pfleger diese Symptome erkennt, kann er das Pflegeteam alarmieren, um die Behandlung des Patienten anzupassen, insbesondere durch eine Erhöhung der Insulindosis oder eine Neubewertung der Ernährung.

Eine **Hypoglykämie** hingegen tritt auf, wenn der Blutzuckerspiegel unter den Normalwert fällt. Eine Unterzuckerung kann aufgrund von zu viel Insulin, unzureichender Nahrungsaufnahme oder starker körperlicher Anstrengung ohne Anpassung der Behandlung auftreten. Zu den Warnzeichen einer Hypoglykämie gehören Zittern, kalter Schweiß, starkes Hungergefühl, Herzklopfen, Verwirrung oder Schwindel. Wenn sie nicht schnell korrigiert wird, kann eine Hypoglykämie zu Bewusstlosigkeit, Krämpfen oder sogar Koma führen. Der Pfleger, der diese Symptome aufmerksam beobachtet, muss in der Lage sein, sofort zu reagieren, indem er eine schnelle Zuckerquelle wie Fruchtsaft, Puderzucker oder Glukosetabletten verabreicht, um den Blutzuckerspiegel des Patienten wieder zu normalisieren. Es ist auch wichtig, die Blutzuckerwerte kurz nach einer Hypoglykämie zu überprüfen, um sicherzustellen, dass sich die Situation stabilisiert hat.

Ein weiterer wichtiger Aspekt der Überwachung ist die **Interpretation der Schwankungen** des Blutzuckerspiegels. Die Ergebnisse schwanken natürlich im Laufe des Tages aufgrund von Mahlzeiten, körperlicher Aktivität und Emotionen, aber es ist wichtig, Trends zu erkennen, die auf ein zugrunde liegendes

Problem hinweisen könnten. Zum Beispiel können häufige Hyperglykämien nach den Mahlzeiten darauf hindeuten, dass der Patient eine höhere Dosis schnell wirkendes Insulin benötigt oder dass seine Ernährung zu viele schnell absorbierbare Kohlenhydrate enthält. Ebenso können wiederholte nächtliche Hypoglykämien darauf hindeuten, dass die Dosis des langwirksamen Insulins zu hoch ist oder nicht an die tatsächlichen Bedürfnisse des Patienten angepasst wurde.

Der Pfleger muss in Zusammenarbeit mit dem medizinischen Team in der Lage sein, **diese Schwankungen** mit den Lebensgewohnheiten des Patienten in **Verbindung zu bringen**. Durch Gespräche mit dem Patienten kann er riskante Verhaltensweisen oder Fehler im Behandlungsmanagement erkennen. Beispielsweise kann ein Patient, der regelmäßig Mahlzeiten auslässt, Hypoglykämien erleiden, während ein anderer, der zu viele schnelle Kohlenhydrate zu sich nimmt, ohne seine Insulindosis anzupassen, postprandiale (nach den Mahlzeiten) Hyperglykämien erleiden kann. Diese Beobachtungen ermöglichen es, praktische Anpassungen vorzuschlagen, wie z.B. eine Ernährungsumstellung oder eine strengere Überwachung der Insulinzeiten.

Ein manchmal vernachlässigter, aber entscheidender Aspekt der Blutzuckerüberwachung ist die **therapeutische Ausbildung**. Der Pfleger kann durch seinen täglichen Kontakt mit dem Patienten dazu beitragen, dass dieser seine Krankheit besser versteht und zu einem Akteur seines eigenen Managements wird. Es geht darum, dem Patienten zu erklären, warum bestimmte Maßnahmen ergriffen werden, ihm zu zeigen, wie er seine Behandlung an die Blutzuckerwerte anpassen kann und ihm Werkzeuge an die Hand zu geben, mit denen er die Warnzeichen von Ungleichgewichten erkennen kann. Diese Aufklärung ist wichtig, um die Autonomie des Patienten zu stärken, ihm zu ermöglichen, Schwankungen besser zu antizipieren und das Risiko von Komplikationen zu verringern.

Die Überwachung des Blutzuckerspiegels beinhaltet auch die **Überwachung** von **äußeren Faktoren**, die den Blutzuckerspiegel beeinflussen können, wie Infektionen, Stress oder hormonelle Veränderungen. Selbst eine leichte Infektion kann zu einer Hyperglykämie führen, da der Körper mehr Glukose mobilisiert, um die Infektion zu bekämpfen. Ebenso erhöht psychischer oder physischer Stress die Produktion von Hormonen wie Cortisol, die den Blutzuckerspiegel erhöhen. Die Pflegekraft muss daher den Allgemeinzustand des Patienten aufmerksam beobachten und alle Faktoren melden, die den Blutzuckerspiegel beeinflussen könnten, damit schnell Korrekturmaßnahmen ergriffen werden können.

⚬ Angemessene Ernährung: Sensibilisierung und Überwachung der Kalorien- und Kohlenhydratzufuhr

Die richtige Ernährung ist eine wichtige Säule in der Behandlung von Diabetes. Die Fähigkeit des Patienten, den Blutzuckerspiegel stabil zu halten, hängt weitgehend von einem sorgfältig kontrollierten Gleichgewicht zwischen Kalorien- und Kohlenhydratzufuhr ab. Ein schlechtes Management dieser Zufuhr kann schnell zu einem Ungleichgewicht des Blutzuckerspiegels führen, was sowohl den unmittelbaren Gesundheitszustand als auch die Vermeidung langfristiger Komplikationen gefährdet. Die Sensibilisierung der Patienten für eine angemessene Ernährung ist daher von wesentlicher Bedeutung, und der Pfleger spielt durch seine Rolle in der Nähe des Patienten eine entscheidende Rolle in diesem Prozess. Er überwacht ständig die Ernährungsgewohnheiten des Patienten und leitet ihn an, wie er seine Ernährung realistisch und dauerhaft anpassen kann.

Der erste Aspekt, den es zu berücksichtigen gilt, ist die **Sensibilisierung für die Kalorienzufuhr**. Es ist wichtig, dass der Patient versteht, dass es bei der Ernährung nicht nur um die Vermeidung von zuckerhaltigen oder kohlenhydratreichen Lebensmitteln geht, sondern auch um die Gesamtkalorienaufnahme. Ein Kalorienüberschuss, selbst bei nicht zuckerhaltigen Lebensmitteln, kann zu einer Gewichtszunahme führen, was besonders für Menschen mit Typ-2-Diabetes problematisch ist, die häufig bereits übergewichtig sind. Übergewicht verschlimmert die Insulinresistenz und erschwert die Blutzuckerkontrolle. Der Pfleger muss daher in Zusammenarbeit mit dem Diätassistenten das Bewusstsein des Patienten **für** das **Portionsmanagement** und die **Verteilung der Kalorien** über den Tag schärfen, unter Berücksichtigung seiner individuellen Bedürfnisse in Bezug auf Gewicht, Alter, körperliche Aktivität und Behandlung.

In Bezug auf die Kalorienzufuhr kann der Pflegende den Patienten auch dazu ermutigen, **nährstoffreiche Lebensmittel zu bevorzugen**, anstatt solche, die "leere Kalorien" liefern. Lebensmittel wie Gemüse, Obst mit niedrigem glykämischen Index, Hülsenfrüchte, mageres Eiweiß und Vollkornprodukte liefern Kalorien und gleichzeitig wichtige Nährstoffe, ohne Blutzuckerspitzen zu verursachen. Im Gegensatz dazu liefern verarbeitete Lebensmittel, die reich an gesättigten Fettsäuren und Zuckerzusätzen sind, viele Kalorien ohne Nährwert, während sie den Blutzuckerspiegel destabilisieren. Der Pfleger kann dem Patienten helfen, seine Ernährung zu überdenken, indem er ihn zu gesünderen und bedarfsgerechteren Optionen hinführt.

Ein weiterer entscheidender Aspekt der angepassten Ernährung ist die **Überwachung der Kohlenhydratzufuhr**. Kohlenhydrate sind die Hauptnährstoffe, die den Blutzuckerspiegel direkt beeinflussen. Daher ist es wichtig, dass Diabetespatienten lernen, ihre Kohlenhydrataufnahme so zu steuern, dass der Blutzuckerspiegel den ganzen Tag über stabil bleibt. Dieses Management bedeutet nicht, dass Kohlenhydrate vollständig vermieden werden, sondern dass sie kontrolliert und über mehrere Mahlzeiten verteilt konsumiert werden. Die Rolle des Betreuers besteht darin, den Patienten **die** Bedeutung der **Verteilung der Kohlenhydrate** in ihrer Ernährung zu vermitteln und sie zu lehren, zwischen den verschiedenen Kohlenhydratquellen zu unterscheiden.

Nicht alle Kohlenhydrate verhalten sich im Körper auf die gleiche Weise. Kohlenhydrate mit einem **hohen glykämischen Index**, wie Weißbrot, Gebäck, gesüßte Getränke oder raffiniertes Getreide, führen zu einem schnellen Anstieg des Blutzuckerspiegels, auf den manchmal ein plötzlicher Abfall folgt. Diese Schwankungen können zu Hyperglykämien oder Hypoglykämien führen, je nachdem, wie gut der Patient mit seinem Insulin oder seinen Medikamenten zurechtkommt. Im Gegensatz dazu werden Kohlenhydrate mit einem **niedrigen glykämischen Index**, wie Gemüse, Hülsenfrüchte, Vollkornprodukte und einige Obstsorten, langsamer aufgenommen, was zu einem allmählichen und kontrollierteren Anstieg des Blutzuckerspiegels führt. Die Pflegekraft kann eine erzieherische Rolle spielen, indem sie dem Patienten diese Konzepte erklärt und ihm hilft, Kohlenhydrate mit einem niedrigen glykämischen Index zu wählen, um plötzliche Blutzuckerschwankungen zu vermeiden.

Ein weiterer Aspekt der Aufmerksamkeit gegenüber Kohlenhydraten ist die **Quantifizierung der Aufnahme**. Diabetespatienten müssen oft lernen, die Menge an Kohlenhydraten, die sie zu sich nehmen, zu berechnen, um ihre Behandlung entsprechend anzupassen, insbesondere bei Patienten, die Insulin benötigen. Die Pflegekraft kann sie dabei unterstützen, indem sie ihnen zeigt, wie man Nährwertangaben liest, Lebensmittel abwiegt oder Portionsgrößen schätzt. Dies ist entscheidend, um Fehler zu vermeiden, die den Blutzuckerspiegel aus dem Gleichgewicht bringen könnten. Zum Beispiel kann der Verzehr einer zu großen Portion Nudeln ohne Anpassung der entsprechenden Insulindosis zu einer Hyperglykämie führen, während eine Unterschätzung der Kohlenhydrate zu einer Hypoglykämie führen kann.

Es ist auch wichtig, die Patienten über die Bedeutung **regelmäßiger Mahlzeiten** aufzuklären. Um den Blutzuckerspiegel stabil zu halten, werden regelmäßige Mahlzeiten und Zwischenmahlzeiten empfohlen, insbesondere für Patienten, die blutzuckersenkende Medikamente oder Insulin einnehmen. Der Pfleger sollte darauf hinweisen, dass es wichtig ist, keine Mahlzeiten auszulassen und lange Fastenzeiten zu vermeiden, da diese zu gefährlichen Ungleichgewichten führen können. Die Planung der Mahlzeiten unter Berücksichtigung der Zeiten für die Verabreichung von Medikamenten oder Insulininjektionen ist daher von entscheidender Bedeutung, um Spitzen oder einen plötzlichen Abfall des Blutzuckerspiegels zu verhindern.

Auch der **psychologische** und **soziale** Aspekt der Ernährung darf nicht vernachlässigt werden. Die Anpassung der Ernährung an Diabetes kann frustrierend sein, insbesondere für Patienten, die auf liebgewonnene Lebensmittel verzichten oder ihre Essgewohnheiten radikal ändern müssen. Der Pfleger spielt in dieser Anpassungsphase eine moralisch unterstützende Rolle, indem er den Patienten ermutigt, die Ernährungsumstellung als eine Möglichkeit zu sehen, mit der Krankheit besser umzugehen, und nicht als unfaire Einschränkungen. Er kann auch dabei helfen, schmackhafte Alternativen zu finden, die dem Geschmack des Patienten entsprechen, so dass die Freude am Essen nicht völlig der Gesundheit geopfert wird.

Schließlich muss die Pflegekraft auf **Ernährungsfehler** achten, die bei Diabetespatienten **häufig** vorkommen, wie z.B. der übermäßige Verzehr von "diätetischen" oder "zuckerfreien" Lebensmitteln, die nicht immer geeignet sind. Viele Produkte mit solchen Angaben enthalten Kohlenhydrate oder Süßstoffe, die sich auf den Blutzuckerspiegel auswirken können. Der Pfleger kann den Patienten auf diese Feinheiten aufmerksam machen, indem er ihm beibringt, die Etiketten zu entschlüsseln und eine informiertere Wahl zu treffen.

- **Teil 3: Vermeidung von Komplikationen**
  - ◦ Fußpflege: Erkennung von Läsionen und Vermeidung von Infektionen

Die Fußpflege ist ein entscheidender Bestandteil der Behandlung von Diabetespatienten, da diese ein hohes Risiko für Komplikationen an den Extremitäten haben. Die diabetische Neuropathie, die die Sensibilität der Füße beeinträchtigt, und die Arteriopathie, die die Blutzufuhr verringert, machen diese Patienten besonders anfällig für Verletzungen, Ulzerationen und Infektionen. Ohne sorgfältige Pflege können sich diese Komplikationen zu schweren Infektionen entwickeln und in den schwersten Fällen zu einer Amputation führen. Aus diesem Grund muss die Erkennung von Verletzungen und die Vermeidung von Infektionen ein integraler Bestandteil der täglichen Pflege von Diabetespatienten sein. Der Pfleger spielt dabei eine wichtige Rolle, indem er den Zustand der Füße überwacht, die richtige Pflege anbietet und die Patienten über die Bedeutung der Prävention aufklärt.

Das **Erkennen von Verletzungen** ist der erste Schritt bei der Fußpflege von Diabetespatienten. Aufgrund der Neuropathie, die das Schmerzempfinden reduziert, bemerken die Patienten möglicherweise kleine Verletzungen oder ungewöhnliche Druckstellen an den Füßen nicht. Der Pfleger sollte daher wachsam sein und die Füße des Patienten regelmäßig auf Anzeichen von Verletzungen wie Blasen, Schnitte, Risse oder Rötungen untersuchen. Besondere Aufmerksamkeit sollte den **Druckstellen** gewidmet werden: Fersen, Fußsohlen und Zehen, da hier leicht Schwielen oder Wunden aufgrund von Reibung oder schlecht sitzenden Schuhen entstehen können.

Die visuelle Inspektion ist nicht immer ausreichend. Der Pfleger sollte **die Füße** auch auf Verhärtungen der Haut oder Bereiche mit abnormaler Wärme **abtasten**, die auf eine zugrunde liegende Entzündung oder Infektion hinweisen können. Darüber hinaus ist es wichtig, den Zustand der Nägel zu überprüfen, da eingewachsene oder verdickte Nägel zu Verletzungen oder Infektionen führen können. Besondere Aufmerksamkeit sollte den

Zehenzwischenräumen gewidmet werden, die oft vernachlässigt werden, aber aufgrund der Feuchtigkeit zu Pilzinfektionen oder Mazerationen führen können.

Sobald die Läsionen erkannt wurden, besteht das Ziel darin, ihre Verschlechterung zu verhindern und das Auftreten von Infektionen zu verhindern. Die **Vermeidung von Infektionen** ist daher eine absolute Priorität. Jede noch so kleine Verletzung muss mit größter Sorgfalt behandelt werden. Der Pfleger sollte die Wunde vorsichtig mit antiseptischen Lösungen reinigen, einen sterilen Verband anlegen, um die Wunde zu schützen, und sicherstellen, dass der Patient geeignetes Schuhwerk trägt, um weiteren Druck oder Reibung auf die Wunde zu vermeiden. Die regelmäßige Überwachung des Wundverlaufs ist wichtig, um sicherzustellen, dass die Wunde richtig heilt und sich nicht infiziert.

Im Rahmen der Prävention muss der Pfleger auch auf eine **gute Hydratation der Haut** an den Füßen achten. Trockene und rissige Haut ist anfälliger für Risse und das Eindringen von Bakterien, wodurch das Risiko einer Infektion erhöht wird. Das Auftragen einer Feuchtigkeitscreme auf die Füße, wobei Sie die Zehenzwischenräume aussparen sollten, um Mazeration zu vermeiden, hält die Haut geschmeidig und verringert das Risiko von Rissen. Es ist auch wichtig, spezielle Produkte ohne Parfüm oder Alkohol zu empfehlen, die die Haut nicht reizen.

Ein weiterer Schlüsselaspekt der Fußpflege bei Diabetespatienten ist die **Vermeidung von Verletzungen durch die richtige Wahl der Schuhe**. Enge, schlecht sitzende Schuhe oder Schuhe mit irritierenden Nähten können zu Reibung und Verletzungen führen. Der Pfleger sollte dem Patienten raten, weite, gut sitzende Schuhe ohne hervorstehende Innennähte und mit einer guten Unterstützung des Fußgewölbes zu tragen. Diese ermöglichen es der Haut zu atmen und Feuchtigkeit zu absorbieren, was das Risiko von Infektionen verringert.

Die Aufklärung des Patienten ist ein wesentlicher Bestandteil der Fußpflege. Der Pfleger muss dem Patienten erklären, **wie** er **seine Füße** täglich **selbst überwachen kann**, insbesondere wenn er an einer Neuropathie leidet und die üblichen Warnzeichen nicht wahrnimmt. Der Patient sollte ermutigt werden, seine Füße täglich zu untersuchen, gegebenenfalls mit Hilfe eines Spiegels, um Anomalien zu erkennen. Der Pfleger kann ihm auch zeigen, wie man die Nägel richtig schneidet, um eingewachsene Nägel zu vermeiden, und daran erinnern, wie wichtig es ist, nicht barfuß zu gehen, auch nicht in geschlossenen Räumen, um das Verletzungsrisiko zu verringern.

Die **Vermeidung von Infektionen** erfordert gleichzeitig eine sorgfältige Hygiene. Der Pfleger sollte den Patienten daran erinnern, dass es wichtig ist, **seine Füße täglich** mit lauwarmem Wasser (nicht heiß, um Verbrennungen zu vermeiden, wenn das Gefühl verloren geht) und einer milden Seife zu **waschen** und sie gut abzutrocknen, insbesondere zwischen den Zehen. Restfeuchtigkeit in diesem Bereich kann das Wachstum von Pilzen fördern, die für Infektionen wie den Athletenfuß verantwortlich sind, die sich bei Diabetikern unbehandelt verschlimmern können.

Schließlich muss der **Pfleger** in der Lage sein, **die Anzeichen einer Infektion** zu **erkennen**, um schnell handeln zu können. Eine nicht heilende Wunde, eine sich ausbreitende Rötung, Überhitzung der Wunde oder ein eitriger Ausfluss sind Anzeichen einer Infektion, die eine sofortige medizinische Behandlung erfordern. Im Zweifelsfall sollte der Pfleger schnell die Krankenschwester oder den Arzt alarmieren, um eine angemessene Behandlung einzuleiten, die Antibiotika oder andere Spezialbehandlungen umfassen kann.

∘ Vermeidung von Druckgeschwüren bei bettlägerigen Patienten oder Patienten mit eingeschränkter Mobilität

Die Vermeidung von Druckgeschwüren bei bettlägerigen oder in ihrer Mobilität eingeschränkten Patienten ist eine Priorität in der Krankenpflege, insbesondere bei Diabetikern, die aufgrund von Kreislauf- und Nervenstörungen stärker gefährdet sind. Dekubitus oder Druckgeschwüre entstehen, wenn die Haut und das darunter liegende Gewebe über einen längeren Zeitraum unter Druck gesetzt werden, wodurch die lokale Durchblutung beeinträchtigt wird. Diese Läsionen können sich schnell entwickeln und wenn sie nicht sofort behandelt werden, können sie zu schweren Infektionen und einer erheblichen Verschlechterung der Lebensqualität des Patienten führen. Die Vorbeugung beruht daher auf erhöhter Wachsamkeit und spezifischen Maßnahmen zur Begrenzung von Druckstellen und zur Förderung einer guten Blutzirkulation. Der Pfleger spielt dabei eine Schlüsselrolle, indem er den Zustand der Haut sorgfältig überwacht, eine angemessene Pflege sicherstellt und Strategien entwickelt, um das Auftreten von Ulzerationen zu verhindern.

Häufige **Positionswechsel** sind eines der wirksamsten Mittel zur Vermeidung von Dekubitus. Wenn der Patient über einen längeren Zeitraum in einer Position verharrt, werden die Druckpunkte - wie Fersen, Kreuzbein, Ellbogen und Schultern - kontinuierlich komprimiert, so dass das Blut nicht mehr richtig zirkulieren kann. Diese verminderte Sauerstoffversorgung des Gewebes kann zu Hautnekrosen führen. Der Pfleger muss daher darauf achten, den Patienten regelmäßig, idealerweise alle zwei Stunden, neu zu lagern, um die gefährdeten Bereiche zu entlasten. Die Neupositionierung muss vorsichtig erfolgen, um zusätzliche Reibung auf der bereits geschwächten Haut zu vermeiden. Die Patienten sollten in Positionen gelagert werden, die den Druck auf verschiedene Körperteile verteilen, gegebenenfalls unter Verwendung von Kissen, Stützkissen oder Antidekubitusmatratzen.

Die Verwendung von **speziellen Matratzen und Kissen** gehört ebenfalls zu den wirksamen Strategien zur Vermeidung von Druckgeschwüren. Diese Hilfsmittel sind so konzipiert, dass sie den Druck auf eine größere Fläche verteilen und zu lokal begrenzte Kontaktpunkte reduzieren. Wechselluftmatratzen beispielsweise verändern automatisch die Druckzonen durch Aufblasen und Ablassen der Luft in verschiedenen Abschnitten, so dass kritische Bereiche entlastet werden können, ohne dass der Patient so häufig bewegt werden muss. Ebenso können Gel- oder Memory-Schaum-Kissen für Patienten im Rollstuhl verwendet werden, wodurch das Risiko der Bildung von Druckgeschwüren im Gesäß und im unteren Rückenbereich verringert wird.

Die **regelmäßige Inspektion der Haut** ist ein weiterer wichtiger Aspekt der Prävention. Die Pflegekraft sollte die Haut des Patienten bei jedem Positionswechsel sorgfältig auf erste Anzeichen eines Dekubitus untersuchen. Zu den ersten Anzeichen gehören anhaltende Rötungen, die auch nach der Druckentlastung nicht verschwinden, ungewöhnliche Wärme- oder Kältebereiche oder eine Verhärtung der Haut. Wenn diese Anzeichen erkannt werden, ist es wichtig, sofort zu reagieren, indem Sie die Position des Patienten ändern, schützende Verbände oder vorbeugende Cremes anbringen und diese Beobachtungen der Krankenschwester oder dem Arzt melden, damit diese sich um eine angemessene Behandlung kümmern können.

Die **Aufrechterhaltung einer guten Hygiene** ist ebenfalls von grundlegender Bedeutung für die Vermeidung von Druckgeschwüren. Die Haut von bettlägerigen oder in ihrer Mobilität eingeschränkten Patienten ist oft durch die Feuchtigkeit, die durch Schwitzen, Inkontinenz oder ständige Reibung entsteht, geschwächt. Diese Feuchtigkeit macht die Haut anfälliger für Risse und Infektionen. Der Pfleger muss daher dafür sorgen, dass die Haut des Patienten immer sauber und trocken ist, indem er regelmäßig die Bettwäsche und Unterwäsche wechselt und Feuchtigkeitscremes aufträgt, um die Haut zu schützen, ohne sie übermäßig zu befeuchten. Bei Inkontinenz ist die Verwendung von geeigneten Vorlagen und eine sanfte, aber regelmäßige

Reinigung der betroffenen Bereiche wichtig, um Mazeration und die Bildung von Druckgeschwüren zu vermeiden.

Auch die **Ernährung** spielt eine wichtige Rolle bei der Vermeidung von Druckgeschwüren. Eine gesunde Haut hängt von einer ausreichenden Versorgung mit essentiellen Nährstoffen wie Proteinen, Vitaminen (insbesondere Vitamin C) und Mineralstoffen wie Zink ab, die die Regeneration des Gewebes fördern. Bei Diabetes-Patienten, die häufig eine spezielle Diät einhalten müssen, kann es zu Mangelerscheinungen kommen, die das Risiko von Hautschäden erhöhen. Der Pfleger muss in Zusammenarbeit mit dem Diätspezialisten sicherstellen, dass der Patient eine ausgewogene Ernährung erhält, die auf seine Ernährungsbedürfnisse abgestimmt ist.

Die **Mobilisierung** des Patienten, selbst wenn sie nur eingeschränkt erfolgt, ist eine weitere entscheidende Strategie zur Vermeidung von Druckgeschwüren. Selbst wenn ein Patient bettlägerig ist, ist es wichtig, so viel wie möglich geeignete Bewegungen und Übungen zu fördern. Der Pfleger kann dem Patienten helfen, passive Bewegungen der Gliedmaßen auszuführen, seine Position im Bett leicht zu verändern oder sich aufzusetzen, wenn dies möglich ist. Diese Bewegungen fördern die Blutzirkulation und reduzieren die Stagnation in den Risikobereichen.

Die **Schulung und Aufklärung** der Patienten und ihrer Angehörigen über das Risiko eines Dekubitus ist ebenfalls Teil der Rolle der Pflegekraft. Es ist wichtig, die Patienten über einfache Maßnahmen aufzuklären, die sie selbst durchführen können, wie z.B. sich im Bett leicht zu bewegen, ein Kissen neu zu positionieren oder den Zustand ihrer Haut zu überwachen. Auch die Einbeziehung von Angehörigen kann wertvoll sein, insbesondere bei Patienten, die zu Hause leben. Indem der Pflegende den pflegenden Angehörigen erklärt, wie sie die Warnzeichen eines Dekubitus erkennen und wie sie helfen können, die Entstehung eines Dekubitus zu verhindern, trägt der

Pflegende dazu bei, die Effektivität der Pflege zu erhöhen und die langfristigen Risiken zu verringern.

Schließlich ist die **Zusammenarbeit mit dem Pflegeteam** unerlässlich, um eine optimale Pflege zu gewährleisten. Der Pfleger überwacht den Zustand der Haut genau und kommuniziert regelmäßig mit den Krankenschwestern und Ärzten, um sicherzustellen, dass jede Verschlechterung des Hautzustands schnell behandelt wird. Wenn ein Dekubitus auftritt, auch wenn er nur oberflächlich ist, ist es wichtig, sofort zu handeln, um eine Verschlechterung zu verhindern. Dies kann lokale Pflege, das Anlegen von speziellen Verbänden oder sogar eine weitergehende Behandlung umfassen, je nach Schwere des Dekubitus.

○ Überwachung von Infektionen und Wunden

Die **Überwachung von Infektionen und Wunden** ist eine entscheidende Komponente bei der Behandlung von Diabetespatienten, deren Anfälligkeit für Infektionen und Wundheilungsstörungen gut dokumentiert ist. Aufgrund der chronischen Hyperglykämie, der Neuropathie und der verminderten Durchblutung haben Diabetespatienten ein erhöhtes Risiko für Wunden, insbesondere an den Füßen, und für Infektionen, die schwerer zu behandeln sind. Daher ist eine erhöhte Wachsamkeit erforderlich, um Anzeichen einer Infektion oder einer Verschlechterung der Wundsituation frühzeitig zu erkennen, um schwerwiegende Komplikationen zu vermeiden, die zu längeren Krankenhausaufenthalten oder sogar Amputationen führen können. Der Pfleger spielt bei dieser täglichen Überwachung eine zentrale Rolle, indem er die Wunden beobachtet, reinigt und bewertet und gleichzeitig mit dem Pflegeteam kommuniziert, um eine schnelle und angemessene Behandlung zu gewährleisten.

Die **Früherkennung von Wunden** ist der erste Schritt in dieser Überwachung. Diabetespatienten, insbesondere solche mit peripherer Neuropathie, haben möglicherweise kein Schmerzempfinden bei kleinen Schnitten, Blasen oder

Verletzungen, insbesondere an den Füßen. Dies kann zu einer Verzögerung der Behandlung führen und das Risiko einer Infektion erhöhen. Der Pfleger sollte daher die Haut des Patienten regelmäßig kontrollieren, insbesondere in den Risikobereichen wie den Füßen, Knöcheln und Zehenzwischenräumen. Jede Rötung, Schwellung, Blase oder verhärtete Hautstelle sollte gemeldet und genau beobachtet werden, auch wenn sie auf den ersten Blick harmlos erscheint.

Wenn Wunden vorhanden sind, muss der Pfleger ihr **Aussehen und ihre Entwicklung** beurteilen. Eine Wunde, die nicht innerhalb eines angemessenen Zeitraums heilt oder sich zu verschlechtern scheint, kann auf eine zugrunde liegende Infektion oder ein Problem mit der Blutzirkulation hinweisen. Das Aussehen der Wunde muss sorgfältig geprüft werden: Eine sich ausbreitende Rötung, lokale Wärme, Flüssigkeitsaustritt (insbesondere gelblich oder eitrig), ein unangenehmer Geruch oder nekrotisches (schwarzes) Gewebe deuten oft auf eine Infektion hin. Der Pfleger muss auch die Schmerzen des Patienten überwachen. Obwohl Neuropathie das Schmerzempfinden dämpfen kann, können ein plötzlicher Anstieg des Schmerzes oder eine erhöhte Empfindlichkeit im Wundbereich Anzeichen für eine Infektion sein.

Die **Überwachung von Infektionen** beschränkt sich nicht auf bestehende Wunden, sondern erstreckt sich auch auf den allgemeinen Zustand des Patienten. Eine lokal begrenzte Infektion kann zu systemischen Anzeichen wie Fieber, Schüttelfrost oder ungewöhnlicher Müdigkeit führen. Bei Diabetikern kann selbst eine relativ kleine Infektion schnell zu Komplikationen führen und den Blutzuckerstoffwechsel beeinflussen, was zu glykämischen Ungleichgewichten wie Hyperglykämie führt. Ein unerwarteter und anhaltender Anstieg des Blutzuckerspiegels trotz der Einhaltung der üblichen Behandlungen kann ein indirekter Indikator für eine Infektion sein, sei es in der Wunde oder anderswo im Körper. Die Pflegekraft muss daher auf solche Signale achten und das medizinische Team schnell alarmieren, damit eine weitere Untersuchung durchgeführt werden kann.

Die **Reinigung und Pflege von Wunden** ist ebenfalls ein wichtiger Schritt bei der Vermeidung von Infektionen. Der Pfleger ist häufig für die Reinigung oberflächlicher Wunden zuständig und verwendet dabei geeignete antiseptische Lösungen, um Bakterien zu entfernen, ohne die Haut zu reizen. Es ist wichtig, keine zu aggressiven Produkte zu verwenden, die das bereits empfindliche Gewebe beschädigen könnten. Nach der Reinigung legt der Pfleger sterile Verbände an, um die Wunde vor Infektionen zu schützen und die Wundheilung zu fördern. Die Verbände müssen regelmäßig gemäß den ärztlichen Empfehlungen gewechselt werden und der Pfleger sollte jeden Wechsel nutzen, um den Zustand der Wunde neu zu beurteilen und positive oder negative Entwicklungen festzuhalten.

Die **Vermeidung von Infektionen** hängt auch von der allgemeinen Hygiene des Patienten ab. Bei Diabetespatienten ist eine gute tägliche Hygiene wichtig, um das Risiko von Hautinfektionen zu verringern. Die Pflegekraft muss sicherstellen, dass der Patient sich regelmäßig wäscht, insbesondere an den Stellen, die für Mazeration anfällig sind, wie Füße und Hautfalten. Nach jedem Toilettengang ist es wichtig, die Haut, insbesondere zwischen den Zehen, gründlich zu trocknen, um das Wachstum von Pilzen oder Bakterien in diesen feuchten Bereichen zu verhindern. Die Patienten sollten auch darauf hingewiesen werden, dass es wichtig ist, geeignetes Schuhwerk zu tragen, um Reibungen zu vermeiden, die zu Wunden führen könnten.

Neben den Wunden muss der Pfleger auch auf **Anzeichen von Pilz-** oder bakteriellen **Infektionen** achten, die bei Diabetespatienten besonders häufig auftreten. Der Athletenfuß zum Beispiel ist eine häufige Pilzinfektion, die sich in den warmen und feuchten Bereichen zwischen den Zehen entwickelt und Risse in der Haut verursacht, die sich dann infizieren können. Die Anzeichen für diese Infektionen sind Juckreiz, Rötung und Hautrisse. Diese kleinen Läsionen scheinen zwar harmlos zu sein, können aber eine Eintrittspforte für ernstere bakterielle

Infektionen darstellen. Daher sollte jeder noch so kleinen Hautanomalie besondere Aufmerksamkeit geschenkt werden.

Wenn Infektionen festgestellt oder vermutet werden, ist die **Kommunikation mit dem Pflegepersonal** von entscheidender Bedeutung für eine schnelle Behandlung. Der Pfleger, der an vorderster Front der Überwachung steht, muss jede Verschlechterung des Wundzustands oder jedes systemische Anzeichen einer Infektion sofort melden. Dies ermöglicht es dem medizinischen Team, schnell einzugreifen, indem es entweder die Behandlung anpasst, z.B. durch die Einführung von Antibiotika oder eine spezifischere lokale Pflege, oder indem es eine engere Überwachung empfiehlt, z.B. durch Fachärzte für Podologie oder Gefäßchirurgie.

Der Pflegehelfer spielt auch eine Rolle bei der **Aufklärung des Patienten** über Wundmanagement und Infektionsprävention. Er muss dem Patienten erklären, wie er seine Wunden selbst überwachen kann, wie wichtig eine gute Hygiene ist und auf welche Anzeichen einer Infektion er achten sollte. Indem der Pfleger den Patienten ermutigt, sich aktiv an seiner eigenen Überwachung zu beteiligen, stärkt er die Autonomie des Patienten und verringert gleichzeitig das Risiko schwerwiegender Komplikationen.

Kapitel 4

Spezifische Herausforderungen in der Diabetologie

- **Unterabschnitt 1: Diabetische Notfallversorgung**
  - Erkennen und Behandeln einer schweren Hypoglykämie

Das Erkennen und Behandeln einer schweren Hypoglykämie ist eine wichtige Fähigkeit für alle Angehörigen der Gesundheitsberufe, insbesondere für Pflegekräfte, die mit Diabetespatienten arbeiten. Hypoglykämie, ein übermäßiger Abfall des Blutzuckerspiegels, kann bei Patienten auftreten, die mit Insulin oder bestimmten blutzuckersenkenden Medikamenten behandelt werden. Wenn sie nicht schnell behandelt wird, kann sie zu ernsthaften Komplikationen wie Krampfanfällen, Bewusstlosigkeit oder Koma führen. Eine schwere Hypoglykämie ist daher ein medizinischer Notfall und es ist entscheidend, dass Sie sofort eingreifen, um den Glukosespiegel wiederherzustellen und potenziell tödliche Folgen zu vermeiden. Dazu ist es notwendig, die ersten Anzeichen und Symptome zu erkennen, schnell zu reagieren und zu verstehen, wie man den Patienten stabilisieren und zukünftige Episoden verhindern kann.

Das **Erkennen der Anzeichen einer Hypoglykämie** ist der erste Schritt bei der Bewältigung dieses Notfalls. Die Warnzeichen einer Hypoglykämie können von Person zu Person unterschiedlich sein, aber zu den häufigsten Symptomen gehören Zittern, starkes Hungergefühl, kalter Schweiß, Herzklopfen, plötzliches Schwächegefühl oder Müdigkeit, Schwindel und Kopfschmerzen. Der Patient kann auch neurologische Anzeichen wie Konzentrationsstörungen, Verwirrung, Reizbarkeit oder unkoordiniertes Verhalten zeigen. Diese Symptome sollten den Pfleger sofort alarmieren, da eine unbehandelte Hypoglykämie schnell zu ernsthafteren Anzeichen wie Krämpfen, extremer Schläfrigkeit und schließlich Bewusstlosigkeit führt.

Eine **schwere Hypoglykämie** tritt auf, wenn der Blutzuckerspiegel unter 0,55 g/L fällt, obwohl einige Patienten je nach Empfindlichkeit auch bei höheren Werten Symptome verspüren können. In schweren Fällen kann es sein, dass der Patient nicht in der Lage ist, zu reagieren oder um Hilfe zu bitten. Deshalb ist es wichtig, dass der Pfleger auf subtile Anzeichen achtet und eingreift, wenn er eine Hypoglykämie vermutet. Patienten mit diabetischer Neuropathie können auch eine niedrigere "Schwelle" für die Erkennung von Symptomen haben, was das Risiko einer schweren Hypoglykämie ohne klare Warnsignale erhöht.

Die **sofortige Behandlung** einer schweren Hypoglykämie bedeutet, dass der Blutzuckerspiegel des Patienten so schnell wie möglich wiederhergestellt werden muss. Wenn der Patient bei Bewusstsein und in der Lage ist, zu essen oder zu trinken, sollte der Pfleger ihm eine schnelle Zuckerquelle verabreichen. Die gängigsten Lösungen sind Fruchtsaft, Diätlimonade, Puderzucker oder Glukosetabletten. Als Faustregel gilt, dass Sie etwa 15 bis 20 Gramm schnelle Kohlenhydrate verabreichen und den Blutzuckerspiegel nach etwa 15 Minuten kontrollieren sollten. Wenn der Blutzuckerspiegel niedrig bleibt oder die Symptome anhalten, wird empfohlen, erneut 15 Gramm Kohlenhydrate zu geben und erneut zu überwachen. Sobald sich der Blutzuckerspiegel stabilisiert hat, wird eine langsamere Kohlenhydratzufuhr, wie ein Snack aus Brot oder Müsli, empfohlen, um den Zuckerspiegel stabil zu halten.

Bei einer **schweren Hypoglykämie mit Bewusstseinsverlust** kann der Patient jedoch weder essen noch trinken und es muss Glukagon verabreicht werden, ein Hormon, das den Blutzuckerspiegel schnell erhöht, indem es die Zuckerreserven der Leber mobilisiert. Der Pfleger sollte, wenn möglich, eine Glukagoninjektion intramuskulär oder subkutan verabreichen, wie vom Arzt oder dem Pflegeteam angeordnet. Die Glukagoninjektion ist in diesen Situationen eine lebensrettende Maßnahme und kann oft von einem Angehörigen oder einer geschulten Pflegekraft verabreicht werden. Wenn der Patient nach der Injektion-Glukagon aufwacht, ist es wichtig, ihm anschließend orale Kohlenhydrate zu verabreichen, sobald er sicher schlucken kann, um einen weiteren Abfall des Blutzuckerspiegels zu verhindern. In allen Fällen von schwerer Hypoglykämie mit Bewusstseinsverlust muss ein Notarzt gerufen werden und ein Krankenhausaufenthalt kann erforderlich sein, um den Patienten nach der Episode zu überwachen.

Die **Vermeidung zukünftiger** Hypoglykämie-Episoden ist ebenfalls ein wichtiger Aspekt des langfristigen Managements. Der Pfleger muss mit dem Pflegeteam zusammenarbeiten, um die möglichen Ursachen für die Episode zu identifizieren, sei es eine schlechte Koordination zwischen Medikamenteneinnahme und Mahlzeiten, zu viel körperliche Aktivität ohne Anpassung der Insulindosis oder eine unzureichende Nahrungsaufnahme. Es ist von entscheidender Bedeutung, den Patienten auf diese Risikofaktoren aufmerksam zu machen und ihm beizubringen, wie er Hypoglykämie-Episoden voraussehen kann. Dazu gehören Ratschläge zum Essensmanagement, die Anpassung der Insulindosis an die körperliche Aktivität und die regelmäßige Überwachung des Blutzuckerspiegels, insbesondere vor und nach körperlicher Betätigung sowie vor dem Schlafengehen.

Der Pfleger sollte den Patienten und seine Angehörigen auch über die **Vorbereitung auf Notfallsituationen** aufklären, insbesondere darüber, wie wichtig es ist, immer eine schnelle Zuckerquelle und ein Glukagon-Set für den Fall einer Bewusstlosigkeit zur Verfügung zu haben. Die Schulung des Patienten, seine eigenen Anzeichen einer Hypoglykämie zu erkennen und schnell darauf zu reagieren, ist ein wichtiger Schritt zur Vermeidung schwerer Episoden. Die Patienten sollten auch ermutigt werden, ihre unmittelbare Umgebung, wie Familienmitglieder oder Arbeitskollegen, darüber zu informieren, wie sie im Falle einer schweren Hypoglykämie reagieren sollen, damit diese bis zum Eintreffen des Rettungsdienstes eingreifen können.

Die **Kommunikation mit dem** Pflegeteam ist auch nach einer schweren Hypoglykämie-Episode von entscheidender Bedeutung. Der Pfleger muss diese Episode melden, damit das medizinische Team die Behandlung des Patienten neu bewerten kann. Eine schwere Hypoglykämie kann auf eine unangemessene Insulin- oder Medikamentendosis, eine schlecht eingestellte Ernährung oder ein anderes Ungleichgewicht im Diabetesmanagement hindeuten. Eine Anpassung der Dosis, eine Überarbeitung des Ernährungsplans oder eine engere Überwachung können notwendig sein, um eine Wiederholung solcher Episoden zu vermeiden.

○ Behandlung von akuter Hyperglykämie: Ketose und diabetische Ketoazidose

Die Behandlung einer akuten Hyperglykämie, insbesondere bei Vorliegen einer diabetischen Ketose oder Ketoazidose, ist ein medizinischer Notfall, der eine schnelle und wirksame Intervention erfordert. Eine akute Hyperglykämie äußert sich durch einen übermäßigen Anstieg des Glukosespiegels im Blut, oft über 2,50 g/L, und kann zu ernsthaften Komplikationen führen, wenn sie nicht schnell behandelt wird. Wenn sie von Ketose begleitet wird - einer Ansammlung von Ketonkörpern im Blut aufgrund des Abbaus von Fetten zur Energiegewinnung - kann sie sich zu einer diabetischen Ketoazidose (DKA) entwickeln, einem potenziell lebensbedrohlichen Zustand, der vor allem Patienten mit Typ-1-Diabetes betrifft, aber auch bei Patienten mit Typ-2-Diabetes auftreten kann. Die diabetische Ketoazidose ist durch eine übermäßige Übersäuerung des Blutes aufgrund der Ansammlung von Ketonkörpern gekennzeichnet, was zu einem schweren metabolischen Ungleichgewicht führt. Der Pfleger spielt eine Schlüsselrolle bei der Erkennung von Warnsignalen, der Durchführung von Erste-Hilfe-Maßnahmen und der Koordination mit dem medizinischen Team, um den Zustand des Patienten zu stabilisieren.

Das **Erkennen der Anzeichen einer akuten Hyperglykämie** ist wichtig, um ein Fortschreiten in Richtung Ketose oder Ketoazidose zu verhindern. Zu den Symptomen einer Hyperglykämie gehören übermäßiger Durst (Polydipsie), häufiges Wasserlassen (Polyurie), starke Müdigkeit, verschwommenes Sehen und unerklärlicher Gewichtsverlust. Wenn der Blutzuckerspiegel in diesem Stadium schnell durch die Verabreichung von Insulin und die Anpassung der Nahrungsaufnahme kontrolliert wird, kann das Risiko ernsterer

Komplikationen vermieden werden. Wenn die Hyperglykämie jedoch nicht behandelt wird oder über einen längeren Zeitraum besteht, treten Anzeichen einer Ketose auf, wie Übelkeit, Erbrechen, Bauchschmerzen und ein charakteristischer, fruchtig riechender Atem (Aceton). Dies sind Indikatoren dafür, dass der Körper Fett als Energiequelle nutzt, weil nicht genügend Insulin vorhanden ist, um Glukose zu verstoffwechseln.

Wenn die **Ketose in eine diabetische Ketoazidose übergeht**, werden die Symptome ernster und umfassen eine schnelle und tiefe Atmung (Kussmaul-Atmung), schwere Dehydrierung, geistige Verwirrung und manchmal Schläfrigkeit oder Bewusstlosigkeit. In diesem Stadium ist das Säure-Basen-Gleichgewicht des Körpers gestört und die Ketoazidose kann zu einem diabetischen Koma führen, wenn sie nicht schnell behandelt wird. Der Patient muss dann sofort notfallmedizinisch versorgt werden. Der Pfleger, der an vorderster Front steht, muss besonders auf das Auftreten dieser Anzeichen achten und sofort das medizinische Team alarmieren, um eine Notfallbehandlung einzuleiten.

Die **sofortige Behandlung einer akuten Hyperglykämie** umfasst mehrere entscheidende Schritte. Wenn Ketose oder Ketoazidose vermutet wird, muss die Messung des Blutzuckers und der Ketonämie (oder Ketonurie, mit Urinteststreifen) so schnell wie möglich durchgeführt werden. Eine hohe Ketonämie (über 3 mmol/L) oder eine positive Ketonurie ist ein Warnzeichen, das ein sofortiges Eingreifen erfordert. Wenn der Patient bei Bewusstsein und in der Lage ist zu trinken, kann eine orale Rehydratation mit Wasser oder zuckerfreien Getränken helfen, die durch die Polyurie verursachte Dehydratation zu kompensieren, bis eine medizinische Intervention erfolgt ist. Wenn der Patient jedoch Anzeichen von Verwirrung, Lethargie oder Atemnot zeigt, ist es wichtig, die orale Einnahme zu vermeiden und den Notdienst zu kontaktieren, um eine stationäre Behandlung zu veranlassen.

Eine der Prioritäten bei der Behandlung einer diabetischen Ketoazidose ist die **Rehydrierung**, da Dehydrierung ein erschwerender Faktor für den Zustand ist. Im Krankenhaus werden normalerweise Infusionen mit physiologischer Kochsalzlösung verabreicht, um den hohen Flüssigkeitsverlust durch häufiges Wasserlassen und Erbrechen auszugleichen. Die Rehydratation verdünnt auch die Glukose im Blut und hilft so, den Blutzuckerspiegel zu senken. Parallel dazu ist eine intravenöse **Insulingabe** erforderlich, um den Blutzuckerspiegel zu senken und die übermäßige Produktion von Ketonkörpern zu stoppen. Die kontinuierliche Überwachung des Blutzuckerspiegels und der Elektrolyte (insbesondere Kalium, das in diesen Situationen gefährlich niedrig sein kann) ist notwendig, um die Behandlung an die Entwicklung des Patienten anzupassen.

Bis zu dieser spezialisierten Behandlung kann der Pfleger dazu beitragen, den Patienten zu stabilisieren, indem er die Vitalzeichen wie Herzfrequenz, Blutdruck und Atmung sorgfältig überwacht. Jede Verschlechterung des Allgemeinzustandes - wie beschleunigte Atmung, Blutdruckabfall oder Bewusstseinsveränderung - muss sofort gemeldet werden, da dies auf eine schnelle Entwicklung hin zu einer kritischen Situation hinweisen kann. Der Helfer sollte auch sicherstellen, dass der Patient in einer Position liegt, die das Atmen erleichtert und das Risiko einer Aspiration im Falle von Erbrechen verringert.

Die **Vermeidung zukünftiger Episoden von akuter Hyperglykämie** und Ketoazidose ist ebenso wichtig wie die Bewältigung der Krise selbst. Sobald sich die Situation stabilisiert hat, spielt der Pfleger in Zusammenarbeit mit dem medizinischen Team eine wichtige Rolle bei der Aufklärung des Patienten über das tägliche Diabetesmanagement. Der Patient muss daran erinnert werden, wie wichtig es ist, seinen Blutzuckerspiegel regelmäßig zu überwachen, insbesondere bei Krankheit (wenn der Körper mehr Insulin benötigt) oder wenn Symptome von Stress oder Müdigkeit auftreten. Es ist auch wichtig, den Patienten zu sensibilisieren, wie er die Insulindosis in Abhängigkeit von seiner

Ernährung und seiner körperlichen Aktivität steuern kann, um weitere Dekompensationen zu vermeiden.

Der Pfleger kann den Patienten auch über die Verwendung von **Geräten zur kontinuierlichen Überwachung des Blutzuckers** oder der Ketonämie beraten, die eine Hyperglykämie voraussehen können, bevor sie sich zu einer Ketose entwickelt. Eine strengere Überwachung, insbesondere in Zeiten von Stress oder Krankheit, ist entscheidend, um ernsthafte Komplikationen zu vermeiden. Es ist auch wichtig, dass der Patient weiß, wann er seinen Arzt aufsuchen oder den Notruf wählen muss, z.B. wenn der Blutzucker trotz Insulingabe erhöht bleibt oder wenn er Symptome einer Ketose zeigt.

Neben der Überwachung kann der Pfleger den Patienten dazu anhalten, eine **geeignete Ernährung** mit einem hohen Anteil an Ballaststoffen und komplexen Kohlenhydraten zu sich zu nehmen, die dazu beiträgt, den Blutzuckerspiegel stabil zu halten und abrupte Schwankungen zu vermeiden. Er sollte den Patienten auch an die Bedeutung der Flüssigkeitszufuhr erinnern, insbesondere bei Krankheit oder großer Hitze, um eine Dehydrierung zu vermeiden, die die diabetische Ketoazidose verschlimmert.

- Die Bedeutung der Reaktionsfähigkeit in Notsituationen

Die Bedeutung der Reaktionsfähigkeit in Notfallsituationen, insbesondere im medizinischen Bereich, kann nicht unterschätzt werden. Wenn ein Patient mit einer akuten Komplikation wie einer schweren Hypoglykämie, einer akuten Hyperglykämie, einem Herzstillstand oder einer Atemnot konfrontiert wird, ist die Geschwindigkeit des Eingreifens oft entscheidend für das Überleben des Patienten und die Minimierung von Langzeitfolgen. In diesen kritischen Momenten spielt der Pfleger, der oft an vorderster Front steht, eine entscheidende Rolle, indem er Anzeichen von Gefahr erkennt, Erste-Hilfe-Maßnahmen durchführt und das medizinische Team schnell alarmiert. Die

Reaktionsfähigkeit in solchen Situationen beruht auf aufmerksamer Beobachtung, Kenntnis der Notfallprotokolle und effektiver Koordination mit den anderen Mitgliedern des Pflegeteams.

Reaktionsfähigkeit beginnt mit der Fähigkeit, eine Notfallsituation sofort zu erkennen. Einige medizinische Komplikationen, wie eine schwere Hypoglykämie oder ein Herzinfarkt, können sich sehr schnell entwickeln. Eine unbehandelte Hypoglykämie kann beispielsweise innerhalb von Minuten von einem einfachen Schwächezustand zu einem Bewusstseinsverlust mit der Gefahr von Krämpfen und Koma führen. Ebenso erfordern Atemnot oder Herzstillstand ein sofortiges Eingreifen, um eine wirksame Wiederbelebung zu gewährleisten. In solchen Momenten muss der Pfleger in der Lage sein, die ersten Anzeichen von Gefahr schnell zu erkennen, sei es die Verwirrung eines Diabetikers, eine ungewöhnlich schnelle Atmung oder Schmerzen in der Brust. Es ist daher von entscheidender Bedeutung, eine solide Ausbildung zu haben, um die Warnsignale zu erkennen und ohne zu zögern zu handeln.

Eine **schnelle Intervention** ist der Schlüssel zur Stabilisierung der Situation, bevor das medizinische Team eintrifft. Nehmen wir als Beispiel einen Patienten mit schwerer Hypoglykämie: Wenn der Patient noch bei Bewusstsein, aber sehr verwirrt ist, kann der Pfleger sofort eine schnelle Zuckerquelle wie Fruchtsaft oder Glukosetabletten verabreichen, um den Blutzuckerspiegel wieder zu normalisieren. Wenn sich die Situation verschlechtert und der Patient das Bewusstsein verliert, muss schnell reagiert werden, indem Glukagon, ein Notfallmedikament zur Erhöhung des Blutzuckerspiegels, verabreicht wird. Jede Minute zählt, denn je schneller reagiert werden kann, desto geringer ist das Risiko schwerer oder tödlicher Komplikationen. Die Fähigkeit, sofort zu reagieren, kann den Unterschied zwischen einem günstigen Ausgang und einer dramatischen Verschlechterung der Situation ausmachen.

In Notfallsituationen ist die **schnelle und klare Kommunikation** mit dem medizinischen Team ein weiterer entscheidender Faktor für die Reaktionsfähigkeit. Der Pfleger muss in der Lage sein, die wichtigsten Informationen kurz und präzise zu übermitteln, um den Ärzten oder dem Pflegepersonal bei der Behandlung zu helfen. Dazu gehören die Beschreibung der beobachteten Symptome, die bereits durchgeführten Maßnahmen (Verabreichung von Glukose, Lagerung des Patienten usw.) sowie die Entwicklung des Zustands des Patienten. Eine effektive Kommunikation ermöglicht es dem medizinischen Team, wertvolle Zeit zu sparen, indem es die Behandlung schnell anpasst. Eine schnelle Kommunikation ist nicht nur für das medizinische Team wichtig, sondern auch für die Angehörigen des Patienten. Oft ist es wichtig, die Angehörigen zu beruhigen und sie über die Maßnahmen zu informieren, die gerade durchgeführt werden, um ihren Stress und ihre Verwirrung in diesen kritischen Momenten zu verringern.

Die **Koordination mit dem** Pflegeteam ist für ein reibungsloses Notfallmanagement von entscheidender Bedeutung. Der Pfleger muss in Zusammenarbeit mit Krankenschwestern, Ärzten und manchmal auch mit anderen Beteiligten wie dem Notdienst sicherstellen, dass die Maßnahmen reibungslos und effizient ablaufen. Bei der kardiopulmonalen Reanimation beispielsweise zählt jede Sekunde und eine gute Aufgabenverteilung zwischen den verschiedenen Pflegekräften - Herzmassage, Sauerstoffgabe, Überwachung der Vitalzeichen - ermöglicht es, die Überlebenschancen des Patienten zu optimieren. Der Helfer muss in der Lage sein, sich schnell in diese Teamdynamik zu integrieren und gleichzeitig auf Veränderungen im Zustand des Patienten zu achten.

Ein weiterer entscheidender Aspekt der Reaktionsfähigkeit in Notfallsituationen ist die **Stressbewältigung**. Diese Situationen sind von Natur aus stressig, sowohl für das Pflegepersonal als auch für die Patienten und ihre Familien. Die Fähigkeit des Helfers, Ruhe zu bewahren, Protokolle zu befolgen und strukturiert vorzugehen, ist entscheidend für die Vermeidung von

Fehlern. Stress kann manchmal die Entscheidungsfindung lähmen oder zu übereilten und ungeschickten Handlungen führen. Regelmäßige Schulungen und Notfallübungen helfen dem Pflegepersonal, die notwendigen Reflexe zu erlernen und eine gewisse Resilienz gegenüber dem Druck zu entwickeln. Indem er konzentriert bleibt und eine ruhige und beruhigende Haltung einnimmt, handelt der Pfleger nicht nur effektiv, sondern trägt auch dazu bei, die Umgebung zu beruhigen und so die Ängste der Patienten und ihrer Familien zu verringern.

Prävention spielt auch eine Rolle bei der Reaktionsfähigkeit. Das Voraussehen von Notfallsituationen ermöglicht es, zu handeln, bevor sie eintreten. Zum Beispiel kann bei einem Diabetespatienten eine sorgfältige Überwachung des Blutzuckerspiegels eine schnelle Anpassung der Insulindosis ermöglichen, bevor der Blutzuckerspiegel auf ein gefährliches Niveau absinkt. Indem der Pfleger die Anzeichen eines antizipiert Ungleichgewichts, kann er verhindern, dass sich eine Notsituation entwickelt. Prävention bedeutet auch, die Patienten zu schulen: Wenn sie lernen, die Warnsignale einer Krise, sei es Hypoglykämie, Hyperglykämie oder Atemnot, selbst zu erkennen, können sie früher handeln und Hilfe in Anspruch nehmen, bevor die Situation kritisch wird.

Schließlich ist nach einer Notfallsituation die **Reflexion nach dem Ereignis** ebenso wichtig, um die zukünftige Reaktionsfähigkeit zu verbessern. Der Pfleger kann in Zusammenarbeit mit dem medizinischen Team die durchgeführten Maßnahmen analysieren und feststellen, was gut funktioniert hat und was verbessert werden könnte. Diese Analyse ermöglicht es, die Notfallprotokolle zu stärken, die individuellen und kollektiven Fähigkeiten zu verfeinern und eine bessere Vorbereitung auf zukünftige Situationen zu gewährleisten. Erfahrungsberichte, insbesondere in Abteilungen mit häufigen Notfällen, sind wichtig, um die Reaktionsfähigkeit der Teams zu verbessern und sicherzustellen, dass jeder Patient die schnellstmögliche und angemessene Versorgung erhält.

- **Teil 2: Begleitung am Lebensende**
  - ○ Die Besonderheiten der Palliativmedizin bei Diabetespatienten

Die Palliativpflege bei Diabetespatienten weist spezifische Besonderheiten auf, die einen Ansatz erfordern, der sowohl den physischen als auch den emotionalen und psychologischen Bedürfnissen dieser Patienten gerecht wird. Diabetes ist eine chronische Krankheit, die häufig mit zahlreichen Komplikationen einhergeht und die Betreuung am Lebensende komplexer macht. In diesem Zusammenhang ist das Ziel der Pflege nicht mehr, das Leben um jeden Preis zu verlängern oder eine strenge Blutzuckerkontrolle aufrechtzuerhalten, sondern vielmehr Komfort, Lebensqualität und Symptomlinderung. Die Palliativpflege bei einem Diabetespatienten erfordert daher einen ganzheitlichen Ansatz, der die Behandlung der diabetesbedingten Komplikationen einschließt und gleichzeitig die emotionalen Aspekte und Wünsche des Patienten und seiner Familie berücksichtigt.

Eine der ersten **Besonderheiten** der Palliativmedizin bei Diabetespatienten ist das **Management des Blutzuckerspiegels**. In der Palliativmedizin werden die Ziele für die Blutzuckerkontrolle häufig angepasst. Anstatt eine strenge Kontrolle des Blutzuckerspiegels anzustreben, wie es bei einem Patienten in der aktiven Behandlungsphase der Fall wäre, wird der Schwerpunkt auf die Vermeidung von Episoden schwerer Hyperglykämie oder Hypoglykämie gelegt, die das Unbehagen des Patienten noch verstärken könnten. Der Pfleger muss daher den Blutzuckerspiegel mit einer gewissen Flexibilität überwachen, während er gleichzeitig extreme Ungleichgewichte vermeidet. Zum Beispiel können mäßige Hyperglykämien toleriert werden, solange sie keine Symptome wie übermäßigen Durst, Verwirrung oder häufiges Wasserlassen hervorrufen. Ebenso können insulinabhängige Behandlungen reduziert oder angepasst werden, um das Risiko einer Hypoglykämie zu verringern, die für einen Patienten am Lebensende besonders belastend ist.

Die **Anpassung der Behandlung** ist ein weiterer wichtiger Aspekt der Palliativpflege bei Diabetespatienten. Am Lebensende kann sich der Bedarf an Insulin oder blutzuckersenkenden Medikamenten aufgrund von Appetitlosigkeit, Gewichtsverlust oder verminderter körperlicher Aktivität ändern. Der Pfleger muss in Zusammenarbeit mit dem medizinischen Team die Medikamentendosis anpassen, um Komplikationen aufgrund einer Insulinüberdosis zu vermeiden, insbesondere bei Patienten, die wenig essen oder nicht mehr essen können. Es ist auch wichtig, die Wechselwirkungen zwischen Diabetesmedikamenten und palliativen Behandlungen zu berücksichtigen, die zur Schmerzlinderung, Behandlung von Angstzuständen oder zur Verbesserung der Atmung verabreicht werden. Diese Wechselwirkungen können den Bedarf an Insulin oder anderen Behandlungen beeinflussen und bedürfen einer sorgfältigen Überwachung.

Langfristige Komplikationen von Diabetes, wie Neuropathie, Nephropathie oder Retinopathie, betreffen auch weiterhin Patienten in der Palliativmedizin. Obwohl die Priorität auf dem Komfort und nicht auf der Vermeidung neuer Komplikationen liegt, ist die Behandlung der mit diesen Komplikationen verbundenen Symptome für die Verbesserung der Lebensqualität von entscheidender Bedeutung. Beispielsweise kann die **diabetische Neuropathie**, die sich häufig durch Schmerzen oder Brennen in den unteren Gliedmaßen äußert, eine spezielle Pflege zur Schmerzlinderung erfordern, einschließlich Medikamenten gegen neuropathische Schmerzen oder sanfter Massagen, um das Unbehagen zu verringern. Auch der Pfleger kann zur Linderung der Beschwerden beitragen, indem er dafür sorgt, dass der Patient richtig gelagert wird, und indem er auf Anzeichen einer Verschlechterung der Schmerzen achtet.

Die **Wundversorgung**, insbesondere an den Füßen, bleibt ein wichtiger Bestandteil der palliativen Versorgung von Diabetespatienten. Selbst in der Palliativphase können Patienten an diabetischen Geschwüren erkranken, die, wenn sie nicht richtig behandelt werden, zu schmerzhaften Infektionen führen können.

Das Ziel ist es, die Wunden so sauber und komfortabel wie möglich zu halten und gleichzeitig invasive Eingriffe zu vermeiden. Der Pfleger muss die Wunden reinigen, sterile Verbände anlegen und auf Anzeichen einer Infektion wie Rötung, Ausfluss oder zunehmende Schmerzen achten. In der Palliativmedizin liegt der Schwerpunkt jedoch eher auf der **Schmerzlinderung** als auf einer vollständigen Heilung der Wunden.

Ein weiterer besonderer Aspekt der Palliativpflege bei **Diabetespatienten** ist die **Behandlung von Symptomen**, die **mit der Ernährung zusammenhängen**. Viele Patienten am Lebensende verlieren ihren Appetit, was die Behandlung des Diabetes erschweren kann. Der Pfleger muss dafür sorgen, dass der Patient ausreichend Nährstoffe und Flüssigkeit erhält, um ein gewisses Maß an Komfort aufrechtzuerhalten und gleichzeitig seine Ernährungsvorlieben zu respektieren. Es geht nicht mehr darum, dem Patienten eine strenge Diät aufzuerlegen, sondern vielmehr darum, Nahrungsmittel zu bevorzugen, die dem Patienten Freude bereiten und ihm ein gutes Gefühl geben. Wenn der Patient nicht mehr essen möchte, kann das Pflegeteam beschließen, die Interventionen einzuschränken, und der Pfleger kann sich dann auf das orale Wohlbefinden konzentrieren, indem er den Mund feucht und sauber hält, um Schmerzen aufgrund von Dehydrierung zu vermeiden.

Der **psychologische und emotionale** Aspekt der Palliativmedizin ist ebenfalls von grundlegender Bedeutung, insbesondere bei Diabetespatienten, die oft viele Jahre mit der Krankheit und ihren Komplikationen gelebt haben. Diese Patienten können eine Mischung aus Müdigkeit, Frustration und manchmal auch Angst vor dem Lebensende empfinden. Der Pfleger kann durch seine Rolle in der Nähe des Patienten eine wertvolle emotionale Unterstützung bieten, indem er ein offenes Ohr für die Ängste und Sorgen des Patienten hat. Neben der körperlichen Pflege ist es wichtig, eine beruhigende Umgebung zu schaffen, in der sich der Patient unterstützt, gehört und in seinen Entscheidungen über das Lebensende respektiert fühlt. Dazu gehört auch die

Unterstützung der Familien, die oft ängstlich sind oder im Voraus trauern und in den Pflegeprozess einbezogen werden müssen.

Schließlich erfordert die palliative Pflege eines Diabetespatienten eine **enge Kommunikation mit dem Pflegeteam**. Der Pfleger spielt eine zentrale Rolle bei der Weitergabe von Informationen über die Entwicklung des Zustands des Patienten, die Wirksamkeit der verabreichten Behandlungen und die notwendigen Anpassungen, um den Komfort zu maximieren. Diese Teamarbeit ist entscheidend, um die Pflege in Echtzeit an die Bedürfnisse und Wünsche des Patienten anzupassen. Die Kommunikation ist auch entscheidend, um den Willen des Patienten in Bezug auf Entscheidungen am Lebensende zu respektieren, sei es die Fortsetzung bestimmter Behandlungen oder der Übergang zu einem rein palliativen Ansatz.

○ Umgang mit emotionalen Aspekten: für den Patienten und seine Familie

Der Umgang mit den emotionalen Aspekten für den Patienten und seine Familie ist ein wesentlicher Aspekt der Pflege, insbesondere in komplexen Situationen oder am Lebensende. Die mit der Krankheit, dem Verlust der Selbständigkeit oder der Aussicht auf den Tod verbundenen Emotionen können intensiv und destabilisierend sein, sowohl für den Patienten als auch für seine Angehörigen. Der Krankenpflegehelfer hat aufgrund seiner engen Beziehung eine privilegierte Position, um nicht nur physische Pflege, sondern auch emotionale und psychologische Unterstützung zu leisten. Indem er aufmerksam zuhört, eine wohlwollende Begleitung anbietet und einen offenen Dialog fördert, kann der Pfleger Angst, Furcht und das Gefühl der Isolation lindern und so dem Patienten und seiner Familie helfen, diese schwierigen Momente besser zu überstehen.

Chronische Krankheit oder das Ende des Lebens bedeuten für den **Patienten** oft eine tiefe emotionale Erschütterung. Die Erkenntnis, dass sich die Gesundheit verschlechtert, der Verlust der Kontrolle über den eigenen Körper und die Ungewissheit über die Zukunft können Gefühle von Angst, Traurigkeit, sogar Wut oder Verleugnung hervorrufen. Häufig schwanken die Patienten zwischen Momenten der Akzeptanz und Momenten der Ablehnung ihrer Situation. Der Pfleger muss diesen Emotionen besondere Aufmerksamkeit schenken und ihnen mit Empathie und Geduld begegnen. Indem der Pfleger dem Patienten ohne Urteil oder Eile zuhört, ermöglicht er ihm, seine Ängste, Zweifel und Frustrationen frei zu äußern. Dieses **aktive Zuhören** ist eine vollwertige Pflegehandlung, da es die Menschlichkeit des Patienten über seine Krankheit hinaus anerkennt und ihm ermöglicht, sich gehört und verstanden zu fühlen.

Emotionale Unterstützung für den Patienten bedeutet auch, dass seine Gefühle anerkannt werden. Es ist wichtig zu erkennen, dass Gefühle wie Traurigkeit oder Wut normale Reaktionen auf die Krankheit und die Aussicht auf das Lebensende sind. Indem der Pflegende diese Gefühle normalisiert, hilft er dem Patienten, sie als Teil des emotionalen Heilungsprozesses zu akzeptieren, ohne zu versuchen, ihre Bedeutung zu minimieren oder zu verleugnen. Darüber hinaus kann der Pfleger nonverbale Begleitungstechniken einsetzen, wie z.B. einen beruhigenden Körperkontakt (z.B. die Hand auf die Schulter des Patienten legen) oder ein einfaches Lächeln, die eine beruhigende und tröstende Wirkung haben können.

In einigen Fällen können Patienten auch Schuldgefühle oder das Gefühl haben, ihre Angehörigen zu belasten, insbesondere wenn sie ständige Hilfe benötigen. Sie können befürchten, zu abhängig zu sein oder das Leben ihrer Familie negativ zu beeinflussen. Der Pfleger kann eine entscheidende Rolle dabei spielen, den Patienten daran zu erinnern, dass er ein Recht auf diese Pflege hat und dass sie mit Mitgefühl und Respekt angeboten wird. Den Patienten zu versichern, dass die Pflege seine Würde oder seinen Wert als Person nicht mindert, ist für den Abbau von Schuldgefühlen von grundlegender Bedeutung.

Am Lebensende ist der Patient häufig mit einer vorzeitigen **Trauerarbeit** konfrontiert. Der Pfleger, sofern er für diesen

Aspekt der Pflege ausgebildet ist und sich damit wohl fühlt, kann den Patienten bei diesem Prozess begleiten, indem er die Themen Tod und Jenseits mit Respekt und Feingefühl anspricht, wenn der Patient dies wünscht. Indem der Pflegende dem Patienten die Möglichkeit gibt, über seine Ängste oder seinen Glauben zu sprechen, kann er ihm helfen, einen gewissen inneren Frieden zu erreichen. Die Offenheit für solche Gespräche kann den Patienten auch dazu ermutigen, wichtige Entscheidungen zu treffen, wie z.B. die Abfassung seines letzten Willens oder die Vorbereitung seines Abschieds, indem er einen sicheren Raum für diese intimen Überlegungen bietet.

Die **Unterstützung der Familie** ist eine weitere wichtige Komponente bei der Bewältigung der emotionalen Aspekte. Für die Angehörigen kann die Begleitung eines geliebten Menschen während der Krankheit oder am Lebensende eine emotional belastende Erfahrung sein. Die Sorge um das Leiden des Patienten, die Ermüdung durch die tägliche Pflege und die Erwartung der Trauer können bei den Familienmitgliedern zu einer großen emotionalen Belastung führen. Indem der Pfleger den Angehörigen zuhört, bietet er ihnen einen Raum, in dem auch sie ihre Gefühle, Zweifel und Ängste ausdrücken können. Indem er ihren Schmerz anerkennt und sie in dieser schwierigen Zeit unterstützt, spielt der Pfleger eine wesentliche Rolle bei der Linderung ihrer emotionalen Belastung.

Häufig fühlen sich auch die Angehörigen angesichts der Krankheit **hilflos**. Der Pfleger kann sie ermutigen, sich im Rahmen ihrer Möglichkeiten aktiv an der Pflege zu beteiligen, indem er dem Patienten bei den täglichen Verrichtungen hilft, ihm Trost spendet oder einfach an seiner Seite bleibt. Indem der Pfleger die Familienmitglieder in den Pflegeprozess einbezieht, hilft er ihnen, ein Gefühl der Nützlichkeit und der Verbindung zu ihrem Angehörigen wiederzuerlangen, was das Gefühl der Hilflosigkeit lindern kann.

Der Pfleger muss auch die Auswirkungen der Krankheit auf die **Familiendynamik** im Auge behalten. Häufig kann der Umgang mit der Krankheit Spannungen oder Konflikte zwischen den Familienmitgliedern aufdecken, die auf unterschiedliche Entscheidungen über die Pflege oder die Verteilung von Verantwortlichkeiten zurückzuführen sind. In solchen Situationen kann der Pfleger eine **Vermittlerrolle** übernehmen, indem er einen offenen Dialog fördert und daran erinnert, dass das gemeinsame Ziel das Wohlergehen des Patienten ist. Indem er eine beruhigte Kommunikation fördert, trägt er dazu bei, die Solidarität der Familie im Angesicht des Unglücks zu stärken.

Die **Trauerbegleitung** ist ebenfalls Teil der emotionalen Verantwortung des Pflegers. Wenn der Tod naht, ist es wichtig, die Angehörigen in diesem Trauerprozess zu begleiten, ihnen Momente der Intimität mit dem Patienten zu ermöglichen und sie in den letzten Phasen des Lebens zu unterstützen. Nach dem Tod kann der Pfleger weiterhin Unterstützung leisten, sei es durch tröstende Worte oder durch eine wohlwollende Präsenz. In manchen Kulturen gibt es spezielle Rituale, die den Übergang zum Tod begleiten, und der Pfleger muss sicherstellen, dass diese Traditionen respektiert werden, indem er der Familie Raum gibt, ihren Angehörigen gemäß ihrem Glauben zu ehren.

    ◦   Gleichgewicht zwischen Pflege und Respekt für den Willen des Patienten

Das Gleichgewicht zwischen Pflege und Respekt vor dem Willen des Patienten ist eines der Grundprinzipien der Pflege im Gesundheitswesen, insbesondere in komplexen Kontexten wie der Palliativpflege oder dem Umgang mit chronischen Krankheiten wie Diabetes. Dieses Gleichgewicht erfordert, dass der Pfleger bei der Gewährleistung einer angemessenen und qualitativ hochwertigen Pflege die Entscheidungen, Vorlieben und Werte des Patienten berücksichtigt. Es geht darum, die medizinischen Ziele mit der Achtung der Autonomie des Patienten in Einklang zu bringen, was für die Wahrung seiner Würde und seines psychologischen Wohlbefindens von entscheidender Bedeutung ist. Der Pfleger, der an vorderster Front der Pflege steht, spielt in diesem Prozess eine Schlüsselrolle, indem er dem Patienten aufmerksam zuhört und eine vertrauensvolle Beziehung zu ihm aufbaut, während er gleichzeitig zwischen den medizinischen Bedürfnissen und den Wünschen des Patienten vermittelt.

Die **Achtung des Patientenwillens** beruht in erster Linie auf der Anerkennung der Autonomie **des Patienten**. Jeder Patient hat als Individuum das Recht, Entscheidungen über seine Gesundheit und Pflege zu treffen, auch wenn diese Entscheidungen manchmal im Widerspruch zu den medizinischen Empfehlungen stehen. Dabei kann es sich um Präferenzen für eine bestimmte Behandlung handeln, um Grenzen der therapeutischen Überanstrengung oder um Entscheidungen über das Lebensende. Der Pfleger, der dem Patienten zuhört, muss zunächst sicherstellen, dass er diese Wünsche versteht, indem er offene Fragen stellt und einen urteilsfreien Dialog fördert. Die Rolle des Pflegers besteht nicht darin, den Patienten zu überzeugen, sondern ihn zu begleiten und zu beraten, wobei er die vom Patienten geäußerten Entscheidungen respektiert.

Die Respektierung des Willens des Patienten bedeutet jedoch nicht, dass er nicht gepflegt oder angeleitet wird. Der Pflegende muss auch sicherstellen, dass der Patient **vollständig** über die Konsequenzen seiner Entscheidungen **informiert** ist. Dies bedeutet, dass die verschiedenen Pflegeoptionen, die mit jeder Entscheidung verbundenen Vorteile und Risiken sowie die möglichen Alternativen klar und in einer verständlichen Sprache erklärt werden müssen. Wenn ein Patient mit Diabetes beispielsweise eine bestimmte Behandlung absetzen möchte, kann der Pfleger die Konsequenzen einer solchen Entscheidung erläutern, wie das Risiko einer Hyperglykämie oder anderer Komplikationen. Er muss aber auch verstehen, dass der Patient persönliche oder spirituelle Gründe für diese Entscheidung haben kann und dass es wichtig ist, diese Entscheidung zu respektieren, aber Wege zu finden, um die negativen Folgen zu mildern.

Eine der größten Herausforderungen bei der Vereinbarkeit von Pflege und **Patientenwillen** ist der **Umgang mit Situationen, in denen die Entscheidungen des Patienten seine Gesundheit**

gefährden können. In manchen Fällen kann der Patient wesentliche Pflege- oder Behandlungsmaßnahmen ablehnen, z.B. in der Endphase der Erkrankung, wenn er keine invasiven Behandlungen mehr wünscht oder sein Leben um jeden Preis verlängern möchte. Der Pflegende muss in dieser Situation ein hohes Maß an Sensibilität und ein tiefes Verständnis für die Bedürfnisse des Patienten zeigen. Anstatt den Patienten zu zwingen oder zu versuchen, seine Entscheidung zu ändern, kann der Pfleger mit ihm andere Wege zur Verbesserung seiner Lebensqualität erkunden, z.B. indem er sich auf Komfort, Schmerzlinderung und psychologische Betreuung konzentriert. Dieser respektvolle Ansatz ermöglicht es, die Würde des Patienten zu wahren, während er weiterhin angemessen versorgt wird.

Die **Kommunikation** ist ein wesentliches Instrument, um dieses Gleichgewicht zu erreichen. Der Pfleger muss dem Patienten nicht nur zuhören, sondern auch einen Raum schaffen, in dem sich der Patient sicher fühlt, um seine Vorlieben, Ängste und Hoffnungen zu äußern. In vielen Situationen zögern die Patienten, ihre Wünsche zu äußern, aus Angst, das Pflegeteam zu enttäuschen oder Spannungen mit ihren Angehörigen zu verursachen. Der Pfleger kann durch die Gewährleistung eines offenen und wohlwollenden Dialogs eine Vermittlerrolle zwischen dem Patienten, seiner Familie und dem medizinischen Team spielen. Es geht darum, ehrliche und transparente Gespräche über die Wünsche des Patienten zu ermöglichen, damit sich alle an den Pflegezielen orientieren können.

Im Rahmen der **Palliativmedizin** ist dieses Gleichgewicht zwischen Fürsorge und Respekt vor dem Willen des Patienten besonders wichtig. Patienten am Lebensende äußern oft sehr spezifische Wünsche bezüglich ihrer Versorgung, wie z.B. die Einschränkung invasiver Behandlungen, den Wunsch, zu Hause zu bleiben, oder die Vermeidung therapeutischer Maßnahmen. Der Pfleger muss diese Wünsche respektieren und die Pflege entsprechend anpassen, auch wenn dies bedeutet, dass bestimmte medizinische Maßnahmen reduziert werden müssen. In diesen

Situationen wird die Pflege zu einer Frage des Komforts und der Würde. Beispielsweise kann ein Patient, der eine künstliche Ernährung ablehnt, immer noch palliative Pflege erhalten, um seine Schmerzen zu lindern, seine Flüssigkeitszufuhr aufrechtzuerhalten oder seine Ängste zu lindern. Der Schwerpunkt liegt auf der menschlichen Begleitung und dem Respekt vor den Entscheidungen des Patienten und nicht auf Heilung oder Lebensverlängerung um jeden Preis.

Die Bedeutung **des emotionalen Aspekts** in diesem Prozess sollte nicht unterschätzt werden. Die Entscheidungen der Patienten sind oft mit tiefen Überzeugungen, persönlichen Werten oder früheren Erfahrungen verbunden. Beispielsweise kann ein Patient, der bereits viele traumatische Krankenhausaufenthalte hinter sich hat, beschließen, zukünftige Eingriffe zu begrenzen. Der Pflegende muss diese Beweggründe verstehen, nicht nur, um den Patienten besser begleiten zu können, sondern auch, um seine Vorstellungen von Pflege und Lebensende zu respektieren. Darüber hinaus ist es wichtig, den Patienten während des gesamten Entscheidungsprozesses emotional zu unterstützen. Indem er präsent bleibt, zuhört und eine nicht-direktive Haltung einnimmt, hilft der Pfleger dem Patienten, sich in seiner Entscheidung gehört und respektiert zu fühlen.

Die **Unterstützung der Familie** ist ebenfalls Teil dieses Gleichgewichts. Häufig haben die Angehörigen andere Erwartungen oder Ansichten als der Patient. Sie möchten vielleicht, dass alle Anstrengungen unternommen werden, um das Leben zu verlängern, während der Patient einen eher auf Komfort ausgerichteten Ansatz bevorzugt. In solchen Situationen muss der Pflegende nicht nur den Willen des Patienten respektieren, sondern auch die Kommunikation zwischen dem Patienten und seinen Angehörigen erleichtern. Dies kann bedeuten, der Familie den palliativen Ansatz zu erläutern, zu betonen, wie wichtig es ist, die Wünsche des Patienten zu respektieren, oder Treffen mit dem medizinischen Team zu organisieren, um die Behandlungsmöglichkeiten und anstehenden Entscheidungen zu klären.

Kapitel 5

Die erzieherische Rolle der Pflegekraft in der Diabetologie

- **Teil 1: Therapeutische Ausbildung: ein Pfeiler der Behandlung**
  - Unterrichten der Blutzucker-Selbstkontrolle: Techniken und Werkzeuge

Die Unterweisung in der Blutzucker-Selbstkontrolle ist ein grundlegender Aspekt der Behandlung von Diabetespatienten. Diese Fähigkeit ermöglicht es den Patienten, die tägliche Kontrolle über ihren Diabetes zu übernehmen, ihre Behandlung an die Schwankungen ihres Blutzuckerspiegels anzupassen und langfristigen Komplikationen vorzubeugen. Für den Betreuer bedeutet das Unterrichten dieser Technik nicht nur, die Anwendung der verfügbaren Hilfsmittel zu erklären, sondern auch sicherzustellen, dass der Patient die Bedeutung dieser Überwachung versteht und in der Lage ist, die Ergebnisse zu interpretieren, um seinen Lebensstil und seine Behandlung anzupassen. Dies ist eine wesentliche Voraussetzung für die Entwicklung der Autonomie der Patienten und für ihre Fähigkeit, besser mit ihrer Krankheit zu leben.

Die **Selbstmessung des Blutzuckers** basiert auf einfachen Techniken, die jedoch regelmäßiges Üben und ein gutes Verständnis der notwendigen Schritte erfordern. Der erste Schritt besteht darin, den Patienten in die Verwendung eines **Blutzuckermessgeräts** einzuweisen, dem grundlegenden Instrument zur Messung des kapillaren Blutzuckers. Der Pfleger sollte dem Patienten zunächst das Gerät vorstellen, seine Funktionsweise erklären und zeigen, wie das Material, insbesondere die Teststreifen und Lanzetten, vorbereitet werden. Es ist wichtig, dem Patienten zu versichern, dass das Verfahren einfach ist, und ihm gleichzeitig die richtigen Vorgehensweisen zu zeigen, um ein genaues Ergebnis zu erhalten.

Der Prozess beginnt mit dem **Händewaschen**. Der Patient muss wissen, dass das Waschen der Hände mit warmem Wasser und Seife vor der Messung wichtig ist, um eine Kontamination zu vermeiden, die die Ergebnisse verfälschen könnte. Außerdem werden dadurch die Hände erwärmt, was den Blutfluss erleichtert und die Entnahme erleichtert. Wenn das Händewaschen nicht möglich ist, kann der Pfleger die Verwendung eines Alkoholtuchs empfehlen, aber es ist dann entscheidend, dass die Finger vor der Entnahme gut abgetrocknet werden.

Die Blutentnahme erfolgt in der Regel an der Fingerkuppe, da dies ein leicht zugänglicher Bereich ist. Der Pfleger sollte dem Patienten zeigen, wie man **seitlich** in den **Finger** sticht, anstatt in die Mitte der Pulpa, da dies weniger schmerzhaft ist und das Risiko der Schwielenbildung verringert. Die Verwendung einer Einweglanzette wird empfohlen, um eine optimale Hygiene zu gewährleisten und Infektionen zu vermeiden. Durch die Anpassung der Einstichtiefe an die Hautdicke des Patienten kann der Pfleger auch sicherstellen, dass die Entnahme effizient, aber nicht traumatisch ist.

Nachdem der Patient einen Blutstropfen erhalten hat, muss er lernen, das Blut korrekt auf den Teststreifen aufzutragen. Der Pfleger muss die Wichtigkeit der **richtigen Blutmenge** betonen, um Fehler beim Ablesen zu vermeiden. Wenn das Blutzuckermessgerät eingeschaltet ist, müssen Sie nur einige Sekunden warten, bis das Ergebnis angezeigt wird. Zu diesem Zeitpunkt sollte der Pfleger den Patienten bei der Interpretation des Ergebnisses anleiten. Dazu gehört auch eine Erklärung der normalen Blutzuckerwerte auf nüchternen Magen (normalerweise zwischen 0,70 und 1,10 g/L) und nach dem Essen (nicht über 1,40-1,80 g/L zwei Stunden später). Diese Grenzwerte können je nach den Empfehlungen des Arztes leicht variieren, aber es ist wichtig, dass der Patient sich der Abweichungen bewusst ist, die möglicherweise sofortige Maßnahmen erfordern, wie die Einnahme von Glukose bei einer Hypoglykämie oder die Verabreichung von Insulin bei einer Hyperglykämie.

Der Pfleger muss dem Patienten auch erklären, **wann** und **wie oft** diese Messungen durchgeführt werden müssen. Je nach Art des Diabetes, der Behandlung (Insulin oder orale Medikamente) und der Stabilität des Blutzuckerspiegels kann die Häufigkeit der Kontrollen variieren. Beispielsweise muss ein Patient mit schnell wirkendem Insulin seinen Blutzucker mehrmals täglich vor und nach den Mahlzeiten messen, während ein Patient mit oralen Antidiabetika weniger häufig messen muss, z.B. einmal morgens auf nüchternen Magen und einmal am Nachmittag. Der Pfleger kann daher die Empfehlungen auf die Behandlung und die Bedürfnisse des Patienten abstimmen.

Ein weiterer entscheidender Aspekt der Schulung ist die **Verwendung eines Tagebuchs.** Es ist wichtig, dass der Patient jeden Blutzuckerwert dokumentiert, zusammen mit der Uhrzeit der Messung und eventuell kontextuellen Details wie Mahlzeiten, körperliche Aktivität oder Medikamenteneinnahme. Dies hilft dem Patienten nicht nur, die Schwankungen seines Blutzuckerspiegels in Abhängigkeit von seinem Lebensstil zu verstehen, sondern stellt auch eine wertvolle Informationsquelle für den Arzt bei seinen Konsultationen dar. Die Pflegekraft kann den Patienten ermutigen, auch die Symptome von Hyperglykämien oder Hypoglykämien zu notieren.

Mit der Entwicklung der Technologie können heute viele Patienten von **Geräten zur kontinuierlichen Überwachung des Blutzuckers (CGM)** profitieren. Diese Geräte messen automatisch den Blutzuckerspiegel in regelmäßigen Abständen über den Tag verteilt und übermitteln die Ergebnisse an eine mobile Anwendung oder ein spezielles Messgerät. Der Pfleger muss in diesem Fall dem Patienten erklären, wie diese Geräte zu bedienen und zu pflegen sind, die häufig die Installation eines Sensors unter der Haut, in der Regel am Bauch oder am Arm, beinhalten. Die Schulung des Patienten in der Anwendung dieser oftmals komplexeren Technologien ist unerlässlich, um deren ordnungsgemäße Funktion zu gewährleisten und ihre Wirksamkeit zu maximieren.

Ein wesentlicher Teil des Lernens betrifft auch die **Reaktion auf die Ergebnisse** der Selbstmessung. Die Pflegekraft muss dem Patienten beibringen, wie er auf zu niedrige (Hypoglykämie) oder zu hohe (Hyperglykämie) Blutzuckerwerte reagieren soll. Bei einer Hypoglykämie (Blutzuckerspiegel unter 0,70 g/L) muss der Patient beispielsweise lernen, schnell 15 bis 20 Gramm schnelle

Kohlenhydrate wie Bonbons, Puderzucker oder ein Glas Fruchtsaft zu sich zu nehmen und seinen Blutzuckerspiegel nach 15 Minuten erneut zu messen. Im Falle einer Hyperglykämie, insbesondere wenn sie trotz Insulingabe anhält, kann es notwendig sein, den Arzt zu kontaktieren, um die Behandlung anzupassen oder auf mögliche Symptome von Komplikationen wie Ketose zu achten.

Schließlich spielt der Pfleger eine entscheidende Rolle bei der **Aufklärung des Patienten über die Vermeidung von** häufigen **Fehlern** bei der Selbstkontrolle. So ist es zum Beispiel wichtig, dass der Patient weiß, wie er das Verfallsdatum der Teststreifen regelmäßig überprüfen kann, da diese ungenaue Ergebnisse liefern können, wenn sie abgelaufen sind. Außerdem muss er lernen, den Finger vor dem Stechen nicht zu stark zu drücken oder zu massieren, da dies das Blut mit interstitieller Flüssigkeit verdünnen und den Blutzuckerwert verfälschen kann. Die richtige Pflege des Blutzuckermessgerätes, einschließlich der regelmäßigen Reinigung und Kalibrierung, gehört ebenfalls zu den wichtigen Ratschlägen, die der Pfleger geben kann.

○ Beratung zur Insulintherapie: Injektionen, Aufbewahrung und Rhythmus

Die Beratung über die Insulintherapie ist eine wesentliche Verantwortung der Pflegekraft bei der Betreuung von Diabetespatienten. Insulin, ein Hormon, das für die Regulierung des Blutzuckerspiegels unerlässlich ist, wird vielen Diabetespatienten täglich verabreicht, insbesondere solchen mit Typ-1-Diabetes und einigen mit Typ-2-Diabetes. Damit die Insulintherapie wirksam und sicher ist, ist es entscheidend, dass der Patient nicht nur die Injektionstechnik beherrscht, sondern auch weiß, wie er das Insulin aufbewahren muss und wie oft er es entsprechend seinem Lebensstil und seinem Blutzuckerbedarf injizieren muss. Der Pfleger spielt eine zentrale Rolle, indem er praktische Ratschläge gibt und sicherstellt, dass der Patient die Behandlungsprotokolle versteht und einhält.

Einer der ersten Aspekte, der angesprochen werden muss, ist die **Technik der** Insulininjektion. Die meisten Patienten verwenden Insulinpens, die leicht zu handhaben sind und die Injektionen einfach und präzise machen sollen. Der Pfleger muss sicherstellen, dass der Patient den Umgang mit diesem Hilfsmittel beherrscht. Dies beginnt mit der Erklärung der Vorbereitung des Pens: Es ist wichtig, dass der Patient lernt, immer die verordnete Dosis zu überprüfen, die Einwegnadel richtig aufzuschrauben und dann den Pen durch Injizieren eines kleinen Tropfens Insulin in die Luft zu starten, um Blasen zu entfernen und sicherzustellen, dass das Gerät richtig funktioniert.

Zweitens ist es wichtig, die **Injektionstechnik selbst** zu lehren. Insulin muss in das subkutane Gewebe und nicht in den Muskel gespritzt werden, um eine ausreichende Absorption zu gewährleisten. Die bevorzugten Injektionsstellen sind der Bauch, die Oberschenkel, die Arme oder das Gesäß. Der Pfleger sollte erklären, dass jede Injektionsstelle einen anderen Absorptionsrhythmus hat. Der Bauch wird häufig für schnelle Injektionen empfohlen, da die Absorption dort schneller erfolgt, während die Oberschenkel oder das Gesäß für lang wirkendes Insulin verwendet werden können, da die Absorption dort langsamer erfolgt. Es ist auch wichtig zu betonen, wie wichtig es ist, **die Injektionsstelle regelmäßig** zu **wechseln**. Wenn Sie die gleiche Stelle zu häufig verwenden, kann dies zu Lipohypertrophie führen (eine Ansammlung von Fett unter der Haut), was die Aufnahme des Insulins verlangsamen und seine Wirksamkeit verringern kann. Der Pfleger kann Rotationstechniken vorschlagen, indem er dem Patienten rät, gedanklich Quadranten auf dem Bauch oder den Oberschenkeln zu zeichnen und für jede Injektion eine andere Stelle zu verwenden.

Es ist auch wichtig, die **Technik der Hautmanipulation zu** besprechen. Bei schlanken Patienten oder bei Patienten, die längere Nadeln verwenden, kann es notwendig sein, die Haut vor der Injektion vorsichtig zu kneifen, um zu verhindern, dass die Nadel zu tief in den Muskel eindringt. Nachdem die Nadel in einem Winkel von 90 Grad (oder in einigen Fällen 45 Grad) eingeführt wurde, sollte der Patient den Kolben drücken und nach der Injektion einige Sekunden warten, um sicherzustellen, dass das gesamte Insulin abgegeben wurde, bevor er die Nadel zurückzieht.

Ein weiterer grundlegender Aspekt ist die **Aufbewahrung von Insulin**. Insulin ist ein empfindliches Produkt, das sorgfältig gehandhabt und aufbewahrt werden muss, um seine Wirksamkeit zu erhalten. Der Pfleger sollte den Patienten daran erinnern, dass Insulinflaschen oder -pens, die gerade in Gebrauch sind, bei Raumtemperatur, vor Licht und Wärme geschützt, etwa einen Monat lang aufbewahrt werden können, wie vom Hersteller empfohlen. Ungeöffnete Insulinvorräte müssen jedoch unbedingt **im Kühlschrank** bei einer Temperatur zwischen 2 und 8 Grad Celsius **aufbewahrt** werden. Es ist wichtig, Insulin niemals einzufrieren, da dies seine Wirksamkeit zerstört, und es nicht extremen Temperaturen auszusetzen, sei es in der Sonne oder in der Nähe einer Wärmequelle. Der Pfleger kann den Patienten auch beraten, wie er mit Insulin unterwegs sein sollte, indem er ihm empfiehlt, Kühltaschen zu verwenden, um die richtige Temperatur auf Reisen oder bei längeren Ausflügen beizubehalten.

Der **Rhythmus der** Insulininjektionen hängt vom verschriebenen Insulintyp und den spezifischen Bedürfnissen des Patienten ab. Insulin gibt es in verschiedenen Formen: schnell wirkendes, mittelstark wirkendes und lang wirkendes Insulin. Jeder Insulintyp hat eine andere Wirkungsdauer und der Pfleger muss dem Patienten erklären, wann er welchen Typ verabreichen muss, abhängig von den Mahlzeiten und der Tageszeit. Zum Beispiel wird schnell wirkendes Insulin gewöhnlich kurz vor den Mahlzeiten injiziert, um den postprandialen Blutzuckeranstieg abzudecken, während lang wirkendes Insulin häufig einmal täglich zur gleichen Zeit verabreicht wird, um eine kontinuierliche Insulinfreisetzung über 24 Stunden zu gewährleisten. Die Rolle des **Betreuers** besteht darin, dem Patienten zu helfen, zu verstehen, **wie er die Insulindosis** entsprechend seiner Nahrungsaufnahme, seiner körperlichen Aktivität und seiner Blutzuckerwerte **anpassen** kann.

Ein oft vernachlässigter, aber entscheidender Aspekt ist die **Handhabung von Insulinanpassungen** in außergewöhnlichen Situationen. Die Pflegekraft sollte den Patienten darüber informieren, dass bestimmte Umstände, wie Krankheit, Stress oder ungewöhnliche körperliche Aktivität, eine Anpassung der Insulindosis erforderlich machen können. Beispielsweise kann eine Infektion oder starker Stress zu einer Hyperglykämie führen, die höhere Dosen von schnellem Insulin erfordert, während intensive körperliche Betätigung zu einer Senkung des Blutzuckerspiegels führen kann, was eine vorübergehende Senkung des Insulins oder die Einnahme von zusätzlichen Kohlenhydraten vor der Anstrengung erfordert. Es ist wichtig, dass der Patient lernt, seinen Blutzuckerspiegel unter diesen Umständen genau zu überwachen und seine Insulindosis entsprechend den Empfehlungen seines Arztes anzupassen.

Ein weiterer Punkt ist der **Umgang mit Hypoglykämien**. Eine häufige Komplikation der Insulintherapie ist das Risiko einer Hypoglykämie, wenn der Blutzuckerspiegel unter den Normalwert fällt. Der Pfleger sollte dem Patienten beibringen, wie er die ersten Anzeichen einer Hypoglykämie wie Zittern, Schwitzen, Verwirrung oder Herzklopfen erkennt und wie er schnell darauf reagieren kann, indem er schnelle Kohlenhydrate wie Zucker oder Fruchtsaft zu sich nimmt. Es ist wichtig, den Patienten daran zu erinnern, immer eine schnelle Zuckerquelle für den Notfall bei sich zu haben und seinen Blutzuckerspiegel regelmäßig zu überwachen, um solchen Episoden vorzubeugen.

Schließlich sollte die Pflegekraft den Patienten dazu anhalten, **ein Tagebuch über seine Insulintherapie zu führen**, in dem nicht nur die verabreichten Insulindosen, sondern auch die Blutzuckerwerte vor und nach den Mahlzeiten sowie alle ungewöhnlichen Ereignisse (wie Krankheit oder intensive körperliche Aktivität), die den Insulinbedarf beeinflussen könnten, festgehalten werden. Diese Überwachung hilft, Muster oder

Veränderungen im Insulinbedarf zu erkennen und erleichtert die Anpassung der Dosen in Zusammenarbeit mit dem medizinischen Team.

- ◦ Sensibilisierung für die Bedeutung von angepasster körperlicher Aktivität

Die Sensibilisierung für die Bedeutung angemessener körperlicher Aktivität ist ein wesentlicher Bestandteil der Diabetesbehandlung, sowohl für Patienten mit Typ-1- als auch Typ-2-Diabetes. Körperliche Aktivität spielt eine Schlüsselrolle bei der Verbesserung der Insulinempfindlichkeit, der Regulierung des Blutzuckerspiegels, der Gewichtskontrolle und der Vermeidung von langfristigen Komplikationen. Um jedoch sicher und nützlich zu sein, muss die Aktivität auf die Bedürfnisse, die körperlichen Fähigkeiten und die möglichen Komplikationen des Patienten abgestimmt werden. Der Pfleger spielt eine wichtige Rolle bei der Aufklärung und Sensibilisierung der Patienten für die Bedeutung von körperlicher Bewegung und hilft ihnen dabei, eine geeignete und dauerhafte Routine zu finden.

Einer der ersten Punkte ist die **Beziehung zwischen körperlicher Aktivität und der Regulierung des Blutzuckerspiegels**. Bei Diabetes-Patienten verbessert regelmäßige Bewegung die Glukoseverwertung der Muskeln, wodurch der Blutzuckerspiegel auf natürliche Weise gesenkt wird. Der Betreuer sollte erklären, dass die Muskeln während des Trainings mehr Glukose zur Energiegewinnung verbrauchen, wodurch der Blutzuckerspiegel gesenkt werden kann, ohne dass die Insulin- oder Medikamentendosis erhöht werden muss. Diese Wirkung kann auch nach der Anstrengung anhalten, da körperliche Aktivität die **Insulinempfindlichkeit** verbessert, was bedeutet, dass der Körper effizienter wird, um das vorhandene Insulin **zu** nutzen. Dieser Effekt ist besonders vorteilhaft für Patienten mit Typ-2-Diabetes, die häufig mit Insulinresistenz zu kämpfen haben. Wenn sie regelmäßig Sport in ihren Tagesablauf integrieren, können sie nicht nur ihren Blutzuckerspiegel besser kontrollieren, sondern auch ihren Bedarf an Medikamenten reduzieren.

Ein weiterer wichtiger Aspekt der körperlichen Aktivität ist ihre Rolle bei der **Gewichtskontrolle**, die ein kritischer Faktor für Diabetespatienten ist, insbesondere für solche mit Typ-2-Diabetes. Der Betreuer sollte betonen, dass selbst ein geringer Gewichtsverlust das Diabetesmanagement erheblich verbessern kann. Bewegung in Kombination mit einer ausgewogenen Ernährung hilft, überschüssige Kalorien zu verbrennen, Körperfett zu reduzieren und die Körperzusammensetzung zu verbessern. Dies trägt dazu bei, die Insulinresistenz zu verringern und den Blutzuckerspiegel langfristig stabiler zu halten. Indem der Pfleger den Patienten auf diesen Aspekt aufmerksam macht, kann er ihn ermutigen, Übungen schrittweise in seinen Alltag zu integrieren, um ein gesundes Gewicht zu erreichen, das ein wesentlicher Faktor zur Vermeidung von Komplikationen wie Herz-Kreislauf-Erkrankungen ist.

Die körperliche Aktivität muss jedoch **an die körperlichen Fähigkeiten** und den Gesundheitszustand des Patienten **angepasst** werden. Jeder Patient ist anders und bestimmte Formen der körperlichen Betätigung sind möglicherweise nicht für jeden geeignet, insbesondere für Patienten mit Komplikationen wie Neuropathie, Herz-Kreislauf-Erkrankungen oder Gelenkproblemen. Der Pfleger muss den Patienten daher darauf aufmerksam machen, wie wichtig es ist, **sichere und geeignete Aktivitäten** für seinen Zustand zu wählen. Bei Patienten mit Neuropathie, die das Gefühl in den Füßen verlieren können, ist es beispielsweise besser, Aktivitäten mit hoher Stoßbelastung wie Laufen zu vermeiden, da dies zu Verletzungen führen kann, ohne dass sie es bemerken. Stattdessen sind Übungen wie Schwimmen, Radfahren oder Spazierengehen in der Regel besser geeignet, da sie die Muskeln beanspruchen, ohne die Gelenkschmerzen zu verschlimmern oder Verletzungen zu verursachen.

Es ist auch wichtig, dass der Pfleger den Patienten anleitet, **sich allmählich zu belasten**. Für einen Patienten, der sich nicht viel bewegt oder nicht an Bewegung gewöhnt ist, ist es wichtig, mit sanften Aktivitäten zu beginnen und die Intensität und Dauer allmählich zu steigern. Die Idee ist, ein Gleichgewicht zwischen den Vorteilen der körperlichen Aktivität und der Vermeidung von Überanstrengung oder Verletzungen anzustreben. Der Pfleger kann einfache Aktivitäten wie Spazierengehen, Gartenarbeit oder sogar einige Dehnungsübungen zu Hause fördern, um eine positive Veränderung der täglichen Routine zu initiieren. Das Ziel ist es, Übungen zu finden, die für den Patienten geeignet sind und die er leicht in seinen Alltag integrieren kann, ohne sich unter Druck gesetzt oder erschöpft zu fühlen.

Auch das **Tempo der Bewegung** ist ein wichtiger Punkt, der angesprochen werden muss. Der Pfleger kann erklären, dass die Weltgesundheitsorganisation für Erwachsene mindestens 150 Minuten moderate körperliche Aktivität pro Woche empfiehlt, was etwa 30 Minuten pro Tag an fünf Tagen in der Woche entspricht. Es ist jedoch auch wichtig, diese Empfehlung an die körperliche Verfassung des Patienten anzupassen. Es ist nicht notwendig, alles auf einmal zu tun, und selbst kurze Einheiten von 10 bis 15 Minuten mehrmals am Tag können eine positive Wirkung auf die Blutzuckerregulierung haben.

Neben dem Blutzucker- und Gewichtsmanagement sollte die Pflegekraft auch daran erinnern, dass körperliche Aktivität einen **positiven Einfluss auf das psychische Wohlbefinden** hat. Viele Diabetespatienten können aufgrund der Anforderungen, die der tägliche Umgang mit ihrer Krankheit mit sich bringt, Angst, Frustration oder sogar Depressionen empfinden. Bewegung ist ein wirksames Mittel, um Stress abzubauen, die Stimmung zu verbessern und eine bessere Schlafqualität zu fördern. Die Freisetzung von Endorphinen während der körperlichen Aktivität hilft, den allgemeinen Gemütszustand zu verbessern, was für die langfristige Motivation bei der Behandlung von Diabetes entscheidend ist. Indem er diese Vorteile hervorhebt, kann der Pfleger den Patienten motivieren, eine proaktivere Haltung gegenüber körperlicher Betätigung einzunehmen, indem er sie nicht nur als Mittel zur Bewältigung seiner Krankheit, sondern auch zur Verbesserung seines allgemeinen Wohlbefindens betrachtet.

Ein weiterer wichtiger Aspekt ist der **Umgang mit den Risiken,
die** mit **körperlicher Betätigung verbunden sind,** insbesondere
bei Patienten, die eine Insulintherapie oder blutzuckersenkende
Medikamente einnehmen. Die Pflegekraft sollte dem Patienten
erklären, dass körperliche Betätigung zu Hypoglykämie führen
kann, insbesondere wenn sie intensiv oder über einen längeren
Zeitraum erfolgt. Bevor der Patient mit dem Training beginnt,
sollte er immer seinen Blutzuckerspiegel messen. Wenn der
Blutzucker unter 1 g/L liegt, wird empfohlen, vor Beginn der
Aktivität einen kohlenhydrathaltigen Snack zu sich zu nehmen,
um ein zu schnelles Absinken des Blutzuckerspiegels zu
verhindern. Der Betreuer kann dem Patienten auch empfehlen,
immer eine Quelle für schnelle Kohlenhydrate wie Bonbons oder
Zucker bei sich zu haben, um eine mögliche Hypoglykämie
während des Trainings schnell behandeln zu können. Außerdem
ist es wichtig, den Blutzuckerspiegel nach dem Training zu
überwachen, da die Wirkung des Trainings auf die
Insulinempfindlichkeit noch Stunden nach der Aktivität anhalten
kann.

Schließlich sollte der Pfleger die Bedeutung der **Regelmäßigkeit**
betonen. Damit die körperliche Aktivität einen wirklichen
Einfluss auf die Behandlung des Diabetes hat, muss sie dauerhaft
in den Lebensstil des Patienten integriert werden. Der Betreuer
kann den Patienten ermutigen, Aktivitäten zu wählen, die ihm
Spaß machen und die er leicht ausüben kann, um eine langfristige
Einhaltung zu fördern. Die Suche nach einem Spazierpartner, die
Teilnahme an einem geeigneten Sportkurs oder einfach die
Planung täglicher Spaziergänge in einem Park können die
Bewegung angenehmer und weniger anstrengend machen.

- **Teil 2: Diätetische Schulung des Patienten**
  - ○ Praktische Ernährungstipps: Anpassung der Ernährung an den Blutzuckerspiegel

Praktische diätetische Ratschläge zur Anpassung der Ernährung an die Blutzuckerwerte sind bei der Behandlung von Diabetes von entscheidender Bedeutung, da die Art und Weise, wie ein Patient sich ernährt, einen direkten Einfluss auf die Kontrolle des Blutzuckerspiegels hat. Die Ernährung spielt eine Schlüsselrolle bei der Regulierung des Blutzuckerspiegels und eine der Hauptaufgaben des Betreuers ist es, den Patienten darüber aufzuklären, wie wichtig es ist, seine Ernährung zu verstehen und an seine Blutzuckerwerte anzupassen. Ziel ist es, dem Patienten zu helfen, seine Mahlzeiten ausgewogen zu gestalten und gleichzeitig plötzlichen Blutzuckerschwankungen vorzubeugen, unabhängig davon, ob es sich um Episoden von Hyperglykämie oder Hypoglykämie handelt.

Einer der ersten Aspekte, die dem Patienten erklärt werden müssen, ist die Rolle der **Kohlenhydrate** in der Ernährung. Kohlenhydrate, die in Lebensmitteln wie Brot, Nudeln, Getreide, Obst oder stärkehaltigen Gemüsesorten enthalten sind, haben einen direkten Einfluss auf den Blutzuckerspiegel. Sie werden nach der Verdauung im Blut in Glukose umgewandelt. Der Betreuer sollte dem Patienten beibringen, wie er kohlenhydratreiche Lebensmittel erkennt und wie der Verzehr dieser Lebensmittel den Blutzuckerspiegel beeinflusst. Dabei geht es jedoch nicht darum, Kohlenhydrate vollständig aus der Ernährung zu streichen, sondern vielmehr darum, den **richtigen Umgang** mit Kohlenhydraten entsprechend den individuellen Bedürfnissen zu erlernen. Es ist wichtig, dass der Patient weiß, dass die Menge, die Qualität und der Zeitpunkt des Verzehrs dieser Kohlenhydrate entscheidend sind, um starke Schwankungen des Blutzuckerspiegels zu vermeiden.

Das Konzept **des glykämischen Index (GI)** ist ebenfalls von entscheidender Bedeutung für die Einbeziehung in die Ernährungsberatung. Der glykämische Index klassifiziert kohlenhydrathaltige Nahrungsmittel nach der Geschwindigkeit, mit der sie den Glukosespiegel im Blut erhöhen. Lebensmittel mit hohem GI, wie Weißbrot, Süßigkeiten oder Limonaden, verursachen schnelle Blutzuckerspitzen, während Lebensmittel mit niedrigem GI, wie Hülsenfrüchte, Vollkornprodukte oder bestimmte Obstsorten, die Glukose langsamer und stabiler freisetzen. Der Pflegende sollte den Patienten ermutigen, **Lebensmittel mit niedrigem GI** zu bevorzugen, da diese den Blutzuckerspiegel über den Tag hinweg stabiler halten und postprandialen (nach dem Essen) Hyperglykämie-Episoden vorbeugen.

Neben dem glykämischen Index ist die **Portionsgröße** von entscheidender Bedeutung. Der Patient muss verstehen, dass selbst Lebensmittel mit einem niedrigen GI den Blutzuckerspiegel deutlich erhöhen können, wenn sie in zu großen Mengen verzehrt werden. Der Pfleger kann den Patienten daher auf das **Portionsmanagement** aufmerksam machen, indem er ihm erklärt, wie er seinen Teller ausgewogen gestalten kann. Zum Beispiel ist eine mäßige Portion brauner Reis (mit einem niedrigeren GI als weißer Reis) mit Gemüse und magerem Eiweiß wie gegrilltem Hähnchenfleisch einer großen Portion weißer Nudeln vorzuziehen. Der Pfleger kann einfache Hilfsmittel wie die Tellermethode empfehlen, bei der die Hälfte des Tellers aus nicht stärkehaltigem Gemüse, ein Viertel aus magerem Eiweiß und ein Viertel aus komplexen Kohlenhydraten besteht. Diese Methode reduziert den Überschuss an Kohlenhydraten und bietet gleichzeitig eine ausgewogene und nahrhafte Mahlzeit.

Ein weiterer entscheidender Aspekt ist **die Anpassung der Ernährung an die Blutzuckerwerte**. Der Pfleger sollte den Patienten anleiten, seinen Blutzuckerspiegel regelmäßig zu überwachen, insbesondere vor und nach den Mahlzeiten, um zu verstehen, wie der Körper auf die verschiedenen Nahrungsmittel reagiert. Wenn ein Patient beispielsweise **nach einer Mahlzeit** eine **Hyperglykämie** feststellt, muss er wahrscheinlich seine Kohlenhydrataufnahme bei den nächsten Mahlzeiten anpassen oder Nahrungsmittel mit einem niedrigeren GI wählen. Der Betreuer kann den Patienten ermutigen, ein Ernährungstagebuch zu führen, in dem er seine Mahlzeiten und seine Blutzuckerwerte festhält. Dies ermöglicht es, Blutzuckermuster zu erkennen und fundierte Anpassungen an die spezifischen Bedürfnisse des Patienten vorzunehmen. Das Tagebuch ermöglicht es dem Arzt oder Diätspezialisten auch, die Reaktionen des Patienten auf verschiedene Arten von Nahrungsmitteln besser zu verstehen und die Behandlung gegebenenfalls anzupassen.

Es ist auch wichtig, **die Mahlzeiten an spezifische Situationen** wie körperliche Betätigung, Stress oder Krankheit **anzupassen**, die alle einen Einfluss auf den Blutzuckerspiegel haben können. Die Pflegekraft sollte erklären, dass körperliche Betätigung den Blutzuckerspiegel senken kann, was bedeutet, dass vor einer körperlichen Betätigung eine zusätzliche Kohlenhydratzufuhr erforderlich sein kann, um eine Hypoglykämie zu verhindern. Auch in Zeiten von Stress oder Krankheit kann der Blutzuckerspiegel ansteigen, selbst wenn keine Ernährungsumstellung erfolgt. Der Patient muss dann lernen, seine Mahlzeiten anzupassen, z.B. indem er in solchen Zeiten schnelle Kohlenhydrate reduziert und Ballaststoffe und Proteine erhöht, um den Blutzuckerspiegel zu stabilisieren.

Die **Bedeutung von Zwischenmahlzeiten** ist ein weiterer Aspekt, der bei der Ernährungsberatung berücksichtigt werden sollte. Einige Menschen, insbesondere diejenigen, die Insulin oder blutzuckersenkende Medikamente einnehmen, benötigen möglicherweise Snacks zwischen den Mahlzeiten, um Hypoglykämien zu vermeiden. Der Betreuer kann gesunde und ausgewogene Snacks empfehlen, die ausreichend Energie liefern, ohne den Blutzuckerspiegel zu stark ansteigen zu lassen. Snacks wie eine Handvoll Nüsse, ein zuckerfreier Naturjoghurt oder ein Stück Obst mit niedrigem GI (wie ein Apfel oder Beeren) sind gute Optionen, um den Blutzuckerspiegel zwischen den Mahlzeiten stabil zu halten.

Schließlich ist es wichtig, den Patienten daran zu erinnern, dass **jeder Mensch anders auf Nahrungsmittel reagiert** und dass die Behandlung von Diabetes ein individueller Prozess ist. Der

Betreuer sollte den Patienten ermutigen, sich die Zeit zu nehmen, seinen Körper zu beobachten, auf seine Reaktionen zu hören und nicht zu zögern, seine Essgewohnheiten auf der Grundlage der Erkenntnisse über seinen eigenen Stoffwechsel anzupassen. Dies bedeutet auch, dass der Patient sich durch gelegentliche Blutzuckerschwankungen nicht entmutigt fühlen sollte, sondern sie als Indikator nutzen sollte, um seinen Körper besser zu verstehen und seine Ernährung anzupassen.

○ Verwaltung von Mahlzeiten und Snacks in Krankenhäusern

Das Management von Mahlzeiten und Snacks in Krankenhäusern ist eine Schlüsselkomponente für das Wohlbefinden und die Pflege von Patienten, insbesondere von Patienten mit chronischen Krankheiten wie Diabetes. In einer Umgebung, in der die medizinische Versorgung streng geplant und die Ernährungsbedürfnisse vielfältig sind, spielt die richtige Ernährung eine entscheidende Rolle bei der Stabilisierung des Gesundheitszustands des Patienten, der Blutzuckerkontrolle und der Unterstützung des Heilungsprozesses. Die Pflegekraft, die an vorderster Front der Patientenbetreuung steht, spielt eine wesentliche Rolle bei der Koordination und Anpassung der Mahlzeiten an die spezifischen Bedürfnisse jedes einzelnen Patienten.

Im Krankenhaus hat jeder Patient unterschiedliche Ernährungsbedürfnisse und es ist wichtig, dass die **Mahlzeiten** auf die jeweilige Erkrankung, das Alter, die Behandlung und den allgemeinen Zustand des Patienten **abgestimmt werden**. Bei einem Diabetespatienten steht die Blutzuckereinstellung im Vordergrund, was eine genaue Anpassung der Kohlenhydrat- und Kalorienzufuhr erfordert. Der Pfleger muss sicherstellen, dass die Mahlzeiten ausgewogen sind und die notwendigen Nährstoffe liefern, ohne dass es zu großen Schwankungen des Blutzuckerspiegels kommt. Dies bedeutet, dass eine harmonische Verteilung von komplexen Kohlenhydraten, mageren Proteinen und Ballaststoffen sichergestellt werden muss.

Eine der größten Herausforderungen im Krankenhaus ist die Einhaltung der **Essenszeiten**. Die Mahlzeiten müssen zu regelmäßigen Zeiten serviert werden, um eine Verlängerung der Fastenzeiten zu vermeiden, was bei Patienten, die mit Antidiabetika oder Insulin behandelt werden, zu einer Hypoglykämie führen könnte. Der Pfleger muss darauf achten, dass die Patienten ihre Mahlzeiten innerhalb eines angemessenen Zeitraums nach der Ausgabe essen, damit das Insulin oder die oralen Medikamente zum optimalen Zeitpunkt wirken können. Dieses strikte Zeitmanagement hilft, den Blutzuckerspiegel im Gleichgewicht zu halten und Komplikationen zu vermeiden.

Ein weiterer wichtiger Aspekt des Essensmanagements im Krankenhaus ist die **Anpassung der Portionen** an die individuellen Bedürfnisse. Jeder Patient reagiert anders auf die Menge an Kohlenhydraten und Kalorien und es kann notwendig sein, die Portionen entsprechend den Blutzuckerwerten oder den Anweisungen des Arztes anzupassen. Der Pfleger kann in Zusammenarbeit mit dem Diätassistenten des Krankenhauses die Kohlenhydratmenge anpassen, indem er beispielsweise die Stärkeportion erhöht oder verringert, um den Blutzuckerwerten des Patienten gerecht zu werden. Darüber hinaus ist es wichtig, sicherzustellen, dass die Patienten ausreichend essen, insbesondere diejenigen, die unter Appetitlosigkeit oder Unterernährung leiden. In diesen Fällen können kleinere, aber häufigere Mahlzeiten angeboten werden, die nährstoffreiche Lebensmittel mit wenig schnellem Zucker enthalten, wie Gemüsepürees oder nahrhafte Smoothies.

Die Zugänglichkeit und die Präsentation der Mahlzeiten sind ebenfalls Elemente, **die** bei der Verwaltung der Mahlzeiten im Krankenhaus berücksichtigt werden müssen. Einige Patienten, insbesondere ältere Menschen oder solche mit eingeschränkter Mobilität, können Schwierigkeiten haben, selbstständig zu essen. Der Pfleger muss daher sicherstellen, dass die Patienten einen leichten Zugang zu ihren Mahlzeiten haben, sei es durch die Anpassung der Bettposition oder die Bereitstellung geeigneter Utensilien. Darüber hinaus spielt die Präsentation der Mahlzeiten eine Rolle für den Appetit des Patienten. Gut präsentierte Mahlzeiten mit einer Vielfalt an Farben und Texturen können das Verlangen nach Essen anregen, was besonders wichtig für Patienten ist, die aufgrund von Krankheit oder Behandlung unter Appetitlosigkeit leiden.

Der **Umgang mit Snacks** zwischen den Mahlzeiten ist für stationäre Patienten ebenso wichtig, insbesondere für diejenigen, die den Blutzuckerspiegel über den Tag hinweg stabil halten müssen. Die Pflegekraft muss sicherstellen, dass die Zwischenmahlzeiten **gesund und** auf die Bedürfnisse des Patienten **abgestimmt** sind, indem sie regelmäßig komplexe Kohlenhydrate und Proteine zuführt, um starke Schwankungen des Blutzuckerspiegels zu vermeiden. Für einen Diabetiker ist es wichtig, dass die Snacks keine schnellen Zucker enthalten, sondern langsam verdauliche Kohlenhydrate, wie Obst mit niedrigem glykämischen Index (Äpfel, Birnen, Beeren), zuckerfreien Joghurt oder ballaststoffreiche Müsliriegel. Der Pfleger kann die Patienten auch ermutigen, proteinreiche Snacks wie Mandeln oder Nüsse zu sich zu nehmen, die helfen, das Sättigungsgefühl aufrechtzuerhalten und Blutzuckerspitzen zu vermeiden.

Das **Timing der Snacks** ist ebenfalls ein wesentlicher Aspekt. Patienten, die eine Insulintherapie erhalten, können beispielsweise Snacks zu strategischen Zeitpunkten benötigen, wie am späten Nachmittag oder vor dem Schlafengehen, um eine nächtliche Hypoglykämie zu vermeiden. Der Pfleger muss sicherstellen, dass diese Snacks zu angemessenen Zeiten eingenommen werden, abhängig von der medikamentösen Behandlung und den Blutzuckerspiegeln des Patienten. Dies kann eine enge Zusammenarbeit mit dem Patienten erfordern, um die Zeiten für die Zwischenmahlzeiten an die Blutzuckerwerte und die täglichen Schwankungen anzupassen.

Es ist auch wichtig, die **Ernährungsvorlieben** des Patienten zu berücksichtigen. Auch wenn die Krankenhausumgebung Einschränkungen mit sich bringt, kann die Beachtung der

Essensvorlieben den Appetit und die Einhaltung der vorgeschlagenen Diät positiv beeinflussen. Ein Patient, der gerne isst, wird eher bereit sein, seine Mahlzeiten zu beenden und so eine optimale Nährstoffbilanz aufrechtzuerhalten. Der Pfleger sollte daher auf das Feedback des Patienten achten, die Menüs nach Möglichkeit an den Geschmack des Patienten anpassen und Alternativen anbieten, wenn ein Patient eine Abneigung gegen das Essen oder religiöse oder kulturelle Einschränkungen hat. Diese Aufmerksamkeit für die individuelle Gestaltung der Mahlzeiten kann dazu beitragen, die Moral des Patienten zu stärken, die ein Schlüsselfaktor für seine Genesung ist.

Die **Überwachung der Nahrungsaufnahme** ist eine weitere wichtige Aufgabe des Krankenpflegers. In Krankenhäusern ist es von entscheidender Bedeutung zu überwachen, was jeder Patient tatsächlich isst, da manche Patienten ihre Mahlzeiten nicht beenden oder Schwierigkeiten haben, richtig zu essen. Der Pfleger sollte die aufgenommenen Mengen notieren und alle Schwierigkeiten oder Appetitlosigkeit dem Ernährungsberater oder dem Arzt melden. Wenn ein Patient Anzeichen von Unterernährung zeigt oder nicht genügend Kalorien zu sich nimmt, können schnell Maßnahmen ergriffen werden, wie die Einführung von Nahrungsergänzungsmitteln oder eine Anpassung der Diät.

Schließlich ist die **Koordination mit dem medizinischen und diätetischen Personal** von wesentlicher Bedeutung, um ein optimales Management der Mahlzeiten und Zwischenmahlzeiten zu gewährleisten. Der Pfleger muss sich regelmäßig mit dem Diätassistenten austauschen, um die Menüs an die spezifischen Bedürfnisse der Patienten anzupassen und sicherzustellen, dass die Ernährungsumstellung mit der medizinischen Behandlung vereinbar ist. Diese Zusammenarbeit ist besonders wichtig bei Diabetikern, deren Ernährung genau überwacht und an die Blutzuckerwerte, die Medikamente und die Entwicklung ihres Gesundheitszustands angepasst werden muss.

◦ Förderung der Selbstversorgung beim Verlassen des Dienstes

Die Förderung der Selbstversorgung bei der Entlassung ist ein zentrales Ziel in der Patientenversorgung, insbesondere bei Patienten mit chronischen Krankheiten wie Diabetes. Wenn ein Patient das Krankenhaus oder eine Pflegeeinrichtung verlässt, muss er in der Lage sein, seine Ernährung selbständig zu verwalten, um den Blutzuckerspiegel im Gleichgewicht zu halten und Komplikationen vorzubeugen. Der Pfleger ist durch seine Rolle in der Nähe des Patienten an vorderster Front, um praktische Ratschläge und die notwendige Aufklärung zu geben, damit der Patient eine informierte und nachhaltige Wahl seiner Ernährung im Alltag treffen kann. Der Schwerpunkt sollte auf dem Erwerb praktischer Fähigkeiten, einem klaren Verständnis der spezifischen Ernährungsbedürfnisse und dem Selbstvertrauen liegen, um im Alltag die richtigen Entscheidungen zu treffen.

Selbständige Ernährung beginnt mit dem **Verständnis der spezifischen Bedürfnisse** des Patienten. Der Pflegende muss sicherstellen, dass der Patient die Grundprinzipien einer auf seine Erkrankung abgestimmten Ernährung verstanden hat, wie z.B. den Umgang mit Kohlenhydraten, die Portionsgrößen und die Bedeutung einer ausgewogenen Ernährung bei jeder Mahlzeit. Für einen Diabetiker bedeutet dies, dass er weiß, wie er Lebensmittel mit einem niedrigen glykämischen Index auswählen kann, dass er versteht, wie Kohlenhydrate seinen Blutzuckerspiegel beeinflussen und dass er die Bedeutung von Proteinen und Ballaststoffen kennt, um die Aufnahme von Zucker ins Blut zu verlangsamen. Diese Aufklärung sollte einfach und pragmatisch sein und zu technische Begriffe vermeiden, damit der Patient die Empfehlungen zu Hause leicht umsetzen kann.

Der Pfleger kann **konkrete Strategien** vorschlagen, um das tägliche Essensmanagement zu erleichtern. Ein effektiver Ansatz ist es, dem Patienten die Methode des ausgewogenen Tellers beizubringen, die eine einfache Visualisierung der Verteilung der Nahrungsmittelgruppen ermöglicht. Füllen Sie beispielsweise die Hälfte des Tellers mit nicht stärkehaltigem Gemüse (wie Spinat,

Karotten oder Brokkoli), ein Viertel mit einer mageren Proteinquelle (wie Fisch, Huhn oder Hülsenfrüchte) und das letzte Viertel mit komplexen Kohlenhydraten (wie brauner Reis oder Vollkornnudeln). Diese intuitive Methode hilft dem Patienten, seine Mahlzeiten zu strukturieren, ohne dass er die Lebensmittel abwiegen oder die Kalorien streng zählen muss, und gewährleistet gleichzeitig eine ausgewogene Ernährung.

Nachdem die Grundlagen der Ernährung erläutert wurden, ist es wichtig, den Patienten zu ermutigen, **seine Mahlzeiten zu planen**. Die Planung hilft, impulsive Nahrungsaufnahme zu vermeiden, die häufig reich an Zucker oder gesättigten Fetten sein kann, und fördert die Regelmäßigkeit der Mahlzeiten, die für die Stabilisierung des Blutzuckerspiegels wichtig ist. Der Pfleger kann dem Patienten raten, einen einfachen wöchentlichen Speiseplan zu erstellen, der seinen Vorlieben und Bedürfnissen entspricht, und eine entsprechende Einkaufsliste zu erstellen. Dies spart Zeit, reduziert den Stress bei der Zubereitung der Mahlzeiten und stellt sicher, dass der Patient die Lebensmittel erhält, die er benötigt, um eine ausgewogene Ernährung über die Woche hinweg aufrechtzuerhalten.

Der Pflegende sollte den Patienten auch dazu ermutigen, **informierte Entscheidungen zu treffen**, wenn er auswärts isst, sei es in einem Restaurant, bei einem Essen mit der Familie oder auf Reisen. Wenn Sie lernen, die gesündesten Optionen auf einer Speisekarte zu finden oder um Änderungen zu bitten (z.B. Pommes frites durch Gemüse zu ersetzen oder eine separate Soße zu verlangen), kann dies dem Patienten helfen, seine Ernährungsziele auch außerhalb des Hauses einzuhalten. Außerdem kann es hilfreich sein, dem Patienten vorzuschlagen, vor dem Verlassen des Hauses einen kleinen gesunden Snack zu sich zu nehmen, um zu vermeiden, dass er hungrig wird und weniger kluge Entscheidungen über seine Ernährung trifft.

Die **Portionsgröße** ist ein weiterer wichtiger Aspekt bei der Förderung der Selbstversorgung. In Krankenhäusern werden die Mahlzeiten oft nach den genauen Ernährungsbedürfnissen der

Patienten zubereitet, aber zu Hause müssen die Patienten lernen, ihre Portionen selbständig zu verwalten. Der Pfleger kann dem Patienten einfache Tricks zeigen, wie z.B. die Größe der Handfläche, um eine Proteinportion abzuschätzen, oder einen Handgriff, um eine Stärkeportion abzumessen. Diese visuellen Methoden machen es dem Patienten leicht, die Menge der Nahrung, die er zu sich nimmt, zu kontrollieren, ohne sich an strenge oder komplizierte Messungen gebunden zu fühlen.

Die **Selbstüberwachung** ist eine weitere Säule der Ernährungsautonomie, insbesondere bei Diabetespatienten. Der Betreuer sollte daran erinnern, wie wichtig es ist, den Blutzuckerspiegel regelmäßig zu überwachen, insbesondere nach den Mahlzeiten, um zu verstehen, wie sich verschiedene Nahrungsmittel auf den Blutzuckerspiegel auswirken. Wenn ein Patient feststellt, dass eine Mahlzeit, die reich an Kohlenhydraten oder schnellen Zuckern ist, zu einem signifikanten Anstieg des Blutzuckerspiegels führt, weiß er, dass er seine Nahrungsmittelauswahl bei zukünftigen Mahlzeiten anpassen muss. Diese regelmäßige Überwachung in Verbindung mit der Anpassung der Ernährung ermöglicht es dem Patienten, die Bedürfnisse seines Körpers besser zu verstehen und seine Ernährungsgewohnheiten entsprechend anzupassen.

Ein weiterer wichtiger Punkt ist die Unterstützung des Patienten bei der **Entwicklung flexibler**, aber konsequenter **Ernährungsgewohnheiten**. Es ist wichtig, dass der Patient sich nicht durch zu strenge oder restriktive Diäten eingeschränkt fühlt, die auf Dauer schwer durchzuhalten sein könnten. Der Pfleger sollte daher eine abwechslungsreiche und genussvolle Ernährung fördern und betonen, dass eine selbständige Ernährung eher auf der Fähigkeit beruht, die Mahlzeiten ausgewogen zu gestalten, als auf Verzicht. Der Patient sollte sich frei fühlen, gelegentlich etwas zu essen, aber wissen, wie er später seine Mahlzeiten ausgewogen gestalten kann, um dies zu kompensieren.

Gleichzeitig ist es wichtig, **den Patienten über die Bedeutung der Flüssigkeitszufuhr aufzuklären**. Wasser spielt eine entscheidende Rolle im Stoffwechsel und hilft bei der Regulierung des Blutzuckerspiegels, insbesondere indem es bei einer Hyperglykämie hilft, überschüssige Glukose über den Urin auszuscheiden. Der Pfleger sollte den Patienten daran erinnern, den ganzen Tag über regelmäßig zu trinken und dabei zuckerhaltige Getränke zu vermeiden, da diese den Blutzuckerspiegel schnell erhöhen können. Insbesondere Alternativen wie Wasser mit Fruchtgeschmack, Kräutertees oder zuckerfreie Getränke können eine angenehme und gesunde Option sein.

Der Pfleger kann die Selbstversorgung **mit** Lebensmitteln auch fördern, indem er **die Angehörigen** des Patienten in den Prozess **einbezieht.** Das Ernährungsmanagement kann manchmal eine Herausforderung darstellen, insbesondere für Menschen, die nicht regelmäßig kochen oder bei der Zubereitung von Mahlzeiten auf andere angewiesen sind. Durch die Einbeziehung von Familienmitgliedern in die Ernährungserziehung kann ein unterstützendes Umfeld zu Hause geschaffen werden, in dem die Mahlzeiten in Übereinstimmung mit den Bedürfnissen des Patienten zubereitet werden. Die Angehörigen können auch eine entscheidende Rolle spielen, indem sie helfen, die Essenszeiten einzuhalten und sich an der Menüplanung beteiligen.

Schließlich sollte die Unterstützung **bei** der Selbstversorgung auch **praktische Ratschläge für den Einkauf** beinhalten, wie das Lesen von Nährwertangaben, um Lebensmittel mit einem niedrigen Gehalt an Zucker und gesättigten Fettsäuren zu wählen, frische und unverarbeitete Produkte zu bevorzugen und ultraverarbeitete Lebensmittel mit einem hohen Gehalt an Zusatzstoffen und verstecktem Zucker zu vermeiden. Der Betreuer kann erklären, wie man die Angaben "ohne Zuckerzusatz", "reich an Ballaststoffen" oder "niedriger GI" erkennt, die den Bedürfnissen des Diabetikers besser entsprechen. Wenn der Patient weiß, welche Produkte er bevorzugen und welche Zutaten er meiden sollte, wird er in seiner Lebensmittelauswahl sicherer, was seine Autonomie stärkt.

- **Unterabschnitt 3: Unterstützung der Patienten bei der emotionalen Bewältigung**
  - Begleitung von Patienten bei krankheitsbedingten Ängsten

Die Begleitung von Patienten bei krankheitsbedingten Ängsten ist ein wesentlicher Teil der Rolle des Pflegers. Wenn ein Patient mit einer chronischen oder schweren Krankheit wie Diabetes oder einem anderen Gesundheitszustand konfrontiert ist, kann er häufig Angst vor der ungewissen Zukunft, möglichen Komplikationen oder einfach vor dem täglichen Umgang mit seinem Zustand empfinden. Diese Ängste können nicht nur sein geistiges Wohlbefinden beeinträchtigen, sondern auch seine Fähigkeit, sich selbst zu versorgen und seine Behandlung korrekt durchzuführen. Daher ist es von entscheidender Bedeutung, dass der Pfleger emotionale und psychologische Unterstützung bietet, um dem Patienten zu helfen, diese Angst zu überwinden, eine gewisse Gelassenheit zu erlangen und sein Vertrauen in seine Fähigkeit, mit seiner Krankheit umzugehen, zu stärken.

Der erste Schritt in der Begleitung eines Angstpatienten besteht darin, **zuzuhören**. Es ist wichtig, dass der Patient seine Ängste, Zweifel und Emotionen ohne Bewertung ausdrücken kann. Angst kann oft aus dem Gefühl heraus entstehen, keine Kontrolle über den eigenen Gesundheitszustand zu haben oder die Auswirkungen der Krankheit nicht vollständig zu verstehen. Der Pfleger muss dem Patienten ein offenes Ohr bieten, damit er seine Ängste, seien sie rational oder irrational, verbalisieren kann. Allein die Tatsache, dass der Patient über seine Ängste spricht, kann bereits eine Erleichterung darstellen, da er sich gehört und wahrgenommen fühlt.

Neben dem aktiven Zuhören muss der Pfleger auch **klare Informationen** über die Krankheit, die Behandlungen und die notwendigen Änderungen des Lebensstils anbieten. Angst entsteht oft aufgrund von Missverständnissen oder einem Mangel an Informationen. Indem der Pfleger in ruhiger und verständlicher Weise erklärt, was die Krankheit ist, wie sie behandelt werden kann und welche Schritte zu unternehmen sind, hilft er, die

Ungewissheit zu verringern, die die Angst schürt. Für einen Diabetespatienten kann es beispielsweise eine scheinbar unkontrollierbare Situation in eine kontrollierte Routine verwandeln, wenn er versteht, wie Insulin funktioniert, wie er seine Ernährung an seinen Blutzuckerspiegel anpassen kann und wie er Komplikationen vermeiden kann.

Es ist jedoch wichtig, **die Informationen** entsprechend dem emotionalen Zustand des Patienten **zu dosieren**. Ein bereits ängstlicher Patient kann sich angesichts einer Überflutung mit medizinischen Informationen noch überforderter fühlen. Der Pfleger muss daher seine Sprache anpassen, indem er die Informationen in kleinen Schritten vermittelt und regelmäßig überprüft, ob der Patient sie versteht und sich nicht überfordert fühlt. Der Schlüssel liegt darin, komplexe Informationen in einfache, leicht verdauliche und praktische Elemente zu zerlegen, die der Patient schrittweise in seinem Alltag anwenden kann.

Eine weitere wirksame Strategie, um Patienten bei der Bewältigung ihrer Ängste zu helfen, besteht darin, sie zu ermutigen, **aktiv an ihrer Behandlung teilzunehmen**. Einer der Hauptfaktoren für krankheitsbedingte Ängste ist das Gefühl der Hilflosigkeit oder des Kontrollverlustes. Indem der Pfleger den Patienten in die Entscheidungen über seine Behandlung oder seinen Lebensstil einbezieht, gibt er ihm die Möglichkeit, die Kontrolle über seine Situation zurückzugewinnen. Dies kann in einfachen Gesten zum Ausdruck kommen, wie z.B. die Ermutigung des Patienten, seinen Blutzuckerspiegel selbst zu überwachen, bei der Erstellung seines Essensplans mitzuwirken oder zu entscheiden, welche körperlichen Aktivitäten er in seine tägliche Routine aufnehmen möchte. Indem der Patient seine Gesundheit selbst in die Hand nimmt, kann er seinen Körper wieder in den Griff bekommen und seine Ängste abbauen.

Der Pfleger kann dem Patienten auch **Entspannungstechniken** anbieten, um die Angst im Alltag besser zu bewältigen. Einfache Übungen wie tiefes Atmen, Meditation oder progressive Muskelentspannung können helfen, das Nervensystem zu beruhigen und die körperlichen Symptome der Angst, wie Herzklopfen oder Muskelverspannungen, zu reduzieren. Wenn sich der Patient einige Minuten pro Tag Zeit nimmt, um diese Techniken zu üben, kann er lernen, besser mit Angstspitzen umzugehen. Der Pfleger kann auch beruhigende Aktivitäten wie Spazierengehen, Lesen oder Musikhören empfehlen, um dem Patienten zu helfen, sich von seinen ängstlichen Gedanken zu lösen und sich auf einfache Freuden zu konzentrieren.

Die emotionale Unterstützung durch die Angehörigen des Patienten kann ebenfalls eine entscheidende Rolle bei der Bewältigung von Ängsten spielen. Der Pfleger kann Familie und Freunde ermutigen, den Patienten bei seinen Bemühungen, mit der Krankheit umzugehen, zu unterstützen. Ein starkes Unterstützungsnetzwerk hilft dem Patienten, sich auf seinem Weg nicht isoliert zu fühlen. Die Angehörigen können auch praktische Hilfe leisten, indem sie den Patienten zu Arztterminen begleiten, mit ihm ausgewogene Mahlzeiten teilen oder ihn ermutigen, aktiv zu bleiben. Der Pfleger kann zwischen dem Patienten und seinen Angehörigen vermitteln, indem er ihnen hilft zu verstehen, was der Patient durchmacht und ihnen Ratschläge gibt, wie sie den Patienten am besten begleiten können, ohne den Stress zu verstärken.

Ein weiterer wichtiger Aspekt der Begleitung ist der **Umgang mit negativen Emotionen** wie Frustration oder Ärger. Patienten, insbesondere solche mit einer chronischen Krankheit, können Wut über ihre Situation empfinden, was die Angst verstärken kann. Der Pfleger muss diese Emotionen bestätigen und darf ihre Bedeutung nicht herunterspielen. Es ist natürlich, dass ein Patient diese Gefühle hat, und der Pfleger kann ihn ermutigen, diese Wut auf gesunde Weise auszudrücken, sei es durch Gespräche oder körperliche Aktivitäten, die den angesammelten Stress abbauen.

In einigen Fällen können die Ängste des Patienten so stark sein, dass sie seine Fähigkeit beeinträchtigen, seine Medikamente einzunehmen oder ein normales Alltagsleben zu führen. Der Pfleger muss dann die Anzeichen einer **pathologischen Angst** erkennen und den Patienten ermutigen, eine Fachkraft für psychische Gesundheit wie einen Psychologen oder Psychiater aufzusuchen. Es geht nicht nur darum, die körperliche Krankheit zu behandeln, sondern auch darum, die psychische Gesundheit des Patienten ganzheitlich zu behandeln. Eine kognitive Verhaltenstherapie (CBT) oder psychologische Betreuung kann für Patienten mit chronischen Ängsten oder Depressionen, die mit ihrem Gesundheitszustand zusammenhängen, eine große Hilfe sein.

Schließlich sollte der Pfleger **ein Vorbild an Ruhe und Vertrauen** sein. Das Verhalten des Helfers hat einen direkten Einfluss auf das Verhalten des Patienten. Indem der Pfleger ruhig, beruhigend und positiv bleibt, kann er die Angst des Patienten lindern. Die Bereitstellung einer wohlwollenden und stressfreien Pflegeumgebung trägt zur Entspannung des Patienten bei und gibt ihm das Gefühl, sicher und unterstützt zu sein. Dieses Gefühl der emotionalen Sicherheit ist entscheidend dafür, dass der Patient seine Ängste überwinden und sich auf seine Genesung oder die Bewältigung seiner Krankheit konzentrieren kann.

      ◦   Förderung von Entspannungs- und Stressbewältigungstechniken

Die Förderung von Entspannungs- und Stressbewältigungstechniken ist für das Wohlbefinden der Patienten von entscheidender Bedeutung, insbesondere derjenigen, die an chronischen Krankheiten wie Diabetes leiden, wo Stress die Symptome verschlimmern und den Umgang mit der Krankheit erschweren kann. Chronischer Stress hat einen direkten Einfluss auf die körperliche und geistige Gesundheit und erhöht den Cortisolspiegel im Körper, was sich auf den Blutzuckerspiegel, den Blutdruck und die Immunität auswirken kann. Um den Patienten zu helfen, ihren Zustand besser zu bewältigen und ihre Lebensqualität zu verbessern, spielt der Pfleger eine Schlüsselrolle, indem er ihnen einfache und effektive Entspannungstechniken beibringt, ihnen praktische Hilfsmittel zum Abbau von Stress im Alltag an die Hand gibt und sie bei der Anwendung dieser Methoden begleitet.

Eine der ersten Techniken, die gefördert werden sollte, ist die **Tiefenatmung**, die eine einfache und leicht zugängliche Methode ist, um das Nervensystem schnell zu beruhigen. Die tiefe Atmung oder Bauchatmung hilft, Spannungen abzubauen, den Körper mit Sauerstoff zu versorgen und den Cortisolspiegel zu senken. Der Pfleger kann dem Patienten erklären, wie diese Technik zu praktizieren ist: langsam durch die Nase einatmen, das Zwerchfell (nicht die Brust) anschwellen lassen, den Atem für einige Sekunden anhalten und dann langsam durch den Mund ausatmen. Wenn Sie diese Übung einige Minuten lang wiederholen, wird der Patient fast sofort eine Entspannung verspüren. Diese Technik kann in Momenten akuten Stresses angewendet oder in die tägliche Routine integriert werden, um Angstzuständen vorzubeugen. Der Pfleger kann den Patienten ermutigen, diese Übung in ruhigen Momenten durchzuführen, z.B. morgens nach dem Aufwachen oder vor dem Schlafengehen, damit er lernt, seinen Atem in stressigeren Situationen besser zu kontrollieren.

Neben der Atmung kann der Pfleger dem Patienten auch die **progressive Muskelentspannung** beibringen. Bei dieser Methode werden die verschiedenen Muskelgruppen des Körpers angespannt und wieder entspannt, beginnend bei den Füßen und bis zum Kopf. Das Ziel ist es, sich der im Körper angesammelten Spannungen bewusst zu werden und zu lernen, sie zu lösen. Der Helfer kann den Patienten Schritt für Schritt anleiten: die Fußmuskeln fünf Sekunden lang anspannen und dann vollständig entspannen, dann zu den Waden übergehen und so weiter bis zum Kopf. Diese Übung hilft, die körperlichen Spannungen zu lösen, die häufig mit mentalem Stress einhergehen, und trägt zu einer allgemeinen Beruhigung des Körpers bei. Progressive Muskelentspannung kann besonders für Patienten mit chronischen Schmerzen oder angstbedingten körperlichen Verspannungen von Vorteil sein.

Eine weitere effektive Methode, die gefördert werden sollte, ist die **Achtsamkeitsmeditation**. Achtsamkeit bedeutet, die Aufmerksamkeit auf den gegenwärtigen Moment zu richten, ohne zu urteilen, und sich auf Körperempfindungen, Atmung oder Gedanken zu konzentrieren, ohne zu versuchen, diese zu verändern. Diese Technik hilft, die Flut von negativen oder aufdringlichen Gedanken zu reduzieren, die oft Stress verursachen. Der Pfleger kann diese Praxis einführen, indem er erklärt, dass bereits wenige Minuten am Tag ausreichen, um die Vorteile zu spüren. Beginnend mit einer einfachen Sitzung von fünf bis zehn Minuten kann sich der Patient an einen ruhigen Ort setzen, die Augen schließen und sich auf seine Atmung konzentrieren, während er die Gedanken vorbeiziehen lässt, ohne ihnen Bedeutung beizumessen. Mit der Zeit kann diese Praxis helfen, Ängste zu reduzieren und die Widerstandsfähigkeit gegenüber stressigen Situationen zu erhöhen.

Der Pfleger kann auch die Nutzung von **mobilen Anwendungen zur Entspannung** oder geführten Meditation fördern, die leicht zugänglich sind und verschiedene Übungen anbieten, sei es zur Stressbewältigung, zur Verbesserung des Schlafs oder zur Steigerung der Konzentration. Diese digitalen Hilfsmittel sind praktisch für Patienten, die mit der Entspannung beginnen, da sie strukturierte Unterstützung und Erinnerungen bieten, um diese Praktiken in ihre tägliche Routine zu integrieren. Sie können besonders nützlich für Personen sein, die Schwierigkeiten haben, sich allein zu entspannen, oder die eine geführte Anleitung wünschen.

Yoga ist eine weitere effektive Technik zur Stressbewältigung, die Atmung, sanfte Bewegungen und Meditation kombiniert. Yoga hilft nicht nur, körperliche Spannungen zu lösen, sondern stärkt auch die Flexibilität, das Gleichgewicht und die Kraft, während der Geist beruhigt wird. Der Pfleger kann Patienten ermutigen, Yoga zu erlernen, auch wenn sie noch Anfänger sind, indem er Sitzungen auswählt, die auf ihre körperliche Verfassung abgestimmt sind. Es gibt sanfte Formen des Yoga, wie Hatha-Yoga oder Yoga Nidra (Schlaf-Yoga), die sich auf tiefe

Entspannung und die Ausrichtung des Körpers ohne Anstrengung konzentrieren. Außerdem kann Yoga auch von zu Hause aus praktiziert werden, da es viele Online-Videos gibt, die es dem Patienten ermöglichen, in seinem eigenen Tempo zu üben.

Bei Patienten, die unter starkem oder chronischem Stress leiden, kann der Pfleger auch Techniken der **positiven Visualisierung** empfehlen. Diese Methode besteht darin, sich beruhigende Szenen vorzustellen oder sich an einen ruhigen, angenehmen Ort wie einen Strand oder einen Wald zu versetzen, um die Aufmerksamkeit vom Stress abzulenken und ein Gefühl des geistigen Wohlbefindens zu erzeugen. Der Pfleger kann den Patienten anleiten, indem er ihm vorschlägt, die Augen zu schließen, sich auf vorgestellte sensorische Details zu konzentrieren (das Geräusch der Wellen, die Wärme der Sonne, den Geruch des Ozeans) und für einige Minuten ganz darin einzutauchen. Diese Technik ist besonders nützlich für Menschen, die Schwierigkeiten haben, sich körperlich zu entspannen, da sie ihre Vorstellungskraft mobilisiert, um einen mentalen Raum der Gelassenheit zu schaffen.

Neben den mentalen und physischen Techniken ist es wichtig, den Patienten an die Bedeutung von **regelmäßiger körperlicher Aktivität** bei der Stressbewältigung zu erinnern. Selbst mäßige körperliche Betätigung fördert die Produktion von Endorphinen, die als Wohlfühlhormone gelten, und hilft, den Spiegel des Stresshormons Cortisol zu senken. Der Pfleger kann einfache und leicht zugängliche Aktivitäten wie Spazierengehen, Schwimmen oder Radfahren fördern, die keine spezielle Ausrüstung erfordern und leicht in die Routine des Patienten integriert werden können. Durch regelmäßige körperliche Aktivität verbessert der Patient nicht nur seine körperliche Gesundheit, sondern auch seine Stimmung und seinen Umgang mit Stress.

Der Pfleger sollte auch die Bedeutung einer **umfassenden Lebenshygiene** betonen, um die Wirksamkeit der Entspannungstechniken zu verstärken. Dazu gehören ein guter Schlaf, eine ausgewogene Ernährung und die Reduzierung des

Konsums von Stimulanzien wie Koffein, die Angstzustände verschlimmern können. Insbesondere der Schlaf ist ein entscheidender Faktor bei der Stressbewältigung. Wenn ein Patient an Schlafstörungen leidet, können Techniken wie progressive Entspannung oder Meditation ihm helfen, leichter einzuschlafen. Der Pfleger kann den Patienten auch daran erinnern, vor dem Schlafengehen auf Bildschirme und Ablenkungen zu verzichten und eine beruhigende Schlafroutine zu schaffen.

Schließlich ist es wichtig, dass der Pfleger den Patienten ermutigt, **sich selbst gegenüber wohlwollend** zu **sein**. Es kann einige Zeit dauern, bis der Patient lernt, mit Stress umzugehen und Entspannungstechniken zu erlernen, und es ist wichtig, dass der Patient sich nicht unter Druck setzt oder sich selbst verurteilt, wenn er Schwierigkeiten hat. Jeder noch so kleine Fortschritt ist ein Schritt in Richtung eines besseren emotionalen Gleichgewichts. Der Pfleger sollte eine Quelle der Unterstützung und Motivation sein, indem er die Bemühungen des Patienten lobt und ihn ermutigt, bei der Anwendung der Entspannungstechniken zu bleiben.

- Die Bedeutung des aktiven Zuhörens und der psychologischen Unterstützung

Aktives Zuhören und psychologische Unterstützung sind bei der Betreuung von Patienten, insbesondere von Patienten mit chronischen oder schweren Krankheiten wie Diabetes, von größter Bedeutung. Neben der physischen und medizinischen Versorgung ist die emotionale und psychologische Betreuung ein wesentlicher Aspekt, der es dem Patienten ermöglicht, besser mit seiner Krankheit zu leben, sich verstanden, unterstützt und in seiner Gesamtheit betreut zu fühlen. Aktives Zuhören und psychologische Unterstützung sind wichtige Instrumente, um ein Umfeld des Vertrauens zu schaffen, Ängste abzubauen, die Therapietreue zu verbessern und die Lebensqualität des Patienten zu steigern.

Aktives Zuhören ist mehr als nur zu hören, was der Patient sagt. Es bedeutet, absichtlich und einfühlsam auf das zu achten, was der Patient sagt, zu verstehen, was er verbal und nonverbal ausdrückt, und ihm das Gefühl von Bestätigung und Verständnis zu geben. Wenn der Helfer aktiv zuhört, zeigt er dem Patienten, dass er voll präsent ist, sich um seine Sorgen kümmert und die Berechtigung seiner Emotionen anerkennt. Dies gibt dem Patienten das Gefühl, dass er gehört, respektiert und in seiner Erfahrung anerkannt wird. Dieser Prozess ist entscheidend für den Aufbau einer vertrauensvollen Beziehung, in der sich der Patient sicher genug fühlt, um nicht nur seine körperlichen Symptome, sondern auch seine Ängste, Frustrationen und Zweifel mitzuteilen.

Aktives Zuhören beruht auf mehreren Schlüsselelementen, von denen **das** erste **die volle Aufmerksamkeit** ist. Der Helfer muss völlig verfügbar sein und jede Ablenkung vermeiden, um aufmerksam zuzuhören, was der Patient zu sagen hat. Dies bedeutet, dass er sich wirklich auf seine Worte, Gesten, Gesichtsausdrücke und seinen Tonfall konzentrieren muss, um seinen emotionalen Zustand vollständig zu verstehen. Beispielsweise kann ein Patient seine Sorge über seine Behandlung zum Ausdruck bringen, aber seine Körpersprache oder sein Zögern können eine tiefere Angst über seine Fähigkeit, mit seiner Krankheit umzugehen, zum Ausdruck bringen. Wenn der Pfleger auf diese subtilen Signale achtet, kann er eine besser angepasste Unterstützung anbieten und angemessen auf die zugrunde liegenden Bedürfnisse des Patienten reagieren.

Neben der Aufmerksamkeit ist **die Neuformulierung** eine weitere wichtige Technik des aktiven Zuhörens. Durch die Neuformulierung der Äußerungen des Patienten wird klargestellt, was er geäußert hat, und es zeigt ihm, dass seine Botschaft richtig verstanden wurde. Wenn ein Patient beispielsweise seine Frustration darüber ausdrückt, dass seine Blutzuckerwerte trotz seiner Bemühungen nicht stabil sind, kann der Pfleger umformulieren und sagen: "Sie sind frustriert, weil sich Ihre Blutzuckerwerte trotz Ihrer Bemühungen, die Diät und die

Behandlung einzuhalten, noch nicht stabilisiert haben." Diese Neuformulierung verdeutlicht nicht nur die Aussage, sondern bestätigt auch die Gefühle des Patienten und ermutigt ihn, das Gespräch fortzusetzen und seine Gefühle zu vertiefen.

Empathie ist ebenfalls ein zentraler Bestandteil des aktiven Zuhörens. Der Pflegende muss emotionales Verständnis und Sensibilität für das zeigen, was der Patient durchmacht. Das bedeutet nicht nur, dass man mit dem Schmerz oder den Schwierigkeiten des Patienten mitfühlt, sondern auch, dass man sich in ihn hineinversetzt, um die emotionalen Auswirkungen seiner Krankheit zu verstehen. Empathie hilft, eine starke und aufrichtige menschliche Beziehung zu schaffen, in der sich der Patient über seine körperlichen Symptome hinaus verstanden fühlt. Es fördert auch eine Atmosphäre des Wohlwollens und der Unterstützung, in der der Patient keine Angst hat, sich verletzlich zu zeigen oder seine Ängste zu äußern.

Ein weiterer wesentlicher Aspekt des aktiven Zuhörens ist **das Nicht-Urteilen**. Der Patient sollte sich frei fühlen, seine Gefühle, auch die negativen, auszudrücken, ohne Angst, beurteilt oder kritisiert zu werden. Manchmal kann die Krankheit Schuld-, Wut- oder Schamgefühle auslösen, die der Patient nur ungern ausspricht. Der Pfleger schafft einen wohlwollenden, unkritischen Raum für Gespräche und ermöglicht es dem Patienten, seine Gefühle und Ängste zu erkunden, ohne sich durch soziale Normen oder Erwartungen eingeschränkt zu fühlen. Die psychologische Unterstützung hängt weitgehend von dieser Fähigkeit ab, alle Emotionen des Patienten zuzulassen, auch wenn sie unbequem oder schwierig sind.

Die **psychologische Unterstützung**, die der Pfleger leistet, geht über das Zuhören hinaus. Es geht auch darum, Ressourcen, Ermutigung und eine beruhigende Präsenz anzubieten, um dem Patienten zu helfen, sich durch die emotionalen Aspekte seiner Krankheit zu navigieren. Bei schwerwiegenden oder chronischen Diagnosen kann sich der Patient verloren, überwältigt oder entmutigt fühlen. In solchen Momenten kann der Pfleger eine zentrale Rolle spielen, indem er **die Resilienz** des Patienten **stärkt**, ihm zeigt, dass er über Ressourcen verfügt, um die Herausforderungen zu bewältigen, und ihm ständige Unterstützung anbietet, um diese schwierigen Zeiten zu überstehen.

Eine der direktesten Formen der psychologischen Unterstützung ist **die Ermutigung**. Patienten können oft an ihren Fähigkeiten zweifeln, eine strenge Behandlung zu befolgen oder die mit ihrer Krankheit verbundenen Belastungen zu bewältigen. Der Pfleger kann eine wichtige Rolle dabei spielen, die Bemühungen des Patienten zu würdigen, seine Fortschritte anzuerkennen und ihn zum Durchhalten zu ermutigen. Selbst wenn ein Patient beispielsweise Schwierigkeiten hat, seinen Blutzuckerspiegel zu regulieren, kann der Pfleger die Bemühungen des Patienten hervorheben und ihm helfen, sich auf die kleinen Erfolge zu konzentrieren, während er gleichzeitig Anpassungen vorschlägt, um die langfristigen Ergebnisse zu verbessern. Diese Art der moralischen Unterstützung stärkt das Vertrauen des Patienten in seine Fähigkeit, mit seiner Krankheit umzugehen und die täglichen Herausforderungen zu bewältigen.

Darüber hinaus kann die psychologische Unterstützung **auch praktische Ratschläge** für den Umgang mit den emotionalen Aspekten der Krankheit beinhalten. Der Pfleger kann Entspannungstechniken wie tiefes Atmen oder Meditation einführen, um die mit der medizinischen Unsicherheit verbundenen Ängste zu verringern. Er kann dem Patienten auch empfehlen, seine Gefühle mit seinen Angehörigen zu teilen oder an Selbsthilfegruppen teilzunehmen, wo er sich mit anderen Menschen austauschen kann, die ähnliche Erfahrungen machen. Diese Art der Begleitung trägt dazu bei, das Unterstützungsnetzwerk des Patienten zu stärken und ihn mit zusätzlichen Ressourcen zu verbinden, um sein emotionales Wohlbefinden zu verbessern.

Es ist auch wichtig zu erkennen, dass **die psychologischen Auswirkungen der Krankheit** nicht auf den Patienten selbst beschränkt sind, sondern auch die Angehörigen betreffen. Der Pfleger kann eine unterstützende Rolle für die Familie spielen, indem er ihnen hilft, die emotionalen Herausforderungen des Patienten zu verstehen und sie anleitet, wie sie ihm am besten moralische Unterstützung geben können. Eine gut informierte und wohlwollende Familie kann eine wertvolle Ressource für den Patienten sein, die ihm täglich Unterstützung bietet, die die des Gesundheitsteams ergänzt.

Schließlich ist es wichtig, dass der Pfleger **die Grenzen seiner Rolle erkennt** und den Patienten gegebenenfalls an eine psychosoziale Fachkraft verweist. Manchmal können Angstzustände, Depressionen oder krankheitsbedingter Stress die Fähigkeiten des Betreuers übersteigen, so dass eine spezialisierte Intervention erforderlich ist. Wenn der Pfleger auf Anzeichen einer tieferen psychischen Notlage achtet, kann er den Patienten an einen Psychologen, Psychiater oder einen anderen Spezialisten verweisen, der eine intensivere Unterstützung bieten kann.

Kapitel 6

Ethische und berufliche Herausforderungen

- **Teil 1: Die Beziehung zwischen Patient und Pflegekraft**
  - ◦ Professionelle Distanz wahren und gleichzeitig Empathie zeigen

Professionelle Distanz zu wahren und gleichzeitig Empathie zu zeigen, ist ein heikles, aber wichtiges Gleichgewicht in Pflegeberufen, insbesondere für den Pfleger. Dieses Gleichgewicht ermöglicht es, eine vertrauensvolle und unterstützende Beziehung zum Patienten aufzubauen und schützt gleichzeitig die Pflegekraft vor emotionaler Erschöpfung und übermäßiger persönlicher Beteiligung. Empathie, eine wertvolle menschliche Eigenschaft, ist notwendig, um die Bedürfnisse, Emotionen und Ängste des Patienten zu verstehen. Sie muss jedoch durch eine professionelle Distanz ausgeglichen werden, die Neutralität und Objektivität sicherstellt, damit der Pfleger bei seinen Entscheidungen und seiner täglichen Arbeit effizient bleiben kann. Die richtige Handhabung dieses Gleichgewichts gewährleistet eine fürsorgliche Pflege, ohne die Professionalität zu beeinträchtigen.

Empathie bedeutet, sich in den Patienten hineinzuversetzen, seine Gefühle zu verstehen, ohne mit seinen Emotionen zu verschmelzen. Sie ermöglicht es dem Pfleger, das Leiden und die Sorgen des Patienten zu erkennen und anzunehmen, indem er sich wirklich um sein Wohlergehen kümmert. Dies bedeutet jedoch nicht, diese Emotionen zu teilen oder zu absorbieren, so dass wir davon überwältigt werden. Der Pfleger muss zuhören, aber eine gewisse **emotionale Distanz** wahren, **die** es ihm ermöglicht, rational zu denken und objektive Entscheidungen für die Gesundheit des Patienten zu treffen.

Professionelle Distanz ist nicht gleichbedeutend mit Kälte oder Distanziertheit. Sie schließt Wohlwollen und Wärme im Umgang mit dem Patienten nicht aus. Es handelt sich vielmehr um eine subtile Grenze, die es ermöglicht, sich nicht von den Emotionen des Patienten überwältigen zu lassen. Diese Distanz ist notwendig, um zu verhindern, dass sich der Pfleger zu sehr mit dem Schmerz oder der Not des Patienten identifiziert, was zu emotionaler Erschöpfung oder Schwierigkeiten bei der Ergreifung angemessener medizinischer Entscheidungen führen könnte. Wenn ein Pfleger zu sehr emotional involviert ist, kann er seine Fähigkeit verlieren, die Situation objektiv zu beurteilen und eine optimale Pflege zu leisten.

Eine Möglichkeit, **Empathie** mit **professioneller Distanz** zu verbinden, besteht darin, aktiv zuzuhören, ohne sich von den Emotionen des Patienten mitreißen zu lassen. Wenn ein Patient beispielsweise seine Traurigkeit oder Angst zum Ausdruck bringt, kann der Pfleger die Gefühle des Patienten bestätigen, indem er sagt: "Ich verstehe, dass dies für Sie schwierig sein kann", und dabei einen beruhigenden und professionellen Tonfall beibehält. Diese Art von Antwort zeigt Mitgefühl, ohne in die gleiche Traurigkeit zu verfallen. Dies gibt dem Patienten das Gefühl, verstanden zu werden, ohne dass der Pfleger die gesamte emotionale Last der Situation auf sich nimmt.

Der Pfleger kann sich auch emotional schützen, indem er sich auf **praktische Bedürfnisse** und konkrete Lösungen konzentriert. Beispielsweise kann der Pfleger bei einem ängstlichen Patienten Einfühlungsvermögen zeigen, indem er ihm aufmerksam zuhört, ihm aber auch Lösungen und Maßnahmen anbietet, um seine Sorgen zu lindern. Dies kann eine Erklärung der Pflege, die Erstellung eines Aktionsplans oder praktische Ratschläge für den täglichen Umgang mit dem Zustand des Patienten beinhalten. Dieser Ansatz hilft, die Energie auf Lösungen umzulenken, anstatt in einer belastenden emotionalen Belastung zu verharren.

Ein weiterer Schlüsselaspekt der professionellen Distanz ist die **Handhabung von Grenzen.** Es ist wichtig, dass der Pfleger klare Grenzen setzt, was seine berufliche Funktion ist und was nicht. Beispielsweise kann es verlockend sein, persönliche Gespräche mit bestimmten Patienten zu verlängern, um sie zu trösten, oder sie außerhalb der Arbeitszeit zu besuchen, um ihnen zusätzliche Unterstützung zu bieten. Es ist jedoch wichtig, sich daran zu erinnern, dass solche Gesten, auch wenn sie gut gemeint sind, die Grenze zwischen der professionellen Rolle und der persönlichen Beziehung verwischen können. Der Pfleger muss in der Lage sein, sich zurückzuziehen, wenn es notwendig ist, während er gleichzeitig im Rahmen seiner Arbeit präsent bleibt und angemessene Unterstützung anbietet.

Der **Umgang mit Grenzen beugt** auch dem Phänomen des **Burnout** vor, das häufig bei Pflegekräften auftritt, die emotional zu sehr in die Situation ihrer Patienten involviert sind. Sich zu sehr in die emotionalen Probleme anderer zu investieren, kann zu Stress, Müdigkeit und sogar zu Motivationsverlust führen. Professionelle Distanz ist eine Möglichkeit, sich vor dieser Erschöpfung zu schützen und gleichzeitig weiterhin eine qualitativ hochwertige Pflege zu leisten. Regelmäßige Distanzierung, die Abgrenzung von Verantwortlichkeiten und die Fähigkeit, "Nein" zu sagen zu Anfragen, die über den professionellen Rahmen hinausgehen, sind wichtige Praktiken, um ein gesundes Gleichgewicht zu erhalten.

Professionelle Distanz zeigt sich auch in der **Neutralität** bei der Interaktion mit dem Patienten. Ein Pfleger kann auf Patienten mit schwierigen persönlichen Geschichten oder komplizierten Verhaltensweisen treffen. In solchen Situationen ist es von entscheidender Bedeutung, die Pflege nicht durch persönliche Meinungen beeinflussen zu lassen. Der Pfleger muss jeden Patienten mit dem gleichen Respekt und der gleichen Aufmerksamkeit behandeln, unabhängig von den Umständen oder seinen eigenen Gefühlen. Dies erfordert die Fähigkeit, sich auf die medizinischen und emotionalen Bedürfnisse des Patienten zu konzentrieren und dabei persönliche Urteile zu vermeiden. Dieser Ansatz fördert eine unparteiische und faire Behandlung.

Schließlich ist es wichtig, sich daran **zu** erinnern, dass **professionelles Einfühlungsvermögen** nicht bedeutet, die eigenen Bedürfnisse zu ignorieren. Der Pflegende muss auf seine eigenen Emotionen und seine Reaktionen auf Leiden oder schwierige Situationen achten. Wenn man sich seiner eigenen emotionalen Verfassung bewusst ist, kann man die emotionale Belastung der Arbeit besser bewältigen, sich nicht überfordern lassen und für den Patienten präsent bleiben. Momente der

Selbstreflexion, wie der Austausch von Gefühlen mit Kollegen oder die Teilnahme an Selbsthilfegruppen für Angehörige der Gesundheitsberufe, können dazu beitragen, ein gesundes emotionales Gleichgewicht zu erhalten. Dies ermöglicht es, die eigenen Emotionen zu verarbeiten und gleichzeitig die Qualität der Pflege zu erhalten.

∘ Umgang mit Konflikten oder Missverständnissen mit Patienten oder ihren Familien

Der Umgang mit Konflikten oder Missverständnissen mit Patienten oder deren Familien ist eine wesentliche Fähigkeit des Pflegepersonals, insbesondere in Krankenhäusern oder bei Langzeitpflege. Spannungen können aus verschiedenen Gründen entstehen: Missverständnisse über die Pflege, Meinungsverschiedenheiten über die Behandlung oder einfach Angst und Frustration im Zusammenhang mit der Krankheit, die die Emotionen verstärken. Die Pflegekraft, die an vorderster Front der Patientenbetreuung steht, muss in der Lage sein, diese heiklen Situationen mit Ruhe, Diplomatie und Einfühlungsvermögen zu bewältigen, um einen konstruktiven Dialog wiederherzustellen, die Spannungen abzubauen und die Qualität der Pflege zu erhalten.

Einer der ersten Schritte bei der Bewältigung eines Konflikts oder Missverständnisses ist, **ruhig und zentriert zu bleiben**. Wenn ein Patient oder ein Familienmitglied Ärger, Frustration oder Besorgnis äußert, ist es wichtig, nicht impulsiv oder defensiv zu reagieren. Der Pfleger muss in der Lage sein, seine Emotionen zu kontrollieren und mit Gelassenheit zu reagieren, auch wenn die Situation angespannt ist. Durch eine ruhige und respektvolle Haltung sendet der Pfleger ein Signal der Selbstbeherrschung aus, was zur Beruhigung des Gesprächspartners beiträgt. Der Tonfall, die Körperhaltung und die Gesten sind allesamt Elemente, die eine Botschaft der Verfügbarkeit und Offenheit vermitteln und zu einem ruhigen Dialog einladen.

Sobald Sie diese ruhige Haltung eingenommen haben, ist es entscheidend, **aktiv** auf die geäußerten Bedenken oder Beschwerden **einzugehen**. Oft verbirgt sich hinter einem scheinbaren Konflikt ein unausgesprochenes Bedürfnis oder eine zugrunde liegende Angst. Wenn der Pflegende die Person vollständig zu Wort kommen lässt, ohne sie zu unterbrechen oder zu bewerten, kann er die Ursache des Problems besser verstehen. Zum Beispiel kann eine Familie, die auf der Art und Weise der Pflege beharrt, in Wirklichkeit ihre Angst vor dem Leiden ihres Angehörigen oder ihr Unverständnis für medizinische Entscheidungen zum Ausdruck bringen. Aktives Zuhören ermöglicht es, nicht nur die Worte zu verstehen, sondern auch die damit einhergehenden Emotionen und Sorgen. Die Worte des Patienten oder der Familie umzuformulieren kann ein gutes Mittel sein, um zu zeigen, dass ihre Sorgen gehört wurden: "Ich verstehe, dass Sie sich Sorgen darüber machen, wie sich diese Behandlung auf Ihren Verwandten auswirkt."

Die Validierung der ausgedrückten **Emotionen** ist ein weiterer wichtiger Schritt bei der Konfliktbewältigung. Häufig entstehen Spannungen, wenn die Emotionen von Patienten oder Familien nicht erkannt oder berücksichtigt werden. Der Pfleger kann eine Konfliktsituation beruhigen, indem er die Emotionen des anderen anerkennt, auch wenn er mit den Aussagen oder Erwartungen nicht übereinstimmt. Wenn Sie beispielsweise zu einem Patienten sagen: "Ich verstehe, dass dies für Sie frustrierend sein kann" oder "Ich sehe, dass diese Situation Sie wütend macht", fühlt sich der Gesprächspartner gehört und verstanden, was bereits dazu beitragen kann, die Spannung zu entschärfen. Das Bestätigen von Emotionen bedeutet nicht unbedingt, dass Sie zustimmen, aber es zeigt, dass Sie die Gefühle des anderen respektieren.

Sobald die Emotion erkannt wurde, ist es wichtig, **die** dem Konflikt oder Missverständnis zugrunde liegenden **Gründe zu erforschen**. Oftmals kann das, was als direkte Opposition oder Verweigerung der Zusammenarbeit erscheint, auf Informationsmangel, Missverständnis oder Angst zurückzuführen sein. Beispielsweise kann ein Patient eine Behandlung ablehnen, weil er die Vorteile nicht versteht oder die Nebenwirkungen fürchtet. Der Pfleger muss dann die Situation klären, indem er in zugänglicher Weise erklärt, was auf dem Spiel steht, warum die Entscheidung getroffen wurde und welche Vorteile die Pflege hat. Diese Transparenz hilft, Missverständnisse auszuräumen und eine gesunde Kommunikation wiederherzustellen. Es ist wichtig, dass die Erklärung auf das Verständnisniveau des Patienten oder seiner Familie abgestimmt ist.

In manchen Fällen ist es hilfreich, **alternative Lösungen** oder Kompromisse **vorzuschlagen**. Wenn ein Patient oder eine Familie mit einem Aspekt der Pflege nicht einverstanden ist, kann der Pfleger Anpassungen vorschlagen, die sowohl den medizinischen Bedürfnissen als auch den Erwartungen der Angehörigen gerecht werden. Wenn die Familie beispielsweise mehr in die tägliche Pflege einbezogen werden möchte, kann der Pfleger ihnen anbieten, sich an einfachen Aufgaben zu beteiligen, wie z.B. Hilfe bei der Hygiene oder bei der Einnahme der Mahlzeiten, ohne dabei die medizinischen Grenzen zu überschreiten. Das Anbieten einer Lösung oder eines Kompromisses zeigt dem Patienten und seiner Familie, dass ihre Anliegen ernst genommen werden und dass das Pflegeteam bereit ist, zu ihrem Wohlergehen zusammenzuarbeiten.

Gleichzeitig ist es von entscheidender Bedeutung, unter allen Umständen **eine professionelle Haltung** zu **bewahren**. Selbst wenn die Situation angespannt wird oder unangebrachte Worte fallen, muss der Pfleger immer Geduld und Respekt zeigen. Es ist wichtig, sich vor Augen zu halten, dass Konflikte oft aus Schmerz, Angst oder krankheitsbedingtem Stress entstehen. Patienten und ihre Angehörigen können manchmal aggressiv oder fordernd sein, nicht weil es ihnen an Respekt mangelt, sondern weil sie von ihren Emotionen überwältigt werden. Der Pfleger trägt durch die Aufrechterhaltung seiner Professionalität dazu bei, die Situation zu beruhigen und eine Eskalation des Konflikts zu vermeiden.

In Situationen, in denen der Konflikt trotz der Vermittlungsbemühungen fortbesteht, kann es hilfreich sein, **eine neutrale dritte Partei**, wie einen Vorgesetzten oder einen Mediator, **hinzuzuziehen**. Dieser kann eine externe und unparteiische Sichtweise einbringen, die es ermöglicht, die Streitpunkte zu klären und ein für alle Parteien zufriedenstellendes Ergebnis zu finden. Die Einbeziehung eines Dritten zeigt auch, dass der Pfleger das Problem ernst nimmt und nach einer fairen Lösung sucht, was das Vertrauen zwischen dem Patienten, seiner Familie und dem Pflegeteam wiederherstellen kann.

Eine weitere Schlüsselkompetenz im Konfliktmanagement ist es, **auf die nonverbale Kommunikation zu achten**. Körpersprache, Gesichtsausdruck und Tonfall sind wichtige Elemente, die beeinflussen, wie eine Botschaft aufgenommen wird. Ein Patient oder Angehöriger kann sich verurteilt oder missachtet fühlen, wenn der Pfleger, wenn auch unbewusst, eine defensive Haltung oder einen autoritären Tonfall einnimmt. Andererseits können eine offene Haltung, ein beruhigendes Lächeln und ein freundlicher Blick die Kommunikation erleichtern und die Atmosphäre entspannen. Die Haltung und das Verhalten sollten zum Dialog einladen und zeigen, dass der Pfleger da ist, um zu helfen und nicht, um zu befehlen.

Schließlich ist es nach der Lösung eines Konflikts oder Missverständnisses wichtig, mit dem Patienten oder seiner Familie ein Follow-up durchzuführen, um sicherzustellen, dass sich die Situation beruhigt hat. Diese Nachsorge kann ein weiteres Gespräch beinhalten, um zu überprüfen, ob der Patient sich mit der Pflege wohl fühlt oder ob die Erklärungen verstanden wurden. Dies kann auch zeigen, dass das Pflegeteam weiterhin verfügbar ist und auf die Bedürfnisse des Patienten und seiner Angehörigen eingeht, was das gegenseitige Vertrauen und den Respekt stärkt.

◦ Die Bedeutung von Respekt und Würde des Patienten

Der Respekt und die Würde des Patienten sind grundlegende Werte im Bereich der Pflege und Gesundheit. Neben der medizinischen Behandlung und den technischen Maßnahmen ist die Art und Weise, wie ein Patient betreut, angehört und behandelt wird, für sein körperliches, geistiges und emotionales Wohlbefinden von entscheidender Bedeutung. Respekt und Würde sind nicht nur ethische Prinzipien, sondern stehen im Mittelpunkt der Beziehung zwischen Patient und Pfleger. Sie beeinflussen das Vertrauen, die Einhaltung der Behandlung und letztendlich die Qualität der Pflege. Die Aufrechterhaltung und Förderung dieser Werte ist eine wesentliche Verantwortung für jeden Angehörigen der Gesundheitsberufe, insbesondere für den Krankenpflegehelfer, der häufig in direktem und regelmäßigem Kontakt mit den Patienten steht.

Die Würde des Patienten zu respektieren bedeutet vor allem, seine Menschlichkeit anzuerkennen, ungeachtet seiner körperlichen oder geistigen Verfassung, seines Alters oder seiner Krankheit. Dies bedeutet, ihn mit Höflichkeit, Rücksichtnahme und Einfühlungsvermögen zu behandeln und seine Individualität, seine Überzeugungen, Vorlieben und Entscheidungen zu respektieren. Jeder Patient, auch wenn er geschwächt oder abhängig ist, muss als eine vollwertige Person mit Rechten und Autonomie betrachtet werden. Die Achtung der Würde bedeutet, den Patienten niemals auf seine Krankheit oder seine Abhängigkeit zu reduzieren, sondern immer den ganzen Menschen zu betrachten.

Ein grundlegender Aspekt der Wahrung der Würde ist **die Vertraulichkeit**. Die medizinischen und persönlichen Informationen eines Patienten sind sensibel und müssen mit größter Sorgfalt behandelt werden. Als Angehöriger der Gesundheitsberufe ist der Pfleger verpflichtet, dafür zu sorgen, dass diese Informationen vertraulich behandelt werden und nur mit befugten Personen und innerhalb des strikten Rahmens der Pflege geteilt werden. Die Wahrung dieser Vertraulichkeit ist nicht nur ein Recht des Patienten, sondern trägt auch dazu bei, das Vertrauen zwischen Patient und Pflegekraft zu stärken. Ein Patient, der sich sicher und respektiert fühlt, ist eher in der Lage, seine Bedürfnisse zu äußern, Fragen zu stellen und Informationen weiterzugeben, die für seine Behandlung wichtig sind.

Die Achtung der Würde des Patienten erfordert auch **die Wahrung seiner Intimsphäre.** Bei der Pflege, sei es Hygiene, körperliche Untersuchungen oder medizinische Versorgung, muss die Intimsphäre des Patienten geschützt werden. Dazu gehören einfache, aber wesentliche Handlungen wie das Schließen der Tür während der Pflege, die Verwendung von Bettlaken, um den Körper so weit wie möglich zu bedecken, und das Einholen der Erlaubnis, bevor eine medizinische Maßnahme durchgeführt oder der Patient berührt wird. Diese Handlungen zeigen, dass der Pfleger die Notwendigkeit erkennt, die Scham und die Würde des Patienten auch in den verletzlichsten Momenten zu schützen.

Die **Achtung der Präferenzen und Entscheidungen des Patienten** ist ebenfalls ein Kernstück der Würde. Jeder Patient hat Rechte in Bezug auf seine Versorgung, und es ist wichtig, ihn aktiv in die ihn betreffenden Entscheidungen einzubeziehen. Auch wenn der Patient krank oder geschwächt ist, behält er das Recht, die Art der Pflege zu wählen, die er erhalten möchte, eine Behandlung zu akzeptieren oder abzulehnen und Grenzen in Bezug auf seinen Körper und seine Pflege zu setzen. Der Pfleger muss diese Entscheidungen respektieren und gleichzeitig die Auswirkungen der getroffenen Entscheidungen klar und verständlich erläutern. So kann sich ein Patient beispielsweise dafür entscheiden, invasive medizinische Eingriffe zu begrenzen oder eine bestimmte Behandlung abzulehnen. Die Rolle des Pflegers besteht darin, über die möglichen Konsequenzen dieser Entscheidungen zu informieren und den Willen des Patienten zu respektieren. Dieser Ansatz stärkt die Autonomie des Patienten und ermöglicht es ihm, eine Art Kontrolle über sein Leben zu behalten, selbst in einem medizinischen Umfeld.

Ein weiterer wesentlicher Aspekt der Würde ist die Art und Weise, wie **die Pflege durchgeführt wird**. Eine Pflege kann technisch noch so gut sein, wenn der Patient jedoch nicht mit Respekt und Menschlichkeit behandelt wird, wird er sich entwertet oder erniedrigt fühlen. Der Pfleger sollte die Pflege immer sanft durchführen, sich die Zeit nehmen, jeden Handgriff zu erklären und sicherstellen, dass der Patient sich wohl und respektiert fühlt. So ist es beispielsweise wichtig, den Patienten vor einer körperlichen Manipulation zu warnen, ihm zu erklären, was getan werden soll, und sicherzustellen, dass er bereit ist. Eine einfache Geste, wie die Frage "Kann ich Ihnen beim Aufrichten helfen?" oder "Sind Sie bereit?", kann einen großen Unterschied machen und dem Patienten zeigen, dass er respektiert wird.

Die Kommunikation spielt eine entscheidende Rolle bei der Wahrung der Würde des Patienten. Es ist wichtig, mit dem Patienten respektvoll zu sprechen, indem man eine einfache, klare und nicht infantilisierende Sprache verwendet, unabhängig von seinem Zustand. Der Helfer sollte den Patienten auf eine erwachsene und professionelle Art und Weise ansprechen und vermeiden, ihn zu bevormunden oder auf seine Krankheit zu reduzieren. Beispielsweise ist es ein Zeichen von Respekt, einen Patienten mit seinem Vornamen oder seiner Anrede (Frau, Herr) anzusprechen. Darüber hinaus sollte sich der Pflegende immer die Zeit nehmen, den Anliegen des Patienten zuzuhören, seine Fragen zu beantworten und sicherzustellen, dass er die Informationen versteht, die ihm gegeben werden. Die Kommunikation sollte in beide Richtungen erfolgen, d.h. der Patient sollte sich gehört fühlen und die Möglichkeit haben, seine Bedürfnisse, Sorgen oder Vorlieben zu äußern.

Die Achtung der Würde bedeutet auch, **die Grenzen** des Patienten zu **erkennen,** ohne ihn zu verurteilen. Jeder Patient hat unterschiedliche körperliche, geistige und emotionale Fähigkeiten, und der Pfleger muss seine Pflege auf diese Besonderheiten abstimmen. Beispielsweise kann ein älterer Patient oder ein Patient mit einer neurodegenerativen Erkrankung Hilfe bei einfachen Aufgaben wie Essen oder Fortbewegung benötigen. Der Pfleger muss diese Hilfe mit Respekt und Wohlwollen anbieten, ohne dem Patienten das Gefühl zu geben, dass er eine Last ist oder seinen Wert verliert, wenn er abhängig ist. Das Ziel ist es, den Patienten in seinen Bedürfnissen zu unterstützen und gleichzeitig sein Gefühl der Würde zu bewahren.

In Situationen am Lebensende gewinnt **die Achtung der Würde** noch mehr an Bedeutung. Patienten am Lebensende müssen mit besonderer Aufmerksamkeit behandelt werden, wobei ihre Wünsche in Bezug auf Palliativpflege, Schmerzbehandlung und die emotionalen Aspekte des Lebensendes zu berücksichtigen sind. Der Pfleger hat in dieser Zeit die Verantwortung, den Patienten mit Einfühlungsvermögen zu begleiten, ihm maximalen Komfort zu bieten und seine Entscheidungen bezüglich seines Lebensendes zu respektieren. Es ist auch eine Zeit, in der die Würde des Patienten durch kleine Gesten des Respekts und der Menschlichkeit gestärkt werden kann, wie z.B. die Hand des Patienten zu halten, in schwierigen Momenten anwesend zu sein und seine Wünsche bis zum Ende zu respektieren.

Schließlich muss sich die Achtung der Würde des Patienten auch auf seine **Familie und seine Angehörigen** erstrecken. Die Krankheit betrifft oft nicht nur den Patienten selbst, sondern auch seine Angehörigen, die besorgt, gestresst oder verärgert sein können. Der Pflegende sollte ihnen gegenüber die gleiche Höflichkeit und den gleichen Respekt zeigen, indem er sie informiert, sich ihre Sorgen anhört und sie gegebenenfalls in den Pflegeprozess einbezieht. Die Angehörigen des Patienten spielen eine Schlüsselrolle für dessen Wohlbefinden und ihre Anwesenheit kann dazu beitragen, die Würde des Patienten zu stärken.

- **Teil 2: Die Einhaltung der medizinischen Protokolle**
    - Die Bedeutung strenger Hygienevorschriften bei der Verhütung von Infektionen

Die Bedeutung strenger Hygienevorschriften bei der Verhütung von Infektionen kann nicht unterschätzt werden, insbesondere im medizinischen Bereich, wo Patienten aufgrund ihres Gesundheitszustandes oft anfälliger für Infektionen sind. Nosokomiale Infektionen, d.h. Infektionen, die innerhalb von Gesundheitseinrichtungen erworben werden, stellen ein großes Risiko für die Patienten dar und können zu schwerwiegenden Komplikationen führen oder sogar lebensbedrohlich sein. Die strikte Anwendung der Hygienevorschriften ist daher von entscheidender Bedeutung, um die Sicherheit der Patienten zu gewährleisten, das Pflegepersonal zu schützen und die Verbreitung von Krankheitserregern zu begrenzen. Diese Regeln stehen im Mittelpunkt der täglichen Praxis des Pflegepersonals, und ihre strikte Einhaltung trägt nicht nur zur Qualität der Pflege bei, sondern auch zur Verhütung von Epidemien und zum Management von Gesundheitsrisiken.

Eine der ersten und vielleicht grundlegendsten Hygienemaßnahmen ist das **Händewaschen**. Die Hände sind ein Hauptvektor für die Übertragung von Infektionen, insbesondere weil sie in direktem Kontakt mit Patienten, medizinischen Geräten und kontaminierten Oberflächen stehen. Es ist daher von entscheidender Bedeutung, dass der Pfleger, wie auch das gesamte Gesundheitspersonal, ein systematisches Handwaschprotokoll vor und nach jeder Interaktion mit einem Patienten, vor der Pflege, nach dem Berühren potenziell kontaminierter Gegenstände und nach dem Kontakt mit Körperflüssigkeiten anwendet. Durch 20-30 Sekunden langes Händewaschen mit Wasser und Seife werden die meisten Bakterien und Viren auf der Haut abgetötet. Wenn es keine Wasserstelle gibt, ist die Verwendung von hydroalkoholischen Lösungen eine wirksame Alternative, vorausgesetzt, sie wird richtig durchgeführt.

Das **Tragen von persönlicher Schutzausrüstung (PSA)** ist eine weitere wichtige Hygieneregel. Handschuhe, Masken, Kittel und Überschuhe werden verwendet, um das Pflegepersonal und die Patienten vor Kreuzkontaminationen zu schützen. Das Tragen von Handschuhen bei Behandlungen, die mit Blut, Sekreten oder invasiven Geräten in Berührung kommen, verhindert beispielsweise die Übertragung von Krankheitserregern. Es ist jedoch auch wichtig, die Handschuhe zwischen den einzelnen Patienten zu wechseln und sie niemals für mehrere Aufgaben zu verwenden, um die Verbreitung von Mikroben von einem Patienten zum anderen zu verhindern. Die Maske schützt vor Atemwegsinfektionen, insbesondere wenn der Pfleger mit Patienten in Kontakt kommt, die an durch die Luft übertragbaren Infektionen wie Grippe oder Tuberkulose leiden. Das Tragen von Kitteln und Überschuhen verringert die Kontamination von persönlicher Kleidung und Schuhen mit Krankheitserregern, die in der Krankenhausumgebung vorkommen.

Die **Desinfektion von Geräten und Oberflächen** ist eine weitere Säule der Infektionsprävention. Im medizinischen Bereich können viele Krankheitserreger stunden- oder sogar tagelang auf Oberflächen überleben, was das Risiko einer Übertragung erhöht, wenn die Oberflächen nicht richtig gereinigt werden. Medizinische Gegenstände und Geräte, unabhängig davon, ob sie wiederverwendbar sind oder nicht, müssen nach jeder Verwendung desinfiziert oder sterilisiert werden. Dies gilt auch für alltägliche Dinge wie Blutdruckmessgeräte, Thermometer, Stethoskope oder Pflegewagen. Darüber hinaus müssen häufige Kontaktflächen wie Türgriffe, Betten, Rampen oder Computerausrüstung regelmäßig mit geeigneten Desinfektionsmitteln gereinigt werden. Dies verhindert eine indirekte Kontamination, d.h. die Übertragung von Mikroben über Gegenstände oder Oberflächen, die von mehreren Personen berührt werden.

Im Rahmen der Patientenversorgung muss bei der Handhabung von invasiven Geräten wie Kathetern, Harnwegskathetern oder zentralen Zugängen besonders auf **Asepsis** geachtet werden.

Diese Geräte sind direkte Eintrittspforten für Infektionen, und ihre unsachgemäße Handhabung kann zu schwerwiegenden Komplikationen wie Sepsis oder Harnwegsinfektionen führen. Daher ist es unerlässlich, dass jeder Eingriff unter optimalen hygienischen Bedingungen durchgeführt wird: Tragen steriler Handschuhe, Desinfektion des Punktionsbereichs, Verwendung steriler Materialien und Einhaltung strikter aseptischer Techniken.

Die Entsorgung von **medizinischen Abfällen** ist ebenfalls ein wichtiger Teil der Infektionsprävention. Risikoabfälle wie Nadeln, Spritzen, verschmutzte Kompressen oder gebrauchte Verbände müssen in speziellen Behältern für biomedizinische Abfälle entsorgt werden. Diese Behälter sind so konzipiert, dass ein versehentlicher Kontakt mit potenziell infizierten Objekten vermieden wird und werden gemäß strenger Protokolle für die Entsorgung von medizinischem Abfall entsorgt. Falsche Sortierung oder unsachgemäße Handhabung von biologischen Risikoabfällen kann zu Expositionsunfällen führen und die Verbreitung von Infektionen sowohl für das Pflegepersonal als auch für andere Patienten erhöhen.

Das **Management der Krankenhausumgebung** spielt ebenfalls eine Schlüsselrolle bei der Prävention von Infektionen. Die Belüftung der Zimmer, der Zugang zu sauberem Wasser und die Steuerung der Verkehrsströme in den Krankenhausabteilungen sind allesamt Faktoren, die die Ausbreitung von Krankheitserregern beeinflussen. In Isolationszimmern beispielsweise müssen Patienten mit ansteckenden Krankheiten von anderen Patienten getrennt werden, und es werden spezifische Vorsichtsmaßnahmen wie ein negativer Luftdruck oder die Beschränkung von Besuchen getroffen, um das Risiko einer Ansteckung zu verringern. Diese Maßnahmen sind zwar logistisch, haben aber einen direkten Einfluss auf die Reduzierung der Übertragung von Krankheiten in Krankenhäusern.

Es ist auch von grundlegender Bedeutung, **das medizinische Personal** in den Hygienevorschriften zu **schulen** und es ständig auf deren Bedeutung aufmerksam zu machen. Regelmäßige

Schulungen, Erinnerungen in Form von Postern oder Memos und interne Audits stellen sicher, dass jedes Mitglied des medizinischen Teams diese Regeln täglich befolgt. Die Hygienekultur muss von allen geteilt werden, da eine einzige Nachlässigkeit, selbst eine kleine, zur Übertragung einer Infektion führen kann. Dies gilt nicht nur für das Pflegepersonal, sondern auch für die Patienten selbst, die über die Bedeutung bestimmter Hygienemaßnahmen wie Händewaschen oder den Umgang mit ihren eigenen medizinischen Geräten aufgeklärt werden müssen.

Neben den üblichen Infektionen sind strenge Hygienevorschriften im Zusammenhang mit **antibiotikaresistenten Infektionen** von besonderer Bedeutung. Mit dem Auftreten von multiresistenten Bakterien wie dem Methicillin-resistenten Staphylococcus aureus (MRSA) oder Carbapenem-resistenten Enterobacteriaceae (CRE) wird die Prävention von Infektionen noch entscheidender. Diese Infektionen sind oft schwer zu behandeln, verlängern die Dauer des Krankenhausaufenthalts und erhöhen die Sterblichkeit. Die strikte Einhaltung von Hygienemaßnahmen ist daher unerlässlich, um die Ausbreitung dieser resistenten Bakterien in Krankenhäusern und Pflegeeinrichtungen zu begrenzen.

- ◦ Einhaltung der Protokolle für die Verabreichung von Medikamenten

Die Einhaltung der Protokolle für die Verabreichung von Medikamenten ist ein grundlegendes Element für die Sicherheit der Pflege und die Qualität der Behandlung im medizinischen Bereich. Die Verabreichung von Medikamenten ist mehr als nur eine technische Handlung; sie erfordert absolute Disziplin, genaue Kenntnisse der Behandlung und eine strikte Anwendung der Verfahren, um die Wirksamkeit der Pflege zu gewährleisten und gleichzeitig das Fehlerrisiko zu minimieren. Für die Pflegekraft ist die Einhaltung dieser Protokolle von entscheidender Bedeutung, da sie die Sicherheit der Patienten gewährleistet, eine optimale Pflege sicherstellt und Komplikationen aufgrund von Medikationsfehlern vorbeugt.

Die Protokolle für die Verabreichung von Arzneimitteln basieren auf mehreren Grundprinzipien, die oft mit der "Fünf-B-Regel" zusammengefasst werden: Der richtige Patient, das richtige Medikament, die richtige Dosis, der richtige Verabreichungsweg und der richtige Zeitpunkt. Diese fünf Elemente müssen vor jeder Verabreichung systematisch überprüft werden, um Fehler zu vermeiden, die schwerwiegende oder sogar tödliche Folgen haben können.

Der erste entscheidende Punkt ist die Sicherstellung, dass das Medikament dem **richtigen Patienten** verabreicht wird. In Krankenhäusern, in denen viele Patienten gleichzeitig behandelt werden, ist eine sorgfältige Überprüfung der Identität des Patienten vor jeder Verabreichung unerlässlich. Dies kann geschehen, indem der Patient nach seinem Namen und seinem Geburtsdatum gefragt wird oder indem die Informationen auf dem Identifikationsarmband überprüft werden. Eine Verwechslung von Patienten, selbst wenn sie nur kurzzeitig ist, kann zu einer falschen Behandlung führen und unerwünschte Nebenwirkungen verursachen. Eine ständige Wachsamkeit ist daher unerlässlich, um diesen Fehler zu vermeiden.

Das zweite Schlüsselelement ist die Sicherstellung, dass das **richtige Medikament** verabreicht wird. Einige Medikamente haben nämlich ähnliche Namen oder eine ähnliche Aufmachung, was zu Verwechslungen führen kann. Der Pflegcr muss den Namen des Medikaments auf dem Rezept sorgfältig überprüfen, mit dem zu verabreichenden Medikament vergleichen und, wenn nötig, sicherstellen, dass es für die behandelte Krankheit geeignet ist. Im Zweifelsfall ist eine Rückfrage bei der Krankenschwester oder dem Arzt vor der Verabreichung der Behandlung unerlässlich. Außerdem ist es wichtig, das Etikett des Arzneimittels aufmerksam zu lesen, um sicherzustellen, dass es sich um die richtige Darreichungsform (Tablette, Injektionslösung usw.) handelt, und das Verfallsdatum zu überprüfen.

Zweitens muss die **richtige Dosis** eingehalten werden. Jedes Medikament hat eine spezifische Dosierung, die je nach der

Erkrankung des Patienten, z.B. Alter, Gewicht oder Nierenfunktion, angepasst wird. Eine zu niedrige Dosis kann unwirksam sein, während eine zu hohe Dosis zu schweren Nebenwirkungen oder sogar zu Vergiftungen führen kann. Die Einhaltung der vorgeschriebenen Dosis ist daher für die Wirksamkeit und Sicherheit der Behandlung von entscheidender Bedeutung. Bei einigen Medikamenten, wie Blutverdünnern oder Insulin, ist eine noch genauere Überwachung erforderlich, da sie eine genaue Anpassung an die Ergebnisse bestimmter Untersuchungen (Blutzuckerspiegel, INR usw.) erfordern.

Die **Wahl des Verabreichungsweges** ist ein weiteres grundlegendes Element, das es zu beachten gilt. Jedes Medikament ist für die Verabreichung auf einem bestimmten Weg vorgesehen: oral, intravenös, intramuskulär, subkutan oder topisch. Die Verabreichung über einen ungeeigneten Weg kann die Wirksamkeit des Arzneimittels beeinträchtigen oder dem Patienten Schaden zufügen. Beispielsweise darf ein Medikament, das für eine intramuskuläre Injektion vorgesehen ist, niemals intravenös verabreicht werden, da dies zu schweren Komplikationen wie einer Embolie führen kann. Der Pfleger muss daher sicherstellen, dass er den im medizinischen Protokoll angegebenen Verabreichungsweg versteht und einhält und die für die jeweilige Situation geeignete Ausrüstung verwendet.

Der **richtige Zeitpunkt** der Einnahme ist ebenfalls entscheidend für die Wirksamkeit der Behandlung. Einige Medikamente müssen zu bestimmten Zeiten eingenommen werden, um ihre Wirksamkeit zu gewährleisten oder Wechselwirkungen mit anderen Behandlungen oder Nahrungsmitteln zu vermeiden. Beispielsweise müssen einige Antibiotika in regelmäßigen Abständen eingenommen werden, um einen konstanten Blutspiegel zu erhalten, während andere Medikamente, wie z.B. solche gegen Bluthochdruck, zu bestimmten Tageszeiten eingenommen werden müssen, um ihre Wirkung zu optimieren. Die Verzögerung oder Vorverlegung der Einnahme eines Medikaments kann seine Wirksamkeit verringern oder zu unerwünschten Nebenwirkungen führen. Der Pfleger muss sich daher genau an die vorgeschriebenen Zeiten halten und sicherstellen, dass der Patient seine Medikamente zum richtigen Zeitpunkt einnimmt, auch wenn er nicht in der Lage ist, dies alleine zu tun.

Zusätzlich zu den fünf "B" ist es wichtig, nach der Verabreichung des Medikaments **auf** Nebenwirkungen **zu achten**. Einige Behandlungen können unmittelbare unerwünschte Reaktionen wie Allergien, Übelkeit oder Blutdruckabfall hervorrufen. Der Pfleger sollte auf klinische Anzeichen achten, die auf eine abnormale Reaktion auf die Behandlung hindeuten könnten und im Zweifelsfall sofort das Pflegepersonal oder den Arzt informieren. Besondere Vorsicht ist bei Hochrisikomedikamenten wie Opiaten oder Krebsmedikamenten geboten, die schwere oder sogar tödliche Nebenwirkungen hervorrufen können.

Die Einhaltung der Protokolle beinhaltet auch die **Rückverfolgbarkeit** der Verabreichung von Medikamenten. Jedes verabreichte Medikament muss mit Datum, Uhrzeit, Dosis und Verabreichungsweg in der Krankenakte des Patienten dokumentiert werden. Diese Rückverfolgbarkeit ermöglicht es, den Verlauf der Behandlung zu verfolgen, sicherzustellen, dass der Patient die richtige Pflege erhält und Fehler bei der Verabreichung zu vermeiden. Sie ist auch unerlässlich, wenn Kontrollen oder Audits durchgeführt werden, um die Einhaltung der Sicherheitsvorschriften zu überprüfen.

Besondere Aufmerksamkeit muss auch der **Vorbereitung der Medikamente gewidmet** werden, insbesondere wenn es sich um injizierbare Formen handelt. Die Zubereitung muss unter strikten aseptischen Bedingungen erfolgen, um eine Kontamination zu vermeiden. Der Pfleger muss die Protokolle über die Verdünnung, das Mischen von Medikamenten oder die Vorbereitung von Spritzen einhalten, wobei er stets sterile Materialien verwendet und die vorgeschriebenen Dosen einhält. Eine unsachgemäße Zubereitung kann nicht nur die Wirksamkeit der Behandlung beeinträchtigen, sondern auch den Patienten dem Risiko von Infektionen oder Vergiftungen aussetzen.

Die Protokolle für die Verabreichung von Medikamenten werden auch so gestaltet, dass **Wechselwirkungen** zwischen den Behandlungen **vermieden** werden. Viele Medikamente können miteinander interagieren, was ihre Wirksamkeit verringert oder das Risiko von Nebenwirkungen erhöht. Der Pfleger muss in Zusammenarbeit mit dem Pflegeteam sicherstellen, dass die verabreichten Medikamente sich nicht gegenseitig beeinflussen. Einige Medikamente müssen zeitlich versetzt oder mit Vorsicht eingenommen werden, um gefährliche Wechselwirkungen zu vermeiden. Beispielsweise kann die gleichzeitige Verabreichung von bestimmten Antibiotika und Blutverdünnern das Blutungsrisiko erhöhen, während bestimmte Nahrungsmittel wie Grapefruit mit Herzmedikamenten interagieren können.

Schließlich erfordert die **Einhaltung der Protokolle für die Verabreichung von Medikamenten** eine ständige Fortbildung des Pflegepersonals. Medikamente entwickeln sich weiter, neue Behandlungsmethoden werden eingeführt und es ist wichtig, dass das Pflegepersonal über die neuesten Empfehlungen und Änderungen der Protokolle auf dem Laufenden bleibt. Die Teilnahme an regelmäßigen Schulungen, die Überprüfung von aktualisierten Arzneimitteldatenblättern und der Kontakt mit Apothekern und Ärzten sind Möglichkeiten für das Pflegepersonal, seine Fähigkeiten auf dem neuesten Stand zu halten und eine sichere und effektive Verabreichung von Arzneimitteln zu gewährleisten.

  ◦ Berufsgeheimnis: Schutz der persönlichen Daten von Patienten

Das Berufsgeheimnis ist ein grundlegendes Prinzip im Gesundheitswesen, das den Schutz der persönlichen Daten von Patienten und die Vertraulichkeit ihrer medizinischen Informationen gewährleistet. Diese Pflicht ist nicht nur für die Wahrung der Rechte des Einzelnen, sondern auch für die Schaffung und Aufrechterhaltung eines Klimas des Vertrauens zwischen Patienten und Angehörigen der Gesundheitsberufe von entscheidender Bedeutung. Ohne dieses Vertrauen könnten Patienten zögern, Informationen zu offenbaren, die für ihre Behandlung wichtig sind, weil sie befürchten, dass ihre persönlichen Daten missbraucht oder ohne ihre Zustimmung weitergegeben werden. Die strikte Einhaltung des Berufsgeheimnisses ist für den Pfleger wie für alle Akteure des Gesundheitswesens eine rechtliche, moralische und ethische Verpflichtung.

Das **Berufsgeheimnis** bedeutet, dass Informationen über die Gesundheit eines Patienten niemals an Dritte weitergegeben werden dürfen, es sei denn, der Patient stimmt dem zu oder es besteht eine gesetzliche Verpflichtung dazu, wie in bestimmten Situationen zum Schutz gefährdeter Personen oder im Rahmen von Gerichtsverfahren. Dies umfasst alles, was im Rahmen der Pflege gesehen, gehört oder verstanden wird, seien es Einzelheiten über den Gesundheitszustand des Patienten, seine Diagnosen, seine Behandlungen oder persönlichere Informationen wie seine familiäre oder soziale Situation. Dies gilt sowohl für mündlichen Austausch als auch für schriftliche und digitale Daten.

Die Bedeutung des **Schutzes der persönlichen Daten von Patienten** nimmt im digitalen Zeitalter zu, in dem Krankenakten häufig computergestützt sind und von mehreren Mitgliedern des Pflegeteams eingesehen werden können. Es ist von entscheidender Bedeutung, dass diese Informationen nur mit den Fachleuten geteilt werden, die direkt an der Behandlung des Patienten beteiligt sind, und zwar im Rahmen der strikten Notwendigkeit zu wissen. So hat beispielsweise ein Pfleger nur Zugang zu den Informationen, die seine Rolle bei der täglichen Pflege des Patienten betreffen, und nicht zur gesamten Krankenakte, wenn er diese Informationen nicht zur Erfüllung seiner Aufgaben benötigt. Dies stellt sicher, dass nur berechtigte und betroffene Personen Zugang zu den Patientendaten haben, wodurch das Risiko eines Lecks oder Missbrauchs begrenzt wird.

In der Praxis beginnt der **Datenschutz** mit einem sorgfältigen Umgang mit Krankenakten. In Krankenhäusern und Arztpraxen müssen physische Dokumente wie Papierakten an sicheren Orten wie verschlossenen Schränken aufbewahrt werden, um einen unbefugten Zugriff zu verhindern. Ebenso müssen elektronische Akten mit starken Passwörtern und Verschlüsselungssystemen geschützt werden, um sicherzustellen, dass sie nur von befugten Personen eingesehen werden können. Es ist wichtig, Computer zu sperren oder Bildschirme auszuschalten, wenn man einen Raum oder eine Arbeitsstation verlässt, damit die Informationen nicht von Unbefugten eingesehen werden können.

Die Einhaltung der **Schweigepflicht** gilt auch für Gespräche zwischen den Angehörigen der Gesundheitsberufe. Gespräche über die Gesundheit eines Patienten sollten sich auf die direkt beteiligten Mitglieder des Gesundheitsteams beschränken und an diskreten und sicheren Orten stattfinden, die vor neugierigen Ohren geschützt sind. Beispielsweise ist es nicht angebracht, Patientenfälle an öffentlichen Orten wie Fluren, Aufzügen oder Gemeinschaftsräumen zu besprechen, wo Außenstehende sensible Informationen mithören könnten. Darüber hinaus ist es wichtig, darauf zu achten, dass Sie keine Details zur Identifizierung eines Patienten preisgeben, auch nicht bei Gesprächen mit Kollegen. Zur Wahrung des Berufsgeheimnisses gehört auch die Verwendung einer professionellen und vorsichtigen Sprache in allen schriftlichen oder mündlichen Gesprächen, um sicherzustellen, dass nur die unbedingt notwendigen Informationen weitergegeben werden.

Ein weiterer wesentlicher Aspekt des Berufsgeheimnisses ist die **persönliche Verantwortung** jedes einzelnen Pflegers. Der Pfleger ist ebenso wie der Arzt, der Krankenpfleger oder andere Angehörige des Gesundheitswesens persönlich für den Schutz der Patientendaten verantwortlich. Dies erfordert eine ständige Wachsamkeit, nicht nur bei der direkten Arbeit mit den Patienten, sondern auch bei der Interaktion mit Kollegen oder Familienmitgliedern des Patienten. Es kommt häufig vor, dass Angehörige des Patienten, die sich um dessen Gesundheit sorgen, versuchen, Informationen über dessen Zustand zu erhalten. Auch wenn dies verständlich ist, muss der Pfleger immer die **ausdrückliche Zustimmung des Patienten** einholen, bevor er Informationen an Dritte, einschließlich der Familie, weitergibt. Die informierte Zustimmung ist von grundlegender Bedeutung, um sicherzustellen, dass der Patient die Kontrolle darüber behält, welche Informationen weitergegeben werden und wer darauf Zugriff hat.

Darüber hinaus ist im Zeitalter der sozialen Netzwerke eine erhöhte Wachsamkeit in Bezug auf die **unbeabsichtigte Verbreitung von Informationen** erforderlich. Die Veröffentlichung selbst vager Details über Patienten oder das Teilen von Fotos oder Informationen ohne Genehmigung stellt eine schwerwiegende Verletzung des Berufsgeheimnisses dar. Soziale Netzwerke sollten niemals genutzt werden, um über klinische Fälle oder Erfahrungen mit Patienten zu sprechen, auch nicht anonym, da dies zu Verletzungen der Vertraulichkeit mit ernsthaften rechtlichen und ethischen Folgen führen kann. Das Pflegepersonal muss besonders darauf achten, keine Informationen zu veröffentlichen, die auch nur indirekt zur Identifizierung eines Patienten führen könnten.

Die **Wahrung des Berufsgeheimnisses** ist nicht nur eine Frage der persönlichen Ethik, sondern auch eine rechtliche Verpflichtung, die durch nationale und internationale Gesetze wie die **Allgemeine Datenschutzverordnung (GDPR)** in Europa geschützt ist. Pflegekräfte, die gegen diese Regeln verstoßen, müssen nicht nur mit Disziplinarmaßnahmen, sondern auch mit strafrechtlicher und zivilrechtlicher Verfolgung rechnen, da die unbefugte Offenlegung medizinischer Daten eine schwere Verletzung der Patientenrechte darstellt. Darüber hinaus kann ein solcher Verstoß den Ruf der Gesundheitseinrichtung schädigen und das Vertrauen der Patienten in das Gesundheitssystem mindern.

Es gibt jedoch spezifische Situationen, in denen das **Berufsgeheimnis aufgehoben werden kann**, immer innerhalb eines bestimmten gesetzlichen Rahmens. Dies kann Fälle umfassen, in denen die Sicherheit des Patienten oder anderer Personen gefährdet ist, wie z.B. bei Gewalt, Misshandlung oder einer Erkrankung, die eine Meldepflicht gegenüber den Gesundheitsbehörden erfordert (z.B. bei ansteckenden Krankheiten). In solchen Situationen muss der Pfleger stets die gesetzlichen und institutionellen Protokolle befolgen und vor einer Offenlegung seine Vorgesetzten informieren, damit die Schritte in Übereinstimmung mit den geltenden Gesetzen erfolgen.

Schließlich spielt das **Berufsgeheimnis** eine wesentliche Rolle für das Vertrauensverhältnis zwischen Patient und Behandler. Der Patient muss seine persönlichsten Informationen sicher mitteilen können, in der Gewissheit, dass sie mit Respekt und Diskretion behandelt werden. Dieses Vertrauen fördert eine offene und ehrliche Kommunikation, die für eine optimale Behandlung unerlässlich ist. Wenn sich ein Patient sicher fühlt, ist er eher in der Lage, für seine Behandlung wichtige Informationen wie seine Krankengeschichte, seine Lebensgewohnheiten oder seine persönlichen Anliegen, die einen direkten Einfluss auf seine Behandlung haben können, preiszugeben.

- **Unterabschnitt 3: Umgang mit Burnout**
  - Burnout vorbeugen: Gleichgewicht zwischen Arbeit und Privatleben

Die Vermeidung von Burnout durch ein gesundes Gleichgewicht zwischen Arbeit und Privatleben ist eine entscheidende Herausforderung für Angehörige der Gesundheitsberufe, insbesondere für Pflegekräfte, die täglich großen emotionalen, physischen und mentalen Belastungen ausgesetzt sind. Burnout ist gekennzeichnet durch starke Müdigkeit, Motivationsverlust, zunehmenden Zynismus und verminderte Effizienz bei der Arbeit. Es ist oft das Ergebnis von Arbeitsüberlastung, anhaltendem Druck und mangelnder Unterstützung. Ein ausgewogenes

Verhältnis zwischen Berufs- und Privatleben ist daher von entscheidender Bedeutung, um diesem Syndrom vorzubeugen, das persönliche Wohlbefinden zu erhalten und die Qualität der Patientenversorgung zu sichern.

Das Erkennen der Warnzeichen von Burnout ist ein wichtiger erster Schritt zur Prävention. Zu den Anzeichen gehören anhaltende Müdigkeit, selbst nach einer erholsamen Nacht, Gefühle emotionaler Erschöpfung, zunehmende Reizbarkeit, Konzentrationsschwierigkeiten, Verlust der Arbeitsmotivation und ein allmählicher Rückzug aus den täglichen Aufgaben. In einem fortgeschrittenen Stadium kann dies zu Schlafstörungen, chronischer Angst und sogar Depressionen führen. Wenn der Pfleger diese Anzeichen wahrnimmt, kann er reagieren, bevor die Erschöpfung kritisch wird. Es ist daher wichtig, auf seinen Körper und seine Emotionen zu hören und zu erkennen, wann der Stress zu groß oder übermächtig wird.

Eines der wichtigsten Mittel zur Vermeidung von Burnout ist die **Aufrechterhaltung** eines **Gleichgewichts zwischen Arbeit und Privatleben**. Das bedeutet, einen Rhythmus zu finden, der es ermöglicht, den beruflichen Anforderungen gerecht zu werden und gleichzeitig Zeit und Energie für persönliche Aktivitäten, Hobbys und Entspannung zu haben. Für Pflegehilfskräfte, deren Arbeitszeiten unregelmäßig und deren Arbeitstage anstrengend sein können, kann es schwierig sein, dieses Gleichgewicht zu erreichen. Es ist jedoch von grundlegender Bedeutung, außerhalb der Arbeit Räume für die Erholung und das Auftanken zu schaffen. Zeit für angenehme und entspannende Aktivitäten - sei es Lesen, Sport, Zeit mit der Familie oder ein Hobby - hilft, sich geistig von den Belastungen der Arbeit zu lösen und die körperlichen und emotionalen Ressourcen zu regenerieren.

Ein weiterer Schlüsselaspekt bei der Burnout-Prävention ist die **Fähigkeit,** geistig von der Arbeit **abzuschalten**. Chronischer Stress kann verstärkt werden, wenn man die Sorgen und Verantwortlichkeiten der Arbeit mit nach Hause nimmt, seien es Sorgen um Patienten oder unerledigte Verwaltungsaufgaben. Es ist wichtig, klare Grenzen zwischen der Arbeitszeit und der persönlichen Zeit zu ziehen. Dazu kann gehören, dass man außerhalb der Arbeitszeit keine geschäftlichen E-Mails abruft, dass man sich Zeiten gönnt, in denen man sich nur auf sich selbst oder seine Familie konzentriert, oder dass man sich nach einem stressigen Tag Zeit zum Entspannen nimmt. Diese Grenzen schützen den persönlichen Raum, der für die Aufrechterhaltung eines gesunden geistigen Gleichgewichts unerlässlich ist.

Nein sagen zu lernen ist ebenfalls **ein** wesentlicher Faktor bei der Vorbeugung von Burnout. In Pflegeberufen, in denen der Pfleger häufig gefordert wird, kann es schwierig sein, zusätzliche Anforderungen abzulehnen, sei es, um einen Kollegen zu decken oder zusätzliche Aufgaben zu übernehmen. Die ständige Übernahme zusätzlicher Verantwortung auf Kosten des eigenen Wohlbefindens ist jedoch ein direkter Weg zur Erschöpfung. Es ist wichtig, dass Sie lernen, Ihre eigenen Grenzen zu erkennen und, wenn nötig, selbstbewusst Nein zu sagen, um Ihre Energie und Gesundheit zu erhalten. Dies bedeutet nicht, unsolidarisch zu sein, sondern sich selbst zu schützen, um langfristig leistungsfähig zu bleiben.

Ein weiterer wichtiger Hebel zur Vermeidung von Burnout ist die **Unterstützung positiver sozialer Beziehungen**, sowohl im beruflichen als auch im persönlichen Umfeld. Am Arbeitsplatz ist die Unterstützung durch Kollegen entscheidend für die Bewältigung von Stressmomenten. Die Möglichkeit, Sorgen zu teilen, Erfahrungen auszutauschen und sich von Kollegen verstanden zu fühlen, kann helfen, die emotionale Belastung zu verringern. Die Schaffung eines kooperativen Arbeitsumfelds, in dem gegenseitige Hilfe geschätzt wird, hilft, mit Druck besser umzugehen. Ebenso wichtig für die Balance zwischen den persönlichen und beruflichen Aspekten des Lebens ist die Aufrechterhaltung reicher sozialer Beziehungen außerhalb der Arbeit - mit Freunden, der Familie oder Interessengruppen. Diese Beziehungen bieten wertvolle emotionale Unterstützung und ermöglichen es, sich in einem anderen Umfeld als dem der Arbeit zu erholen.

Die **Unterstützung durch das Management** spielt ebenfalls eine zentrale Rolle bei der Prävention von Burnout. Teamleiter und Führungskräfte im Gesundheitswesen sollten auf Anzeichen von Erschöpfung in ihren Teams achten und für ein gesundes und unterstützendes Arbeitsumfeld sorgen. Dazu gehört die Schaffung ausgewogener Dienstpläne, die Anerkennung der geleisteten Arbeit und der Zugang zu Ressourcen zur Stressbewältigung. Wenn Pfleger sich in ihrer Arbeit unterstützt und wertgeschätzt fühlen, sind sie besser in der Lage, die täglichen Herausforderungen zu bewältigen. Es ist auch wichtig, dass Pfleger wissen, dass sie ohne Angst vor Stigmatisierung oder Verurteilung um Hilfe bitten können, sei es, um ihre Arbeitsbelastung zeitweise zu verringern oder um psychologische Unterstützung zu erhalten.

Die **Arbeitsorganisation** ist ein weiterer entscheidender Faktor. Eine gute Organisation vermeidet unnötige geistige Überlastung und verbessert die Effizienz der Pflege, während sie gleichzeitig den Stress reduziert, der durch sich wiederholende oder schlecht geplante Aufgaben entsteht. Es kann hilfreich sein, Aufgaben zu priorisieren, Aufgaben zu delegieren, wo dies möglich ist, und Hilfsmittel zu verwenden, um den Tagesablauf reibungsloser zu gestalten. Durch das Setzen realistischer Ziele und eine effektive Organisation kann der Pfleger das Gefühl, ständig unter Druck zu stehen, reduzieren.

Ein oft vernachlässigter, aber ebenso wichtiger Aspekt zur Vermeidung von Burnout ist **die Pflege der körperlichen Gesundheit**. Körperliches und geistiges Wohlbefinden sind eng miteinander verbunden, und die Pflege des Körpers ist eine Möglichkeit, die Widerstandsfähigkeit gegen Stress zu stärken. Dazu gehören eine gute Schlafqualität, eine ausgewogene Ernährung und regelmäßige körperliche Aktivität. Insbesondere der Schlaf ist ein Schlüsselfaktor für die Erholung. Pflegekräfte, die oftmals von Schichtarbeit oder unterbrochenen Nächten betroffen sind, müssen darauf achten, dass sie so weit wie möglich regelmäßige und erholsame Schlafzyklen einhalten. Selbst mäßige körperliche Aktivität hilft, Spannungen zu lösen und die Produktion von Endorphinen zu stimulieren, die dazu beitragen, Stress abzubauen und die Stimmung zu verbessern.

Schließlich ist es wichtig, Stress **vorbeugend** zu begegnen, indem Sie Techniken zur Stressbewältigung in Ihren Alltag integrieren. Meditation, tiefes Atmen, Yoga oder progressive Entspannung sind Werkzeuge, die Ihnen helfen können, eine innere Gelassenheit zu bewahren, selbst in einem anspruchsvollen Arbeitsumfeld. Diese Techniken helfen Ihnen, sich zu zentrieren, Ihre Emotionen zu regulieren und Abstand von stressigen Situationen zu gewinnen. Regelmäßiges Üben schafft eine Basis für geistiges Wohlbefinden, das hilft, die Herausforderungen des Alltags besser zu bewältigen und die Anhäufung von Spannungen zu vermeiden.

○   Techniken zur Stressbewältigung im Krankenhaus
Stressbewältigung in Krankenhäusern ist eine wichtige Fähigkeit für Beschäftigte im Gesundheitswesen, insbesondere für Pflegekräfte, die täglich mit emotional und physisch anspruchsvollen Situationen konfrontiert sind. Durch die zunehmende Verantwortung, die oft unregelmäßigen Arbeitszeiten und die Notwendigkeit, schnell auf Notfallsituationen zu reagieren, kann sich der Stress schnell anhäufen und überhand nehmen. Wenn dieser Stress nicht richtig bewältigt wird, kann er zu Erschöpfung oder sogar Burnout führen, was nicht nur das Wohlbefinden des Pflegepersonals, sondern auch die Qualität der Patientenversorgung beeinträchtigt. Um das geistige und emotionale Gleichgewicht des Pflegepersonals zu erhalten, ist die Einführung effektiver Stressbewältigungstechniken in Krankenhäusern von entscheidender Bedeutung.

Eine der ersten Techniken besteht darin, **ein Bewusstsein für sich selbst und seine Emotionen** zu **entwickeln**. Es ist wichtig, die ersten Anzeichen von Stress zu erkennen: Muskelverspannungen, Reizbarkeit, anhaltende Müdigkeit, Schwierigkeiten, sich zu konzentrieren oder sich von stressigen Situationen zu distanzieren. Wenn Sie lernen, diese Anzeichen zu erkennen, können Sie schnell reagieren und Bewältigungsstrategien anwenden, bevor der Stress zu überwältigend wird. Dies erfordert eine regelmäßige Selbstbeobachtung, bei der sich der Pfleger einige Minuten Zeit nimmt, um seinen geistigen und körperlichen Zustand zu beurteilen und zu erkennen, wann er beginnt, sich überfordert zu fühlen. Dadurch wird verhindert, dass sich der Stress ansammelt, ohne dass er behandelt wird.

Eine der zugänglichsten Techniken zur Stressbewältigung im Krankenhaus ist das **tiefe und bewusste Atmen**. Die Atmung ist ein einfaches, aber wirkungsvolles Mittel, um das Nervensystem zu beruhigen und die Auswirkungen von Stress zu reduzieren. Wenn der Druck steigt, hilft es, einige Minuten lang tief zu atmen, indem man langsam durch die Nase einatmet, die Luft für einige Sekunden anhält und dann langsam durch den Mund ausatmet, um eine gewisse Ruhe wiederherzustellen. Diese Technik hilft, den Herzschlag zu verlangsamen, körperliche Spannungen abzubauen und sich neu zu konzentrieren. In Umgebungen, in denen die Zeit oft knapp ist, wie z.B. in Krankenhäusern, kann das bewusste Atmen jederzeit praktiziert werden, auch während einer kurzen Pause oder zwischen zwei Behandlungen.

Zeit- und Prioritätenmanagement ist eine weitere Schlüsseltechnik zur Stressreduzierung. In Krankenhäusern ist das Pflegepersonal oft mit einer Vielzahl von Aufgaben konfrontiert, die innerhalb eines kurzen Zeitraums erledigt werden müssen. Die Fähigkeit, Prioritäten zu setzen, den Tag effizient zu organisieren und eine Hierarchie der Dringlichkeiten aufzustellen, hilft, die Arbeitslast besser zu bewältigen und das Gefühl zu vermeiden, ständig überfordert zu sein. Um dies zu erreichen, kann es hilfreich sein, den Tag damit zu beginnen, sich einige Minuten Zeit zu nehmen, um die anstehenden Aufgaben zu bewerten und sie nach ihrer Wichtigkeit und Dringlichkeit zu verteilen. Die Verwendung von praktischen Hilfsmitteln wie Aufgabenlisten oder Zeitplänen kann ebenfalls dazu beitragen, die Arbeit zu strukturieren und die mentale Belastung zu verringern.

Gleichzeitig ist die **Fähigkeit, um Hilfe** zu **bitten**, entscheidend für die Bewältigung von Stress im Krankenhaus. Es ist wichtig, die eigenen Grenzen zu erkennen und Kollegen um Hilfe zu bitten, wenn die Arbeitsbelastung zu groß wird. Teamarbeit und Arbeitsteilung können den Druck auf den Einzelnen verringern und eine qualitativ hochwertige Pflege gewährleisten. Zu oft zögern Pflegehelfer, um Hilfe zu bitten, weil sie Angst haben, zu stören oder inkompetent zu erscheinen.

Soziale Unterstützung ist ebenfalls ein wichtiger Faktor bei der Stressbewältigung. Arbeitskollegen sind oft am besten in der Lage, die besonderen Herausforderungen des Berufs zu verstehen, und das Teilen von Erfahrungen oder entspannenden Momenten mit ihnen kann die Anspannung erheblich reduzieren. Momente des informellen Austauschs, wie eine Kaffeepause oder ein Gespräch am Ende des Dienstes, helfen, Druck abzubauen, Gefühle auszudrücken und sich unterstützt zu fühlen. Allein das Wissen, dass man mit seinen Problemen nicht allein ist, kann helfen, Stress abzubauen.

Zusätzlich zu diesen Techniken ist **körperliche Aktivität** ein wichtiges Instrument zur Stressbewältigung. Regelmäßiges Training, sei es vor oder nach der Arbeit, löst aufgestaute Spannungen und stimuliert die Produktion von Endorphinen, den Hormonen, die ein Gefühl des Wohlbefindens fördern. Selbst ein schneller Spaziergang, ein paar Dehnübungen oder eine kurze Yogastunde können ausreichen, um den Körper zu entspannen und den Stress abzubauen. Darüber hinaus verbessert körperliche Aktivität die Schlafqualität, was für die geistige und körperliche Erholung nach einem anstrengenden Tag entscheidend ist.

Die progressive Muskelentspannung ist eine weitere wirksame Methode zum Stressabbau. Sie besteht darin, verschiedene Muskelgruppen des Körpers anzuspannen und wieder zu entspannen, um sich der körperlichen Spannungen bewusst zu werden und sie allmählich zu lockern. Diese Übung kann während einer Pause oder am Ende des Tages durchgeführt werden, um den Körper nach einem langen Arbeitstag zu entspannen. Die progressive Muskelentspannung hilft, das Nervensystem zu beruhigen und die Spannungen, die sich aufgrund von Stress in den Muskeln aufbauen, abzubauen.

Für diejenigen, die die Möglichkeit haben, ist **die Achtsamkeitsmeditation** eine Technik, die zunehmend für ihre Vorteile bei der Stressbewältigung anerkannt wird. Achtsamkeit bedeutet, sich auf den gegenwärtigen Moment zu konzentrieren, seine Gedanken, Empfindungen und Emotionen zu beobachten, ohne zu urteilen. Diese Praxis hilft Ihnen, sich von stressigen Situationen zu distanzieren und zu vermeiden, dass Sie sich von Ängsten oder negativen Gedanken mitreißen lassen. Selbst eine kurze Meditationssitzung von 5 bis 10 Minuten während einer Pause kann ausreichen, um den Geist zu reaktivieren und mit mehr Ruhe und Klarheit zu starten.

Ein weiterer Schlüsselaspekt des Stressmanagements im Krankenhaus ist der **Umgang mit Emotionen**. Krankenpfleger sind oft mit emotional schwierigen Situationen konfrontiert, wie z.B. der Pflege von schwerkranken oder sterbenden Patienten. Daher ist es wichtig zu lernen, die eigenen Emotionen zu erkennen und zu akzeptieren, ohne sie zu unterdrücken oder zuzulassen, dass sie die Kontrolle übernehmen. Das Gespräch mit Kollegen, Vorgesetzten oder einem Psychologen über diese Emotionen kann helfen, sie zu verarbeiten und zu verhindern, dass sie zu übermächtig werden. Der Ausdruck von Emotionen in Gesprächen, beim Schreiben oder anderen Formen der Kreativität ist ein wirksames Mittel, um die Ansammlung von emotionalem Stress zu verhindern.

Schließlich ist es wichtig, **einen gesunden Lebensstil** zu pflegen, um mit Stress besser umgehen zu können. Dazu gehören ausreichender Schlaf, eine ausgewogene Ernährung und ein mäßiger Konsum von Koffein und Zucker, die Angst und Nervosität verstärken können. Vor allem der Schlaf ist eine wichtige Grundlage für die Stressbewältigung. Schlafmangel beeinträchtigt die Fähigkeit, mit Spannungen umzugehen, konzentriert zu bleiben und komplexe Situationen mit Abstand zu betrachten. Ein guter Schlaf, auch bei unregelmäßigen Arbeitszeiten, ist daher für die Erhaltung der psychischen Gesundheit von entscheidender Bedeutung.

    ◦ Unterstützung unter Kollegen: Schaffung eines solidarischen Arbeitsumfelds

Die Unterstützung unter Kollegen ist ein wesentliches Element für die Schaffung eines solidarischen Arbeitsumfelds, insbesondere in anspruchsvollen Umgebungen wie Krankenhäusern, in denen das Pflegepersonal täglich mit stressigen, emotional belastenden und körperlich erschöpfenden Situationen konfrontiert ist. In diesen Umgebungen spielen Teamarbeit und Solidarität unter Kollegen eine zentrale Rolle, nicht nur für die Qualität der Patientenversorgung, sondern auch für das Wohlbefinden der Pfleger selbst. Durch die Entwicklung eines Geistes der gegenseitigen Unterstützung können Pflegehelfer und andere Gesundheitsfachkräfte den täglichen Druck besser bewältigen, Burnout vermeiden und ihre Motivation steigern.

Einer der ersten Vorteile der Unterstützung unter Kollegen ist die Fähigkeit, **Verantwortung** zu **teilen**. In Krankenhäusern sind die Aufgaben oft umfangreich und müssen unter Zeitdruck erledigt werden. Wenn sich die Teammitglieder gegenseitig unterstützen und die Arbeitslast gleichmäßig verteilen, verringert sich die Belastung des Einzelnen und jeder kann sich auf seine Aufgaben konzentrieren, ohne sich überfordert zu fühlen. Bei der Teamarbeit geht es nicht nur darum, Aufgaben nacheinander zu erledigen, sondern sicherzustellen, dass jedes Teammitglied unterstützt wird und niemand isoliert oder überlastet ist. Wenn z.B. ein Kollege in Schwierigkeiten oder einer komplexen Situation steckt, ist es wichtig, dass die anderen Pflegekräfte spontan Hilfe anbieten, sei es, um einen Patienten zu übernehmen, bei einer technischen Aufgabe zu helfen oder einfach nur moralische Unterstützung zu geben.

Die Unterstützung unter Kollegen trägt auch dazu bei, **eine Atmosphäre des Vertrauens** und der Zusammenarbeit zu **schaffen**, in der sich jeder wohl fühlt, wenn er um Hilfe bitten kann, wenn er sie braucht. In Situationen mit hohem Druck kann es schwierig sein, die eigenen Grenzen zu erkennen oder zuzugeben, dass man Hilfe braucht. Ein solidarisches Arbeitsumfeld ermutigt jedoch zu diesem Schritt, ohne zu urteilen oder zu befürchten, als weniger kompetent angesehen zu werden. Beispielsweise kann ein Pfleger, der vor einer komplexen Aufgabe steht, wie der Verabreichung einer heiklen Behandlung, sich an einen erfahreneren Kollegen wenden, um Rat oder Unterstützung zu erhalten. Diese Art der gegenseitigen Unterstützung fördert nicht nur das Lernen, sondern auch die Sicherheit der Pflege, da sie das Risiko von Fehlern, die unter Stress oder Müdigkeit begangen werden, verringert.

Offene und ehrliche Kommunikation ist ein weiterer Pfeiler der Unterstützung unter Kollegen. In einem solidarischen Team muss sich jeder frei fühlen, seine Sorgen, Ideen oder Schwierigkeiten zu äußern, ohne Angst haben zu müssen, verurteilt oder missverstanden zu werden. Der Austausch sollte ermutigt werden und auf gegenseitigem Respekt basieren. Ein konstruktiver Dialog kann dazu beitragen, Missverständnisse zu lösen, Arbeitsabläufe zu verbessern und den Zusammenhalt des Teams zu stärken. Wenn z.B. ein Pfleger eine Schwierigkeit in der Organisation der Pflege oder eine Überlastung in einer Abteilung feststellt, sollte er die Möglichkeit haben, offen mit seinen Kollegen und Vorgesetzten darüber zu sprechen, um gemeinsam Lösungen zu finden. Diese Art der transparenten Kommunikation trägt zu einer besseren Arbeitsorganisation und einer gerechteren Verteilung der Aufgaben bei.

Unterstützung unter Kollegen bedeutet auch, dass die geleistete Arbeit **gegenseitig anerkannt** wird. In intensiven Umgebungen wie Krankenhäusern ist es leicht, sich nur auf die zu lösenden Probleme und Herausforderungen zu konzentrieren, ohne sich die Zeit zu nehmen, die Anstrengungen der anderen zu würdigen. Dabei kann ein einfaches Wort der Ermutigung, ein aufrichtiges

Dankeschön oder ein Zeichen der Anerkennung für die geleistete Arbeit einen enormen Einfluss auf die Moral eines Teams haben. Ein Pfleger, der sich von seinen Kollegen geschätzt fühlt, ist motivierter, selbstbewusster und eher bereit, seine Unterstützung zurückzugeben. Anerkennung trägt zu einer positiven Dynamik bei, in der sich jeder für seinen Beitrag wertgeschätzt fühlt, unabhängig von seiner Position im Team.

Auch die Unterstützung unter Kollegen spielt eine entscheidende Rolle bei der **Stressbewältigung**. Pflegehilfskräfte sind häufig mit emotional belastenden Situationen konfrontiert, wie z.B. der Pflege von Patienten am Lebensende, Notfällen oder schweren medizinischen Komplikationen. In diesen schwierigen Momenten kann die einfache Möglichkeit, sich mit einem Kollegen auszutauschen, seine Gefühle zu teilen oder ein tröstendes Wort zu erhalten, die emotionale Belastung erheblich verringern. Beispielsweise kann nach einem traumatischen oder besonders stressigen Ereignis eine informelle Nachbesprechung unter Kollegen, sogar bei einer Tasse Kaffee, den Druck abbauen und das Erlebte in Worte fassen. Diese Art von emotionaler Unterstützung ist wichtig, um die Anhäufung von Stress zu vermeiden und einem Burnout vorzubeugen.

Die Bedeutung des **Teamzusammenhalts** zeigt sich auch in Notsituationen oder bei Arbeitsüberlastung. Wenn jedes Teammitglied weiß, dass es sich auf die anderen verlassen kann, wird der Umgang mit unvorhergesehenen Ereignissen reibungsloser. Eine Abteilung, in der die Kollegen gut miteinander auskommen, ist besser auf Spannungsmomente oder Arbeitsspitzen vorbereitet, da jeder bereit ist, sich anzupassen und zu mobilisieren, um die anderen zu unterstützen. Beispielsweise kann ein Kollege im Bedarfsfall anbieten, einen zusätzlichen Patienten zu übernehmen oder eine Aufgabe zu erledigen, um einen anderen Pfleger zu entlasten. Diese Flexibilität, die durch Solidarität und gegenseitige Unterstützung ermöglicht wird, trägt dazu bei, dass die Pflegequalität auch in Zeiten hohen Drucks hoch bleibt.

Die Unterstützung unter Kollegen zeigt sich auch in einer **Kultur des gegenseitigen Lernens**. In einem Krankenhaus, in dem die Situationen komplex sein können und sich die Praktiken ständig ändern, ist es von entscheidender Bedeutung, dass Wissen und Fähigkeiten unter den Pflegern ausgetauscht werden. Erfahrenere Pfleger können jüngeren oder weniger erfahrenen Kollegen Ratschläge geben und sie bei bestimmten Verfahren anleiten. Umgekehrt können neue Mitarbeiter oder Pfleger mit Spezialkenntnissen neue Perspektiven und Techniken in das Team einbringen. Dieser Wissensaustausch stärkt nicht nur die Fähigkeiten des Einzelnen, sondern auch die Fähigkeit des Teams, auf die Bedürfnisse der Patienten einheitlich zu reagieren.

Teamgeist und Solidarität unter den Kollegen stärken die menschlichen Bindungen, die in einer Krankenhausumgebung entstehen. Diese Bindungen beschränken sich nicht auf die Pflege, sondern erstrecken sich auch auf die Art und Weise, wie die Pflegekräfte miteinander interagieren, sich gegenseitig unterstützen und eine Arbeitsatmosphäre schaffen, in der sich jeder wertgeschätzt fühlt. Ein unterstützendes Arbeitsumfeld trägt dazu bei, die Isolation zu verringern, die manche Pfleger empfinden, insbesondere in Zeiten der Müdigkeit oder des Zweifels. Es bietet einen Raum, in dem sich jeder auf den anderen stützen kann, wodurch eine Dynamik der Gegenseitigkeit und der gegenseitigen Unterstützung entsteht.

Kapitel 7

Umgang mit Risikopopulationen und gefährdeten Patienten

- **Teil 1: Ältere Menschen und Diabetiker**
  - ○ Besonderheiten des Diabetesmanagements bei Senioren: Komorbiditäten und Gebrechlichkeit

Die Behandlung von Diabetes bei Senioren weist wichtige Besonderheiten auf, insbesondere wegen der erhöhten Gebrechlichkeit und der häufigen Komorbiditäten, die für diese Bevölkerungsgruppe charakteristisch sind. Diabetes, insbesondere Typ-2-Diabetes, ist bei älteren Menschen weit verbreitet und erfordert einen speziellen Pflegeansatz, der nicht nur die Regulierung des Blutzuckerspiegels berücksichtigt, sondern auch das Management der zahlreichen Gesundheitsprobleme, die mit dem Alter einhergehen können. Das Altern führt zu physiologischen Veränderungen, die die Behandlung von Diabetes erschweren, und die Pflegekräfte müssen einen ganzheitlichen Ansatz verfolgen, der sich auf die Vermeidung von Komplikationen konzentriert und gleichzeitig die Lebensqualität der Patienten respektiert.

Die Gebrechlichkeit älterer Diabetespatienten ist eines der Schlüsselelemente, **die** den Umgang mit der Krankheit beeinflussen. Mit zunehmendem Alter wird der Körper anfälliger für äußere Einflüsse, akute Krankheiten und Stoffwechselschwankungen. Senioren mit Diabetes sind oft gebrechlicher, weil die Muskelmasse abnimmt (Sarkopenie), die Selbständigkeit abnimmt und die kognitiven und sensorischen Funktionen nachlassen. Diese Faktoren erhöhen das Risiko von Stürzen, Infektionen, Unterernährung und schweren diabetesbedingten Komplikationen wie schwere Hypoglykämien oder chronische Wunden. Das Diabetesmanagement bei diesen Patienten darf sich daher nicht auf die strenge Kontrolle des Blutzuckerspiegels beschränken, sondern muss eine regelmäßige Bewertung des Gebrechlichkeitszustands mit Anpassungen der Behandlung und Interventionen zur Vermeidung des Verlusts der Selbständigkeit beinhalten.

Auch **Komorbiditäten** sind bei Senioren mit Diabetes allgegenwärtig. Neben Diabetes leiden ältere Patienten häufig auch an anderen chronischen Erkrankungen wie Bluthochdruck,

Herz-Kreislauf-Erkrankungen, Nierenerkrankungen oder Arthrose. Diese Komorbiditäten erschweren das Diabetesmanagement, da sie eine Mehrfachbehandlung erfordern, die sich gegenseitig beeinflussen, das Risiko von Nebenwirkungen erhöhen und die Therapietreue erschweren können. Beispielsweise kann die Einnahme von blutdrucksenkenden Medikamenten oder Statinen mit Antidiabetika interagieren, wodurch sich der Bedarf an Insulin oder anderen Medikamenten ändert. Darüber hinaus können bestimmte Behandlungen die Gebrechlichkeit des Patienten erhöhen, indem sie das Risiko eines Sturzes erhöhen oder eine orthostatische Hypotonie verursachen. Das Pflegepersonal muss daher eng mit den verschiedenen Spezialisten zusammenarbeiten, um die Behandlung anzupassen und unerwünschte Wechselwirkungen zwischen Medikamenten zu vermeiden.

Hypoglykämien stellen bei älteren Diabetikern ein besonderes Risiko dar, insbesondere wegen ihrer Gebrechlichkeit und der Häufigkeit von Komorbiditäten. Ältere Menschen sind oft weniger empfänglich für die Warnsymptome einer Hypoglykämie, wie Zittern oder kalter Schweiß, was zu schweren Hypoglykämien führen kann, bevor der Patient reagiert. Außerdem kann die Einnahme bestimmter Medikamente, wie Beta-Blocker, die Warnzeichen einer Hypoglykämie verschleiern, was die Gefahr noch erhöht. Schwere Hypoglykämien können zu Stürzen, Knochenbrüchen, kardiovaskulären Ereignissen oder kognitiven Beeinträchtigungen führen. Um dies zu vermeiden, muss das Diabetesmanagement bei Senioren vorsichtig sein, mit einer angepassten Blutzuckerkontrolle, die zu strenge Zielwerte vermeidet. Das Pflegepersonal sollte flexiblere Blutzuckerziele bevorzugen, um das Risiko von Hypoglykämien zu minimieren und gleichzeitig eine optimale Lebensqualität für den Patienten zu erhalten.

Polypharmazie, die bei älteren Menschen häufig vorkommt, erschwert die Behandlung von Diabetes zusätzlich. Senioren mit Diabetes nehmen oft mehrere Medikamente für ihre verschiedenen Komorbiditäten ein, was das Risiko von

Wechselwirkungen und unerwünschten Nebenwirkungen erhöht. Die Komplexität der Behandlungsschemata kann auch die Compliance erschweren, insbesondere wenn der Patient kognitive oder sensorische Beeinträchtigungen aufweist. Daher ist es wichtig, die verschriebenen Medikamente regelmäßig zu überprüfen und Anpassungen vorzunehmen, um die Behandlung zu vereinfachen. Eine **Deverschreibung**, d.h. die Reduzierung oder das Absetzen nicht notwendiger Medikamente, ist manchmal erforderlich, um die Medikamentenbelastung zu verringern und die Lebensqualität des Patienten zu verbessern. Eine regelmäßige Überwachung ermöglicht die Anpassung der Behandlung an den Verlauf der Krankheit und den allgemeinen Zustand des Patienten.

Altersbedingte **kognitive Störungen**, wie Demenz oder Alzheimer, stellen ebenfalls eine besondere Herausforderung für die Behandlung von Diabetes bei Senioren dar. Diese Störungen beeinträchtigen die Fähigkeit des Patienten, medizinische Empfehlungen zu verstehen und zu befolgen, seine Medikamente korrekt einzunehmen oder seine Ernährung entsprechend den Bedürfnissen anzupassen. Das Pflegepersonal muss sehr aufmerksam sein, um sicherzustellen, dass der Patient seine Behandlung befolgt und um die Maßnahmen an die kognitiven Fähigkeiten des Patienten anzupassen. Dies kann eine Vereinfachung der Ernährung, eine genauere Überwachung des Blutzuckerspiegels oder die Einbeziehung der Angehörigen in die tägliche Behandlung beinhalten. Die Anwesenheit eines Familienmitglieds oder einer Pflegekraft zu Hause ist oft unerlässlich, um die Sicherheit und das Wohlbefinden des Patienten zu gewährleisten.

Die Ernährung spielt eine zentrale Rolle bei der Behandlung von Diabetes bei Senioren, muss aber an ihren Gesundheitszustand und ihre speziellen Bedürfnisse angepasst werden. Ältere Menschen mit Diabetes haben oft Probleme mit Appetitlosigkeit, Mangelernährung oder Kauschwierigkeiten. Daher ist es wichtig, ausgewogene, nährstoffreiche Mahlzeiten anzubieten und dabei die Ernährungsvorlieben und die körperlichen Einschränkungen des Patienten zu berücksichtigen. Beispielsweise können leicht zu schluckende Mahlzeiten oder Nahrungsergänzungsmittel erforderlich sein, um eine ausreichende Nährstoffzufuhr zu gewährleisten. Außerdem ist es wichtig, die Kohlenhydrataufnahme zu überwachen, um starke Blutzuckerschwankungen zu vermeiden und gleichzeitig die Essgewohnheiten und Vorlieben des Patienten zu berücksichtigen. Flexibilität ist wichtig, um die Kontrolle des Diabetes und die Freude am Essen miteinander zu verbinden, um die Lebensqualität zu erhalten.

Die Vermeidung von Komplikationen im Zusammenhang mit Diabetes sollte auch bei Senioren eine Priorität sein. Diabetes setzt die Patienten einem erhöhten Risiko für vaskuläre Komplikationen (wie Herzinfarkt oder Schlaganfall), Neuropathien (die zu Schmerzen oder Gefühlsverlust führen können) und Retinopathien (die das Sehvermögen beeinträchtigen) aus. Bei älteren Menschen können diese Komplikationen schnell zu einem Verlust der Selbständigkeit, zu Stürzen oder einer Verschlechterung der Lebensqualität führen. Daher ist es wichtig, eine regelmäßige medizinische Überwachung zu organisieren, um diese Komplikationen in einem frühen Stadium zu erkennen und sie präventiv zu behandeln. Dazu gehören Sehtests, regelmäßige Blutdruckkontrollen und Bluttests zur Überwachung der Nierenfunktion.

Die therapeutische Schulung spielt auch bei der Behandlung von Diabetes bei Senioren eine wichtige Rolle. Diese Schulung muss jedoch an die kognitiven und sensorischen Fähigkeiten des Patienten angepasst werden. Es ist wichtig, einfache und verständliche Lehrmaterialien zu verwenden und sich die Zeit zu nehmen, grundlegende Dinge zu erklären, wie die Überwachung des Blutzuckerspiegels, die Einnahme von Medikamenten oder die Anpassung der Ernährung. Wenn nötig, sollten die Angehörigen oder Betreuer in den Aufklärungsprozess einbezogen werden, um sicherzustellen, dass die Empfehlungen befolgt werden.

- Anpassung der Pflege an die physischen und kognitiven Fähigkeiten der älteren Menschen

Die Anpassung der Pflege an die physischen und kognitiven Fähigkeiten älterer Menschen ist eine wesentliche Anforderung bei der Betreuung älterer Patienten, insbesondere im medizinischen Bereich und in Langzeitpflegeeinrichtungen. Aufgrund des natürlichen Alterungsprozesses sind ältere Menschen häufig mit einer Abnahme ihrer körperlichen und geistigen Fähigkeiten konfrontiert, was eine Anpassung der Pflege erfordert, um ihren spezifischen Bedürfnissen gerecht zu werden und gleichzeitig ihre Autonomie und Würde zu bewahren. Dieser patientenzentrierte Ansatz ermöglicht es, eine optimale Lebensqualität zu erhalten, indem die Grenzen des Einzelnen respektiert werden und gleichzeitig eine persönliche Unterstützung angeboten wird.

Die körperlichen Fähigkeiten älterer Menschen können durch den Verlust von Muskelmasse (Sarkopenie), verminderte Flexibilität, Verlust des Gleichgewichts oder das Auftreten von chronischen Schmerzen wie Arthrose beeinträchtigt werden. Diese Einschränkungen erschweren oft die Bewältigung alltäglicher Aufgaben wie Gehen, Waschen oder Anziehen. Die Anpassung der Pflege an diese körperlichen Einschränkungen bedeutet, dass technische Hilfen und spezielle Einrichtungen angeboten werden müssen, um diese Aktivitäten zu erleichtern. Beispielsweise kann der Pfleger die Verwendung von Gehhilfen wie Gehstöcken oder Rollatoren fördern, um das Risiko von Stürzen zu verringern und die Mobilität des Patienten zu erhalten. Auch die Installation von Haltegriffen in Badezimmern oder die Verwendung von Duschsitzen kann die Körperpflege erheblich erleichtern und gleichzeitig die Sicherheit des Patienten gewährleisten.

Die Behandlung von **chronischen Schmerzen** ist ein weiterer wichtiger Bestandteil der Pflege, die auf die körperlichen Fähigkeiten älterer Menschen zugeschnitten ist. Viele Senioren leiden an schmerzhaften Erkrankungen wie Arthrose, die ihre Fähigkeit, sich zu bewegen oder alltägliche Dinge zu erledigen, beeinträchtigen. Es ist wichtig, dass der Pfleger diese Schmerzen bei der Pflege berücksichtigt, indem er die Handgriffe anpasst, um abrupte oder unangenehme Eingriffe zu vermeiden. Eine regelmäßige Beurteilung der Schmerzen mit Hilfe geeigneter Skalen ermöglicht die Anpassung der Schmerzmittel oder die Anwendung nicht-medikamentöser Strategien wie Physiotherapie oder Wärme, um die Schmerzen zu lindern und gleichzeitig eine moderate körperliche Aktivität aufrechtzuerhalten.

Die Anpassung der Pflege an die körperliche Leistungsfähigkeit umfasst auch die Steuerung des Rhythmus der täglichen Aktivitäten. Ältere Menschen können aufgrund ihrer Gebrechlichkeit schnell ermüden, und es ist wichtig, ihren Rhythmus zu respektieren. Beispielsweise ist es oft notwendig, die Pflege oder Aktivitäten in mehrere Etappen aufzuteilen, um eine Überlastung des Patienten zu vermeiden. So kann ein Pfleger beispielsweise regelmäßige Pausen während des Waschens oder Anziehens vorschlagen, damit der Patient verschnaufen und sich ausruhen kann, bevor er weitermacht. Wenn der persönliche Rhythmus des Patienten respektiert wird, bleibt seine Energie erhalten und das Risiko einer übermäßigen Ermüdung wird verringert, während seine aktive Teilnahme an der Pflege gefördert wird.

Neben den körperlichen Fähigkeiten müssen auch die **kognitiven Fähigkeiten** älterer Menschen berücksichtigt werden, um die Pflege anzupassen. Das Altern geht häufig mit einer Veränderung der kognitiven Funktionen einher, wie z.B. Gedächtnisstörungen, Aufmerksamkeitsdefizite oder Einschränkungen des Denkvermögens. Manche Patienten leiden auch an Krankheiten wie Demenz oder Alzheimer, die ihre Fähigkeit beeinträchtigen, Anweisungen zu verstehen oder medizinische Empfehlungen zu befolgen. Bei diesen Patienten ist es von entscheidender Bedeutung, die Kommunikation und den Pflegeansatz so anzupassen, dass das Verständnis und die Kooperation erleichtert werden.

Eine **an** die kognitiven Fähigkeiten **angepasste Kommunikation** ist von entscheidender Bedeutung. Die Pflegekräfte sollten eine einfache, klare und direkte Sprache verwenden und Fachbegriffe oder zu komplexe Erklärungen vermeiden. Oft ist es hilfreich, Anweisungen in einfache Schritte zu unterteilen, die der Patient nacheinander ausführen kann. Anstatt beispielsweise einen Patienten aufzufordern, sich selbst anzuziehen, kann der Helfer eine schrittweise Anleitung geben: "Ziehen Sie zuerst den rechten Ärmel an, dann den linken". Es ist auch wichtig, langsam zu sprechen und sicherzustellen, dass der Patient die Anweisungen verstanden hat, indem man ihn bittet, sie zu wiederholen, oder indem man sein Verhalten beobachtet. Augenkontakt, ein beruhigender Tonfall und ein geduldiger Ansatz sind ebenfalls wichtige Elemente, um das Engagement des Patienten zu fördern.

Störungen des Gedächtnisses und der Aufmerksamkeit erfordern oft einen wiederholten Ansatz und regelmäßige Erinnerungen. Um einem Patienten mit kognitiven Störungen zu helfen, sich an Behandlungen oder Handlungen zu erinnern, kann der Pfleger strukturierte Routinen einführen, bei denen die Pflege und Aktivitäten immer zu den gleichen Tageszeiten stattfinden. Dies hilft dem Patienten, sich zu orientieren und sich in einer vorhersehbaren Umgebung sicherer zu fühlen. Zusätzlich kann die Verwendung von visuellen Hilfsmitteln wie Piktogrammen oder Bildkalendern helfen, die verschiedenen Etappen eines Tages oder einer Pflege in Erinnerung zu rufen.

Bei älteren Menschen, die an **Demenz oder Desorientierung** leiden, ist es von entscheidender Bedeutung, einen sanften und beruhigenden Ansatz beizubehalten. Diese Patienten können manchmal unruhig oder verwirrt sein oder die Pflege verweigern, weil sie nicht immer verstehen, was vor sich geht, oder Angst vor dem Unbekannten haben. In solchen Situationen ist es wichtig, den Patienten nicht zu drängen oder zu schikanieren, sondern eine ruhige und sichere Umgebung zu schaffen. Wenn Sie mit dem Patienten beruhigend sprechen, ihm erklären, was passieren wird, und ihn über jeden Schritt der Pflege beruhigen, kann dies dazu beitragen, seine Angst zu verringern und seine Kooperation zu erleichtern. Wenn ein Patient eine Behandlung zu einem bestimmten Zeitpunkt ablehnt, kann es hilfreich sein, zu einem späteren Zeitpunkt wiederzukommen, wenn der Patient entspannter ist.

Auch die **kognitive Stimulation** ist Teil der Pflege für ältere Menschen. Um die kognitiven Fähigkeiten der Patienten zu erhalten, ist es wichtig, sie zu ermutigen, geistig aktiv zu bleiben, auch wenn dies auf einfache Weise geschieht. Aktivitäten wie Lesen, Gedächtnisspiele oder anregende Gespräche tragen dazu bei, die Gehirnfunktionen zu erhalten. Der Pfleger kann den Patienten zum Beispiel in Gespräche über vertraute Themen verwickeln oder ihm kognitive Übungen vorschlagen, die seinen Fähigkeiten entsprechen. Diese Art der Stimulation hilft, den kognitiven Verfall zu verlangsamen und gleichzeitig die soziale Interaktion aufrechtzuerhalten, die für die Moral des Patienten von Vorteil ist.

Schließlich ist es von entscheidender Bedeutung, **die Selbständigkeit** älterer Menschen trotz ihrer körperlichen oder kognitiven Einschränkungen so weit wie möglich **zu fördern**. Anpassung der Pflege bedeutet nicht, den Patienten zu ersetzen, sondern ihn vielmehr zu ermutigen, sich im Rahmen seiner Fähigkeiten aktiv an seiner eigenen Pflege zu beteiligen. Selbst wenn ein Patient beispielsweise Schwierigkeiten hat, sich selbst anzuziehen, kann der Pfleger ihn dazu ermutigen, zu versuchen, einen Knopf zu schließen oder seine Socken anzuziehen. Dieses Engagement bei den alltäglichen Verrichtungen trägt dazu bei, das Selbstwertgefühl des Patienten zu erhalten, dem Verlust der Selbständigkeit vorzubeugen und ihm das Gefühl zu geben, die Kontrolle über sein Leben zu haben. Kleine Anpassungen, wie die Verwendung von ergonomischen Gegenständen oder Kleidung, die leicht anzuziehen ist, können diese Selbständigkeit ebenfalls erleichtern und gleichzeitig die körperlichen Einschränkungen des Patienten respektieren.

◦ Ethische Herausforderungen bei der Behandlung von sehr alten Patienten

Die ethischen Fragen im Zusammenhang mit der Behandlung hochbetagter Patienten sind komplex und erfordern gründliche Überlegungen, um die Achtung der individuellen Rechte, die Lebensqualität und die Wirksamkeit der Pflege gegeneinander abzuwägen. Die Behandlung gebrechlicher älterer Menschen, die oft an mehreren Krankheiten leiden und sich am Ende ihres Lebens befinden, wirft wesentliche Fragen über die Verhältnismäßigkeit der Behandlung, die Achtung der Autonomie des Patienten und die Berücksichtigung des allgemeinen Wohlbefindens der Betroffenen auf. Diese ethischen Dilemmas betreffen sowohl die Angehörigen der Gesundheitsberufe als auch die Patienten selbst und ihre Familien, in einem Rahmen, in dem jede medizinische Entscheidung sorgfältig abgewogen werden muss.

Eine der wichtigsten ethischen Fragen ist die nach der **Verhältnismäßigkeit der Behandlung**. Bei sehr alten Patienten, die häufig unter schweren Komorbiditäten leiden, ist die Frage nach der Angemessenheit bestimmter aggressiver Behandlungen, insbesondere am Lebensende, von entscheidender Bedeutung. Es geht nicht nur darum, das Leben um jeden Preis zu verlängern, sondern auch darum, eine akzeptable Lebensqualität zu gewährleisten. Manchmal können kurative Behandlungen wie Chemotherapie, invasive Chirurgie oder intensive Reanimation für einen älteren Patienten zu anstrengend sein und mehr Leid als Nutzen bringen. Die Frage ist dann: Wie viel Intensivpflege oder schwere Behandlungen sind notwendig, wenn man bedenkt, dass sie die Gebrechlichkeit des Patienten verschlimmern können? Die Entscheidung, bestimmte invasive Behandlungen einzuschränken oder einzustellen, beruht auf einer ethischen Nutzen-Risiko-Abwägung, bei der die Wahrung der Würde des Patienten im Mittelpunkt steht.

Die **Achtung der Autonomie** des Patienten ist ein weiterer ethischer Pfeiler bei der Behandlung von sehr alten Patienten. Jeder Mensch hat das Recht, für sich selbst zu entscheiden, einschließlich der Möglichkeit, eine Behandlung abzulehnen oder zu akzeptieren. Mit zunehmendem Alter kann die Autonomie des Patienten jedoch durch kognitive Störungen wie Demenz beeinträchtigt werden, die das Urteilsvermögen und die Entscheidungsfindung beeinträchtigen. In solchen Situationen ist es oft schwierig zu erkennen, ob der Patient wirklich versteht, was bei seiner Behandlung auf dem Spiel steht und ob er in der Lage ist, eine informierte Zustimmung zu geben. Das Pflegepersonal muss sich dann bemühen, den Willen des Patienten zu respektieren und gleichzeitig seine kognitiven Fähigkeiten zu berücksichtigen. Wenn der Patient nicht mehr in der Lage ist, sich klar zu äußern, werden Entscheidungen häufig in Absprache mit der Familie oder den gesetzlichen Vertretern getroffen, was die heikle Frage aufwirft, inwieweit die Angehörigen die Wünsche des Patienten wahrheitsgemäß interpretieren können.

Die **Antizipation von Patientenverfügungen** ist eine Antwort auf dieses Problem. Immer mehr ältere Menschen verfassen eine Patientenverfügung, in der sie ihren Willen bezüglich der Behandlung am Lebensende, einschließlich Reanimation, künstliche Ernährung oder Atmungsunterstützung, zum Ausdruck bringen. Die Patientenverfügung respektiert die Autonomie des Patienten, indem sie sicherstellt, dass seine Entscheidungen respektiert werden, auch wenn er sie nicht mehr äußern kann. Die Auslegung der Patientenverfügung kann jedoch zu ethischen Problemen führen, wenn die klinischen Situationen nicht genau mit den Szenarien übereinstimmen, die der Patient in Betracht gezogen hat. Beispielsweise kann ein Patient in seiner Patientenverfügung eine Reanimation abgelehnt haben, sich aber in einer medizinischen Situation befinden, in der eine Reanimation sein Leben erheblich verlängern könnte, ohne seine Lebensqualität zu beeinträchtigen. In solchen Fällen sehen sich Pfleger und Familien mit schwer zu entscheidenden moralischen Dilemmas konfrontiert.

Eine weitere wichtige ethische Frage ist die **Begrenzung oder Beendigung von Behandlungen**. Bei sehr alten Patienten am Lebensende kann es notwendig sein, die Entscheidung zu treffen,

215

die kurative Behandlung zu beenden und stattdessen die palliative Behandlung zu beginnen, die eher auf die Linderung von Schmerzen und die Verbesserung des Wohlbefindens als auf Heilung abzielt. Dieser Übergang zu einem palliativen Ansatz kann für die Familien schwer zu akzeptieren sein, da sie den Abbruch der Behandlung als Aufgabe oder Verzicht empfinden können. Das Pflegepersonal muss die Familien in diesem Prozess begleiten und ihnen erklären, dass es nicht mehr darum geht, das Leben um jeden Preis zu verlängern, sondern darum, dem Patienten ein möglichst friedliches Lebensende zu garantieren und unnötiges Leiden zu minimieren.

Die Schmerzlinderung steht im Mittelpunkt der ethischen Betreuung älterer Patienten, insbesondere in der Endphase ihres Lebens. Die moderne Medizin ermöglicht heute eine Schmerzkontrolle mit starken Medikamenten wie Opioiden, die körperliche Leiden wirksam lindern. Die Frage der Analgesie wirft jedoch manchmal ethische Dilemmas auf, insbesondere wenn die Verabreichung hoher Dosen von Morphin beispielsweise den Tod beschleunigen kann. Das Gesetz erlaubt die Anwendung von schmerzlindernden Behandlungen, auch wenn dies indirekt das Leben des Patienten verkürzen kann, solange die primäre Absicht darin besteht, das Leiden zu lindern. Dies wird als "Doppelwirkung" bezeichnet. Die Entscheidung für eine solche Behandlung muss in Absprache mit dem Behandlungsteam, dem Patienten (wenn er dazu in der Lage ist) und der Familie getroffen werden, wobei die Ziele der Behandlung klar zu erläutern sind.

Die **Lebensqualität** des Patienten ist ein weiterer wichtiger Aspekt, den es zu berücksichtigen gilt. Bei sehr alten Patienten, die oft durch die Krankheit geschwächt sind, ist es entscheidend, sich zu fragen, was eine akzeptable Lebensqualität darstellt. Einige Patienten bevorzugen möglicherweise weniger invasive Behandlungen, auch wenn dies eine geringere Lebenserwartung bedeutet, solange sie eine gewisse Autonomie behalten und mit ihren Angehörigen interagieren können. Andere wiederum möchten vielleicht, dass alles getan wird, um ihr Leben zu verlängern, auch wenn dies eine schwere Behandlung bedeutet. Es ist daher unerlässlich, dass das Pflegepersonal mit dem Patienten und seiner Familie spricht, um ihre Prioritäten zu verstehen und die Pflege entsprechend anzupassen.

Der finanzielle und institutionelle Druck kann auch zu ethischen Spannungen im Umgang mit sehr alten Patienten führen. Die Frage der in Krankenhäusern oder Langzeitpflegeeinrichtungen verfügbaren Ressourcen sowie die Kosten der Behandlung können bestimmte Entscheidungen beeinflussen. Beispielsweise können sehr teure Behandlungen oder eine lange Intensivpflege manchmal als unverhältnismäßig im Vergleich zum erwarteten Nutzen angesehen werden. Wirtschaftliche Erwägungen dürfen jedoch niemals Vorrang vor den ethischen und medizinischen Bedürfnissen des Patienten haben. Das Pflegepersonal sollte sich stets bemühen, Entscheidungen auf der Grundlage des Wohlergehens des Patienten zu treffen und dabei seine Wünsche, seine Lebensqualität und seine klinischen Bedürfnisse zu berücksichtigen.

Schließlich ist die Frage der **Kommunikation und der gemeinsamen Zustimmung** von entscheidender Bedeutung bei der Bewältigung der ethischen Herausforderungen, die mit der Behandlung hochbetagter Patienten verbunden sind. Die Diskussion über Behandlungsoptionen, Risiken und Nutzen muss klar, transparent und auf das Verständnisvermögen des Patienten und seiner Familie zugeschnitten sein. Es ist wichtig, einen Raum für den Dialog zu schaffen, in dem Patienten und ihre Angehörigen Fragen stellen, ihre Bedenken äußern und sich voll an den Entscheidungen über die Pflege beteiligen können. Eine gute Kommunikation kann Missverständnisse reduzieren und sicherstellen, dass die Behandlungsentscheidungen die Werte und Wünsche des Patienten respektieren.

- **Teil 2: Diabetes und prekäre Bevölkerungsgruppen**
  - ◦ Herausforderungen bei der Behandlung von Patienten mit sozialer Benachteiligung

Die Behandlung von Patienten in sozial prekären Situationen stellt komplexe Herausforderungen dar, die weit über die rein medizinische Dimension hinausgehen. Diese Patienten, die häufig mit instabilen Lebensbedingungen, wirtschaftlichen Schwierigkeiten, Obdachlosigkeit oder dem Abbruch sozialer Bindungen konfrontiert sind, weisen eine Reihe von Schwachstellen auf, die ihre physische und psychische Gesundheit stark beeinträchtigen. In diesem Zusammenhang sind die Pflegekräfte mit spezifischen Hindernissen konfrontiert, die den Zugang zur Pflege, die Kontinuität der Behandlung und die Qualität der Pflege erschweren. Ein umfassender und humaner Ansatz, der die sozialen Determinanten der Gesundheit berücksichtigt, ist daher unerlässlich, um den besonderen Bedürfnissen dieser Bevölkerungsgruppe gerecht zu werden.

Eine der ersten Herausforderungen ist **der Zugang zur Gesundheitsversorgung**. Patienten in sozial prekären Situationen sind oft weit von Gesundheitseinrichtungen entfernt, nicht nur geografisch, sondern auch symbolisch. Der Mangel an finanziellen Ressourcen, das Fehlen einer Sozial- oder Krankenversicherung und die Unkenntnis der Rechte sind Barrieren, die den Zugang zu Gesundheitsdiensten einschränken. Für manche Menschen hat nicht die Gesundheitsfürsorge Priorität, sondern die Erfüllung der Grundbedürfnisse wie die Suche nach einer Unterkunft, Nahrung oder einem Arbeitsplatz. Diese Prioritätensetzung kann die Inanspruchnahme eines Arztes verzögern, selbst bei schweren oder chronischen Erkrankungen. Darüber hinaus kann der Verwaltungsaufwand für den Zugang zur Gesundheitsversorgung für Patienten in prekären Verhältnissen entmutigend sein, da sie manchmal weder über die Fähigkeiten noch über die Ressourcen verfügen, um sich in den komplexen Sozialschutzsystemen zurechtzufinden.

Die **Nichtinanspruchnahme von Gesundheitsleistungen** ist eine direkte Folge dieser prekären Situation. Viele sozial schwache

Patienten vermeiden Arztbesuche oder ziehen sie aus Angst vor den Kosten, der Stigmatisierung oder der administrativen Komplexität gar nicht erst in Betracht. Diese Nichtinanspruchnahme der Gesundheitsversorgung führt zu einer Verschlimmerung der bestehenden Krankheiten und erhöht das Risiko schwerwiegender Komplikationen. Chronische Krankheiten wie Diabetes, Bluthochdruck oder Atemwegserkrankungen können sich unerkannt und unbehandelt entwickeln, was zu Notaufnahmen und oft vermeidbaren Komplikationen führt. Für diese Patienten ist der Zugang zu medizinischer Versorgung oft erst im Notfall möglich, wenn die Situation bereits kritisch geworden ist, was die Eingriffe aufwändiger und teurer macht.

Die **Diskontinuität der Versorgung** ist eine weitere große Herausforderung bei der Behandlung von Patienten aus prekären Verhältnissen. Aufgrund ihrer instabilen Lebensumstände, häufiger Ortswechsel oder des Fehlens eines festen Wohnsitzes sind diese Patienten oft nicht in der Lage, Langzeitbehandlungen zu befolgen oder Arzttermine einzuhalten. Die Einhaltung der Therapie ist besonders schwierig, da Faktoren wie der unregelmäßige Zugang zu Medikamenten, die Schwierigkeit, medizinische Dokumente aufzubewahren, oder eine unsichere Ernährungssituation die Kontinuität der Pflege gefährden können. Darüber hinaus erhöht das Fehlen einer regelmäßigen medizinischen Betreuung das Risiko, dass Krankheiten nicht erkannt werden, was die Behandlung noch komplexer macht. Das Pflegepersonal muss daher nicht nur medizinische Versorgung anbieten, sondern auch für eine regelmäßige und angemessene Betreuung sorgen und dabei die Hindernisse berücksichtigen, denen die Patienten in ihrem Alltag begegnen.

Eine weitere große Herausforderung ist die **psychologische Dimension** der Prekarität. Armut und soziale Ausgrenzung sind häufig mit einem starken Gefühl der Isolation, Verzweiflung und dem Verlust der Würde verbunden. Patienten, die sich in einer prekären sozialen Lage befinden, leiden mit größerer Wahrscheinlichkeit an psychischen Erkrankungen wie

Angstzuständen, Depressionen oder Suchtproblemen, die häufig unbehandelt bleiben oder unterdiagnostiziert werden. Die Angehörigen der Gesundheitsberufe müssen daher besonders auf diese psychologischen Aspekte achten, die einen direkten Einfluss auf den allgemeinen Gesundheitszustand des Patienten und seine Fähigkeit haben, sich auf den Behandlungspfad einzulassen. Zuhören und Wohlwollen sind wesentliche Werkzeuge für den Aufbau eines Vertrauensverhältnisses zu diesen Patienten, die in der Vergangenheit möglicherweise vom Gesundheitssystem ausgegrenzt oder schlecht behandelt worden sind. Ohne dieses Vertrauensverhältnis besteht ein erhöhtes Risiko, dass die medizinische Versorgung unterbrochen wird, was die gesundheitliche Unsicherheit noch weiter verschärft.

Die **mangelnde Koordination** zwischen den Sozial- und Gesundheitsdiensten ist ebenfalls eine große Herausforderung. Patienten in prekären sozialen Verhältnissen benötigen oft eine umfassende Betreuung, die medizinische Versorgung, soziale Betreuung und manchmal auch Rechtsbeistand umfasst. Häufig sind diese verschiedenen Bereiche jedoch voneinander abgeschottet, ohne wirkliche Kommunikation oder Koordination. Dies führt zu fragmentierten Behandlungspfaden, bei denen die Patienten ohne persönliche Betreuung von einer Abteilung zur anderen weitergereicht werden. Diese Trennung zwischen den Akteuren des Gesundheitswesens und den Sozialdiensten erschwert den Zugang zu bestehenden Hilfsangeboten und verlangsamt die Lösung sozialer Probleme, die sich direkt auf die Gesundheit auswirken. Eine bessere Koordination zwischen Gesundheitspersonal, Sozialarbeitern und Hilfsorganisationen für Menschen in prekären Situationen ist notwendig, um eine umfassende und kohärente Betreuung zu bieten.

Die **sozialen Determinanten der Gesundheit** (Wohnung, Beschäftigung, Bildung, Ernährung) müssen bei der Behandlung von Patienten in prekären Verhältnissen ebenfalls berücksichtigt werden. Es reicht nicht aus, eine Krankheit zu behandeln, wenn die Lebensbedingungen des Patienten weiterhin ungünstig sind. Beispielsweise wird ein Diabetespatient, der auf der Straße lebt oder unterernährt ist, Schwierigkeiten haben, eine angemessene Diät einzuhalten oder seine Medikamente bei einer stabilen Temperatur zu halten. Es ist daher unerlässlich, die Lebensbedingungen dieser Patienten zu bewerten und nach Lösungen zu suchen, um ihre sozioökonomische Situation neben der medizinischen Versorgung zu verbessern. Dies kann bedeuten, dass sie in Zusammenarbeit mit Sozialarbeitern an Vereinigungen, Heime oder Programme zur sozialen Wiedereingliederung verwiesen werden.

Stigmatisierung ist ein weiteres großes Hindernis bei der Behandlung von Patienten aus prekären Verhältnissen. Sie können Opfer von Vorurteilen oder Diskriminierung werden, manchmal sogar innerhalb des Gesundheitssystems. Einige Pflegekräfte können unbeabsichtigt oder unbewusst herablassende Haltungen oder geringe Erwartungen an Patienten aus prekären Verhältnissen haben, was diese davon abhalten kann, eine Behandlung zu suchen oder sich in eine Therapie zu begeben. Die Schulung von Gesundheitsfachkräften in Bezug auf die Vielfalt der sozialen Situationen und die besonderen Herausforderungen von Patienten in prekären Lebenslagen ist entscheidend, um solche Verzerrungen zu vermeiden und eine respektvolle und integrative Behandlung zu gewährleisten.

Schließlich ist die **Flexibilität der Versorgungssysteme** von entscheidender Bedeutung, um den besonderen Bedürfnissen von Patienten in prekären sozialen **Verhältnissen** gerecht zu werden. Manchmal ist es notwendig, aus dem traditionellen Rahmen auszubrechen und die Patienten dort zu treffen, wo sie sich befinden, durch Initiativen wie mobile Gesundheitsteams, medizinische Sprechstunden in Unterkünften oder Vereinen. Diese Maßnahmen ermöglichen es, einen ersten Kontakt mit den Menschen in prekären Verhältnissen herzustellen, Gesundheitsprobleme frühzeitig zu erkennen und sie an die richtigen Versorgungsstrukturen zu verweisen. Diese Art von proaktivem Ansatz ist besonders wichtig, um Vertrauen zu Menschen aufzubauen, die manchmal den Kontakt zu Gesundheitseinrichtungen verloren haben.

○ Zugang zu medizinischer Versorgung und Behandlungsmanagement: die Bedeutung von sozialen Netzwerken und Hilfsmitteln

Der Zugang zur Gesundheitsversorgung und die Verwaltung der Behandlung ist ein zentrales Thema bei der Betreuung von Patienten, insbesondere von solchen, die mit Hindernissen konfrontiert sind, die sich aus der Unsicherheit, der Isolation oder der Komplexität ihres Gesundheitszustands ergeben. In diesem Zusammenhang spielen **soziale Unterstützungsnetze** und **institutionelle Hilfen** eine wesentliche Rolle, um den Zugang zu Gesundheitsdiensten zu erleichtern, die Einhaltung der Behandlung zu verbessern und eine umfassendere und menschlichere Betreuung zu gewährleisten. Diese Unterstützungsnetze, seien es Familien, Gemeinschaften oder Verbände, und die öffentlichen oder privaten Hilfen ermöglichen es, die Lücken des traditionellen Gesundheitssystems zu schließen, indem sie die Patienten während ihres gesamten Behandlungsverlaufs begleiten.

Eine der wichtigsten Aufgaben der sozialen Netzwerke beim Zugang zur **Gesundheitsversorgung** ist die **Verringerung der Isolation**. Viele Patienten, insbesondere ältere Menschen, Patienten in prekären Verhältnissen oder mit chronischen Krankheiten, sind isoliert und haben keine direkte Unterstützung bei der Bewältigung ihrer medizinischen Bedürfnisse. Dieses Gefühl der Isolation kann sie daran hindern, einen Arzt zu konsultieren, eine Behandlung zu befolgen oder Arzttermine wahrzunehmen. Soziale Netzwerke, bestehend aus Verwandten, Freunden, Nachbarn, aber auch Gemeinde- oder Vereinsgruppen, spielen eine entscheidende Rolle bei der Überwindung dieser Isolation. Sie bieten moralische und logistische Unterstützung, indem sie einen Patienten zu einem Termin begleiten, ihm helfen, seine Behandlung zu verstehen, oder einfach nur ein offenes Ohr für seine gesundheitlichen Sorgen bieten. Das Vorhandensein eines Unterstützungsnetzwerks ermöglicht es dem Patienten oft, seine Krankheit besser zu bewältigen, da er sich unterstützt fühlt, was indirekt zu einer besseren Einhaltung der Behandlung führt.

Die Einbeziehung von **Patientenverbänden und -gruppen** ist ein weiterer entscheidender Aspekt der sozialen Unterstützung. Viele Organisationen widmen sich der Unterstützung von Menschen mit chronischen Erkrankungen wie Diabetes, Krebs oder Herz-Kreislauf-Erkrankungen. Diese Gruppen bieten nicht nur psychologische Unterstützung, indem sie es den Patienten ermöglichen, ihre Erfahrungen auszutauschen und sich verstanden zu fühlen, sondern sie spielen auch eine Rolle bei der Information und Aufklärung über den Umgang mit den Behandlungen. Beispielsweise können Vereinigungen Workshops organisieren, in denen erklärt wird, wie man die Ernährung bei Diabetes anpasst, wie man die Medikamente richtig verabreicht oder wie man die Warnzeichen für Komplikationen erkennt. Solche Initiativen sind besonders wichtig für Patienten, die Schwierigkeiten beim Zugang zu klaren Informationen oder medizinischem Fachpersonal haben, wie es oft in ländlichen Gebieten der Fall ist, oder für sozial schwache Menschen.

Institutionelle Unterstützung, sei es durch den Staat, die Gesundheitsorganisationen oder Wohltätigkeitsorganisationen, spielt ebenfalls eine Schlüsselrolle beim Zugang zur Gesundheitsversorgung. Für viele Patienten, insbesondere in finanziell prekären Situationen, kann der Zugang zur Gesundheitsversorgung durch die Kosten für Arztbesuche, Medikamente oder Behandlungen erschwert werden. In diesem Zusammenhang sind finanzielle Unterstützung und Sozialschutzsysteme von entscheidender Bedeutung, um sicherzustellen, dass die Gesundheitsversorgung für alle zugänglich ist. In Frankreich beispielsweise ermöglichen die Couverture Maladie Universelle Complémentaire (CMU-C) oder die Aide Médicale d'Etat (AME) den ärmsten Menschen den Zugang zu medizinischer Versorgung ohne Vorauszahlung der Kosten. Auch spezielle Programme wie Lebensmittelgutscheine oder Wohngeld tragen dazu bei, die Situation von Patienten in prekären Verhältnissen zu stabilisieren, was den Umgang mit der Behandlung erleichtert, insbesondere durch eine bessere Ernährung oder ein stabiles Umfeld für die Behandlung.

Der Zugang zur Gesundheitsversorgung ist nicht auf die finanzielle Dimension beschränkt. Für viele Patienten **stellt die Behandlung** eine große Herausforderung **dar**, insbesondere aufgrund der Komplexität der medizinischen Protokolle, der Anzahl der einzunehmenden Medikamente oder der Einschränkungen, die mit bestimmten Krankheiten verbunden sind. Unterstützungsnetzwerke und externe Hilfe sind daher unerlässlich, um diese Patienten auf ihrem Behandlungsweg zu begleiten. Zum Beispiel **spielen pflegende Angehörige** oft eine zentrale Rolle, wenn es darum geht, den Patienten zu helfen, ihre Medikamente regelmäßig einzunehmen, die vorgeschriebenen Zeiten einzuhalten und auf mögliche Nebenwirkungen zu achten. Sie können wichtige Informationen über den Gesundheitszustand des Patienten weitergeben und die Kommunikation zwischen dem Patienten und seinem Arzt erleichtern.

Darüber hinaus sind **häusliche Krankenpfleger** oder **mobile Gesundheitsteams** eine wertvolle Hilfe für Patienten, die Schwierigkeiten haben, sich zu bewegen oder ihre Behandlung selbständig durchzuführen. Diese Gesundheitsfachkräfte kommen direkt zum Patienten und können so die Kontinuität der Pflege und eine engere Betreuung gewährleisten. Dies ist besonders wichtig für Patienten mit chronischen Krankheiten oder Patienten mit eingeschränkter Selbständigkeit, die eine regelmäßige Kontrolle ihres Gesundheitszustands benötigen. Die häusliche Pflege ermöglicht es auch, die Pflege an die Umgebung des Patienten anzupassen, indem die Lebensbedingungen und die spezifischen Bedürfnisse berücksichtigt werden.

Digitale Netzwerke und **Connected-Health-Technologien** bieten auch neue Möglichkeiten, den Zugang zur Gesundheitsversorgung und das Behandlungsmanagement zu verbessern. Mit Hilfe von Online-Plattformen, mobilen Anwendungen oder vernetzten Gegenständen können Patienten ihre Gesundheit selbständiger und in Echtzeit überwachen. Beispielsweise können Blutzuckermessgeräte für Diabetiker, vernetzte Blutdruckmessgeräte oder Erinnerungen an die Einnahme von Medikamenten über mobile Anwendungen die

Therapietreue verbessern und das Risiko von Versäumnissen oder Fehlern verringern. Digitale Netze fördern auch den Austausch zwischen Patienten und Gesundheitspersonal, indem sie Telekonsultationen oder Fernbetreuung ermöglichen, was besonders für Patienten von Vorteil ist, die in Gebieten leben, die weit von Gesundheitszentren entfernt sind oder Schwierigkeiten haben, sich zu bewegen.

Neben den Technologien bieten **Plattformen für den Informationsaustausch** wie Foren oder Online-Selbsthilfegruppen den Patienten einen Ort des Austauschs und der Solidarität. Diese virtuellen Räume ermöglichen es den Patienten, ihre Erfahrungen auszutauschen, Fragen zu ihrer Behandlung zu stellen und Antworten von Menschen mit ähnlichen Erfahrungen zu erhalten. Diese Gruppen stärken die Solidarität unter den Patienten und helfen ihnen, sich mit ihrer Krankheit nicht allein zu fühlen, während sie Zugang zu zusätzlichen Informationen über das Management ihrer Gesundheit erhalten.

Die Bedeutung von sozialen Netzwerken und Hilfsangeboten erstreckt sich auch auf die **Prävention**. Für viele Patienten, insbesondere für solche, die in prekären Verhältnissen oder in isolierten Umgebungen leben, spielen soziale und gemeinschaftliche Netzwerke eine Rolle als Informationsvermittler über Präventions- und Vorsorgeprogramme. Impfkampagnen und kostenlose Vorsorgeuntersuchungen, die von Vereinen oder lokalen Gesundheitsstrukturen organisiert werden, werden häufig über Nachbarschaftsnetzwerke verbreitet. Diese Initiativen sind wichtig, um Krankheiten wie Diabetes, Krebs oder Herz-Kreislauf-Erkrankungen frühzeitig zu erkennen und gefährdete Bevölkerungsgruppen über gute Gesundheitspraktiken zu informieren.

◦ Psychologische und soziale Unterstützung für gefährdete Patienten

Die psychologische und soziale Betreuung gefährdeter Patienten ist ein wesentlicher Bestandteil der Gesamtversorgung, die weit über die medizinische Versorgung hinausgeht. Gefährdete Patienten, ob in prekären Situationen, mit chronischen Krankheiten, am Lebensende oder mit psychologischen Problemen, benötigen eine Unterstützung, die sowohl ihre emotionalen als auch ihre sozialen Bedürfnisse berücksichtigt. Diese Unterstützung sollte darauf abzielen, ihr Wohlbefinden zu stärken, ihre Autonomie wiederherzustellen und ihnen zu helfen, mit den komplexen Herausforderungen, die mit ihrem Lebens- oder Gesundheitszustand verbunden sind, besser umzugehen. Dies ist ein Prozess, der einen interdisziplinären Ansatz erfordert, der nicht nur die Gesundheitsberufe, sondern auch Sozialarbeiter, Psychologen, Verbände und manchmal auch die Angehörigen des Patienten einbezieht.

Der erste grundlegende Aspekt der psychologischen Betreuung gefährdeter Patienten ist **das Zuhören und Einfühlungsvermögen**. Viele dieser Patienten fühlen sich aufgrund ihrer Krankheit oder ihrer sozialen Situation isoliert, unverstanden oder stigmatisiert. Aktives Zuhören ermöglicht es, eine Vertrauensbasis zu schaffen, die unerlässlich ist, damit sie ihre Ängste, Zweifel und Leiden ausdrücken können. Das Pflegepersonal, ob Pfleger, Krankenpfleger oder Psychologe, muss diesen Emotionen zuhören, ohne zu urteilen, und aufrichtiges Einfühlungsvermögen zeigen. Dies ist eine wesentliche Voraussetzung dafür, dass sich der Patient in seiner Würde respektiert und anerkannt fühlt, was ein erster Schritt in Richtung einer effektiven Pflege ist. Ein Patient mit einer chronischen Krankheit wie Diabetes kann zum Beispiel frustriert sein, weil seine tägliche Behandlung so schwer ist. Wenn Sie ihm helfen, diese Frustration zu verbalisieren, und ihm gleichzeitig Lösungen anbieten, wie er seinen Alltag besser bewältigen kann, kann dies seine psychische Belastung verringern.

Formelle psychologische Unterstützung kann spezifische Maßnahmen umfassen, wie z.B. Konsultationen mit einem Psychologen, Psychotherapiesitzungen oder Gesprächsgruppen. Gefährdete Patienten, insbesondere solche mit schweren Krankheiten wie Krebs oder neurodegenerativen Erkrankungen, müssen oft mit sehr intensiven Emotionen wie Angst, Zukunftsangst, Depressionen oder Wut umgehen. Diese Emotionen können einen direkten Einfluss auf ihre Gesundheit, ihre Fähigkeit, Behandlungen zu befolgen, und ihre Beziehungen zu ihren Mitmenschen haben. In diesem Zusammenhang kann ein Psychologe dem Patienten helfen, diese Emotionen besser zu verstehen und zu bewältigen, eine gewisse Gelassenheit zu erlangen und Techniken zu erlernen, um mit schwierigen Momenten umzugehen. Psychologische Unterstützung kann auch für Patienten am Lebensende von Vorteil sein, da sie ihnen hilft, dieser Phase gelassen entgegenzusehen, indem sie über ihre Prioritäten nachdenken und darüber, wie sie ihre letzten Momente verbringen möchten.

Die soziale Betreuung zielt darauf ab, die **materiellen und praktischen Bedürfnisse** von gefährdeten Patienten zu erfüllen. Viele dieser Patienten haben Schwierigkeiten in ihrem täglichen Leben, die das Management ihrer Gesundheit erschweren. Sie können unter finanzieller Unsicherheit leiden, in einer instabilen Wohnsituation leben oder keinen Zugang zu den notwendigen Ressourcen haben, um ihre Behandlungen ordnungsgemäß durchzuführen. In diesem Zusammenhang spielen Sozialarbeiter eine zentrale Rolle bei der Identifizierung dieser Bedürfnisse und der Weiterleitung der Patienten an die richtigen Ressourcen. Beispielsweise kann ein Diabetespatient, der in prekären Verhältnissen lebt, aufgrund seines begrenzten Budgets Schwierigkeiten haben, sich Medikamente zu kaufen oder eine angemessene Diät einzuhalten. Ein Sozialarbeiter kann ihm helfen, Zugang zu Sozialhilfeprogrammen zu erhalten, eine angemessene Krankenversicherung zu beantragen oder sich an Wohltätigkeitsorganisationen zu wenden, um kostenlose Mahlzeiten oder medizinische Ausrüstung zu erhalten.

Der Zugang zu Rechten und Dienstleistungen ist ein weiterer wichtiger Aspekt der sozialen Betreuung. Viele schutzbedürftige Patienten wissen nicht, auf welche Hilfen und Maßnahmen sie Anspruch haben, oder haben Schwierigkeiten, die notwendigen administrativen Schritte zu unternehmen. Dies ist beispielsweise bei älteren, pflegebedürftigen Menschen der Fall, die nicht wissen, wie sie Zugang zu häuslicher Hilfe oder finanzieller Unterstützung für die Anpassung ihrer Wohnung erhalten können. Die Sozialarbeiter übernehmen in diesem Fall eine Vermittlerrolle, indem sie die Patienten bei den erforderlichen Schritten begleiten, ihnen beim Ausfüllen komplexer Anträge helfen oder sie zu Terminen mit Institutionen begleiten. Diese Begleitung ermöglicht es, die Situation des Patienten zu sichern und die Hindernisse zu beseitigen, die ihn daran hindern, die Pflege oder Hilfe zu erhalten, die er benötigt.

Die soziale Dimension der Begleitung umfasst auch die Unterstützung von Beziehungen, insbesondere bei der Wiederherstellung sozialer Bindungen. Gefährdete Patienten, insbesondere solche, die sich in einer prekären oder isolierten Situation befinden, können ihre familiären, freundschaftlichen oder gemeinschaftlichen Beziehungen abgebrochen haben, was ihr Gefühl der Ausgrenzung verstärkt und ihre psychische Gesundheit beeinträchtigt. Daher ist es wichtig, diesen Patienten dabei zu helfen, wieder mit ihrem Umfeld in Kontakt zu treten oder neue soziale Bindungen aufzubauen. Dies kann durch die Teilnahme an Selbsthilfegruppen, Gruppenworkshops oder sozialen Aktivitäten, die von Vereinigungen organisiert werden, geschehen. Diese Interaktionen ermöglichen es den Patienten, sich weniger allein zu fühlen, ihre Erfahrungen mit Menschen in ähnlichen Situationen zu teilen und eine Art emotionales Gleichgewicht zu finden. Für ältere Menschen kann z.B. die Teilnahme an Begegnungsgruppen oder Nachbarschaftsverbänden dazu beitragen, die Isolation zu durchbrechen und ihre Lebensqualität zu verbessern.

Die psychologische und soziale Betreuung von gefährdeten Patienten muss auch **präventiv** sein. Es geht nicht nur darum, auf

Probleme zu reagieren, wenn sie erst einmal aufgetreten sind, sondern auch darum, Maßnahmen zu ergreifen, die eine Verschlechterung der Situation verhindern. Beispielsweise sollten Gesundheits- und Sozialarbeiter auf die ersten Anzeichen von psychologischer Not oder sozialem Verfall bei gebrechlichen Patienten achten. Ein älterer Mensch, der beginnt, sich zurückzuziehen, seine Ernährung vernachlässigt oder Arzttermine versäumt, kann eine Depression entwickeln. Schnelles Eingreifen, sei es durch psychologische Unterstützung, Hausbesuche oder Überweisung an soziale Dienste, kann eine Verschlechterung der Situation verhindern.

Die Rolle des familiären Umfelds ist bei der Begleitung ebenfalls von entscheidender Bedeutung. Die Angehörigen von gefährdeten Patienten sind oft selbst in Schwierigkeiten und wissen nicht immer, wie sie ihren kranken Verwandten oder Freunden die notwendige Unterstützung zukommen lassen können. Das Pflegepersonal muss daher auch die Familien in den Begleitungsprozess einbeziehen, indem es sie informiert, ihnen bei Bedarf psychologische Unterstützung anbietet und ihnen praktische Ratschläge gibt, wie sie ihre Angehörigen am besten pflegen können. Dies kann Schulungen zum Umgang mit bestimmten Krankheiten (wie Alzheimer) oder Informationen über verfügbare Ressourcen zur Entlastung pflegender Angehöriger umfassen. Die Berücksichtigung der Müdigkeit oder Erschöpfung der pflegenden Angehörigen ist entscheidend für die Aufrechterhaltung des familiären Gleichgewichts und um zu verhindern, dass die Last der Pflege die Verletzlichkeit der Angehörigen noch verstärkt.

Schließlich ist **die Kontinuität der Betreuung** ein Schlüsselaspekt. Für gefährdete Patienten ist es wichtig, dass die psychologische und soziale Unterstützung kontinuierlich erfolgt und an die Entwicklung ihrer Situation angepasst wird. Unsicherheit, Krankheit oder psychische Störungen lassen sich nicht mit einer einzigen Maßnahme beheben, und es ist wichtig, dass soziale, medizinische und psychologische Dienste zusammenarbeiten, um eine regelmäßige Betreuung zu gewährleisten. Dies ermöglicht es, die Bedürfnisse des Patienten im Laufe der Zeit neu zu bewerten, die Unterstützung an die sich ändernde Situation anzupassen und Unterbrechungen der Betreuung zu vermeiden, die die Gesundheit des Patienten gefährden könnten.

- **Teil 3: Diabetes bei Kindern und Jugendlichen**
  - ○ Spezielle Betreuung und therapeutische Ausbildung für junge Patienten

Die spezifische Betreuung und therapeutische Ausbildung junger Patienten ist im Gesundheitswesen von größter Bedeutung, da Kinder und Jugendliche sowohl in physischer als auch in psychologischer Hinsicht einzigartige Bedürfnisse haben. Die Behandlung von chronischen oder akuten Krankheiten bei jungen Menschen beschränkt sich nicht auf die bloße Anwendung medizinischer Behandlungen. Sie erfordert einen ganzheitlichen Ansatz, der nicht nur klinische Aspekte umfasst, sondern auch eine erzieherische Komponente, die es ihnen ermöglicht, ihren Zustand zu verstehen und zu bewältigen, wobei ihr Entwicklungsstand und ihre Fähigkeit zur Selbstbestimmung über ihre Gesundheit zu berücksichtigen sind. Eine auf Jugendliche zugeschnittene therapeutische Ausbildung sollte spielerisch, partizipativ und progressiv sein und gleichzeitig ihre wachsende Autonomie und ihren Bedarf an Unterstützung berücksichtigen.

Eine der größten Herausforderungen bei der **Behandlung** von jungen Patienten ist **die Anpassung der Pflege** an ihr Alter, ihre Reife und ihr Verständnis. Kinder, vor allem im frühen Alter, haben eine andere Wahrnehmung der Krankheit als Erwachsene. Sie können Schwierigkeiten haben, zu verstehen, warum sie eine Behandlung erhalten oder bestimmte Anweisungen befolgen müssen, zumal Schmerzen oder Unannehmlichkeiten im Zusammenhang mit der Pflege sie beunruhigen oder frustrieren können. Daher ist es wichtig, dass das Pflegepersonal, seien es Ärzte, Krankenschwestern oder Pfleger, einen pädagogischen

Ansatz verfolgt, der die Krankheit und die Pflege auf einfache und verständliche Weise erklärt, die dem Alter des Kindes entspricht. Bei einem kleinen Kind können beispielsweise Metaphern oder Geschichten verwendet werden, um zu erklären, wie ein Medikament "die bösen Mikroben bekämpft". Dies trägt dazu bei, die Situation zu entdramatisieren und die Gesundheitsversorgung zugänglicher zu machen.

Die **spielerische Dimension** ist ein zentrales Element in der therapeutischen Ausbildung junger Patienten. Durch die Einbindung von Spielen, visuellen Hilfsmitteln oder interaktiven Aktivitäten können die Betreuer das Lernen ansprechender und weniger einschüchternd gestalten. Bei einem Kind mit Diabetes können beispielsweise Spiele eingesetzt werden, um ihm zu helfen, kohlenhydratreiche Lebensmittel und solche, die für seine Ernährung geeignet sind, zu erkennen. Auch die Verwendung von Gesundheitsanwendungen oder digitalen Lernspielen kann das Lernen interaktiver und motivierender gestalten und gleichzeitig die Selbstständigkeit im Umgang mit der Krankheit fördern. Diese Art von Ansatz ermöglicht es den Kindern und Jugendlichen, sich aktiv an ihrer Versorgung zu beteiligen, anstatt passiv die Behandlungen und Einschränkungen zu erdulden, die ihnen auferlegt werden.

Die **therapeutische Ausbildung** muss auch die Eltern oder Vormünder einschließen, da diese eine entscheidende Rolle im Umgang mit der Krankheit bei jungen Menschen spielen. Wenn ein Kind an einer chronischen Krankheit wie Asthma, Diabetes oder Epilepsie leidet, ist es wichtig, dass die Eltern die Behandlung vollständig verstehen und in der Lage sind, ihrem Kind bei der Einhaltung der Vorschriften zu helfen. Es ist jedoch auch wichtig, ein Gleichgewicht zu finden: Wenn das Kind älter wird, muss es allmählich mehr Verantwortung für den Umgang mit seiner Krankheit übernehmen. Die therapeutische Ausbildung muss daher schrittweise erfolgen und dem Alter und der Reife des Kindes angepasst werden. Einem jungen Teenager wird man z.B. erklären, wie er seinen Blutzuckerspiegel überwachen und seine Behandlung entsprechend den Ergebnissen anpassen kann, während man gleichzeitig sicherstellt, dass er versteht, wie wichtig es ist, eine strenge Pflegeroutine einzuhalten.

Eine weitere Herausforderung bei der Behandlung junger Patienten besteht darin, **ihre Motivation** für eine langfristige Behandlung **aufrechtzuerhalten**, insbesondere wenn es sich um chronische Krankheiten handelt. Junge Patienten können sich frustriert oder sogar rebellisch fühlen, wenn sie den Einschränkungen ihres Gesundheitszustands ausgesetzt sind. Dies kann dazu führen, dass die Behandlung nicht eingehalten wird, insbesondere in der Adoleszenz, in der das Streben nach Unabhängigkeit und der Wunsch, sich den Gleichaltrigen anzupassen, eine große Rolle spielen. Es ist entscheidend, dass die Betreuer eine unterstützende Haltung einnehmen, indem sie nicht nur die Bedeutung der Behandlung erklären, sondern auch die psychologischen und sozialen Bedürfnisse des Jugendlichen berücksichtigen. Ein Jugendlicher mit Diabetes kann sich beispielsweise von seinen Freunden stigmatisiert fühlen, weil er Insulin spritzen muss. Neben der Unterstützung bei der medizinischen Behandlung seiner Krankheit müssen die Betreuer ihm auch Werkzeuge zur Verfügung stellen, um diese soziale Dimension zu bewältigen, indem sie sein Selbstvertrauen stärken und ihm helfen, Wege zu finden, die Pflege in sein tägliches Leben zu integrieren, ohne sich anders zu fühlen.

Die Kommunikation mit jungen Patienten ist ebenfalls ein wesentlicher Punkt. Kinder und Jugendliche, selbst wenn sie an einer schweren Krankheit leiden, müssen als aktive Partner in ihrer Behandlung angesehen werden. Daher ist es von entscheidender Bedeutung, dass das Pflegepersonal direkt mit ihnen spricht, ihnen Fragen zu ihren Gefühlen stellt und sie in die Entscheidungen über ihre Behandlung einbezieht, wobei ihr Alter und ihre Fähigkeit zu verstehen berücksichtigt werden müssen. Diese aktive Einbeziehung trägt dazu bei, ihre Autonomie zu stärken, ihre Therapietreue zu verbessern und ihre Angst vor der Krankheit zu verringern. So sollte ein chronisch kranker Jugendlicher beispielsweise mitbestimmen können, wann er seine Medikamente einnimmt oder welche Aktivitäten er im Rahmen eines auf seine Erkrankung abgestimmten Bewegungsprogramms ausüben möchte.

Ein weiterer wichtiger Aspekt bei der Behandlung von jungen Patienten ist die **psychologische Unterstützung**. Chronische oder schwere Krankheiten können erhebliche emotionale Auswirkungen auf junge Menschen haben und ihr Selbstwertgefühl, ihre Stimmung und ihre sozialen Beziehungen beeinträchtigen. Es ist von entscheidender Bedeutung, dass das Pflegepersonal die Anzeichen psychologischer Notlage wie Angst, Depression oder Isolation erkennt und psychologische Unterstützung in die Gesamtbehandlung einbezieht. Dies kann psychotherapeutische Sitzungen, die Teilnahme an Selbsthilfegruppen mit anderen Jugendlichen in ähnlichen Situationen oder Aktivitäten zur Stärkung der emotionalen Widerstandsfähigkeit beinhalten. Für ein Kind, das langfristig im Krankenhaus liegt, kann die Möglichkeit, seine Gefühle durch kreative Aktivitäten wie Zeichnen oder Schreiben auszudrücken, eine effektive Möglichkeit sein, den Stress zu bewältigen und die Kontrolle über die Situation wiederzuerlangen.

Schließlich ist es von entscheidender Bedeutung, **die jungen Patienten auf den Übergang in die Erwachsenenpflege vorzubereiten**. Für Kinder mit chronischen Krankheiten ist der Übergang vom pädiatrischen System zur Erwachsenenpflege ein heikler Schritt, der sorgfältig geplant werden muss. Es ist wichtig, dass der Übergang schrittweise erfolgt, so dass die jungen Patienten allmählich die Verantwortung für ihre eigene Gesundheit übernehmen können, während sie weiterhin die notwendige Unterstützung erhalten. Das Pflegepersonal muss sicherstellen, dass der junge Patient seine Krankheit versteht, seine Behandlung selbständig durchführen kann und das Vertrauen hat, sich im System der Erwachsenenpflege zurechtzufinden. Dieser Übergang sollte nicht abrupt erfolgen, sondern von einer aufmerksamen Überwachung begleitet werden, um sicherzustellen, dass der junge Patient sich nicht allein gelassen oder mit der Pflege seiner Gesundheit überfordert fühlt.

- Psychologische Probleme im Zusammenhang mit Diabetes bei Jugendlichen: Akzeptanz der Krankheit und soziale Integration

Diabetes bei Jugendlichen stellt nicht nur in körperlicher, sondern auch in psychologischer Hinsicht eine einzigartige Herausforderung dar. Die Adoleszenz ist bereits eine komplexe Zeit, die von tiefgreifenden körperlichen und emotionalen Veränderungen sowie dem Streben nach Identität und Unabhängigkeit geprägt ist. In diesem Zusammenhang können die Diagnose und der Umgang mit einer chronischen Krankheit wie Diabetes für einen Teenager besonders beunruhigend sein. Die psychologischen **Probleme, die** sich daraus ergeben, sind oft mit zwei wichtigen Aspekten verbunden: **der Akzeptanz der Krankheit** und **der sozialen Integration**. Diese Herausforderungen können erhebliche Auswirkungen auf die Einhaltung der Behandlung, das Selbstwertgefühl und die allgemeine Lebensqualität haben.

Die **Akzeptanz der Krankheit** ist für viele Jugendliche mit Diabetes ein langer und schwieriger Prozess. Im Gegensatz zu jüngeren Kindern, die mit der Unterstützung ihrer Eltern ihre Krankheit akzeptieren können, ohne viel zu hinterfragen, beginnen Teenager, kritischer über ihren Zustand und ihre Zukunft nachzudenken. Diabetes mit seinen täglichen Einschränkungen - Blutzuckerkontrolle, Insulininjektionen, Mahlzeiten - setzt einen strengen Rahmen, der im Widerspruch zum Wunsch nach Freiheit und Spontaneität zu stehen scheint, der für diese Lebensphase typisch ist. Viele Jugendliche können eine Art **Rebellion** gegen diese Anforderungen empfinden und sich manchmal weigern, die medizinischen Anweisungen zu befolgen, sei es aus Trotz oder weil sie Schwierigkeiten haben, ihren Zustand zu akzeptieren. Dies erhöht das Risiko von akuten Komplikationen wie Hyperglykämie oder Hypoglykämie und beeinträchtigt die langfristige Behandlung der Krankheit.

Die Schwierigkeit, die Krankheit zu akzeptieren, ist oft mit **Gefühlen von Wut, Frustration und Ungerechtigkeit** verbunden. Der Jugendliche kann sich durch seine Erkrankung

234

stigmatisiert fühlen, da er der Meinung ist, dass Diabetes ihn von Gleichaltrigen unterscheidet. Die Tatsache, dass man ständig seinen Blutzuckerspiegel überwachen oder Insulin spritzen muss, kann das Gefühl verstärken, "anormal" zu sein und nicht wie die anderen leben zu können. Diese Wahrnehmung kann das Unwohlsein verstärken, was zu Angstzuständen oder Depressionen führen kann. Die Wut kann sich auch gegen das Pflegepersonal oder die Eltern richten, denen der Jugendliche manchmal vorwirft, sein Leben zu kontrollieren, indem sie ihm Regeln auferlegen, die er als bedrückend empfindet.

Gleichzeitig wird die **soziale Integration** zu einer entscheidenden Herausforderung. In der Adoleszenz ist der Blick der anderen von großer Bedeutung. Die Anpassung an die Gruppennormen und die Akzeptanz durch die Gleichaltrigen werden zu einer Priorität, und Diabetes kann als Hindernis für diese Integration erscheinen. Jugendliche mit Diabetes können Angst davor haben, sich durch ihre Pflege oder ihre Ernährung von anderen zu unterscheiden. Soziale Situationen wie Essen mit Freunden, Ausflüge oder körperliche Aktivitäten können als stressig empfunden werden, da sie ständig an ihre Behandlung denken müssen. Beispielsweise kann sich ein Teenager unwohl fühlen, wenn er vor seinen Freunden seinen Blutzucker messen oder Insulin spritzen muss, weil er Angst vor Blicken oder aufdringlichen Fragen hat. Diese Angst vor dem sozialen Urteil kann zu einem Verheimlichungsverhalten führen, bei dem der Teenager die Einnahme seiner Medikamente oder die Überwachung des Blutzuckerspiegels vermeidet, um keine Aufmerksamkeit zu erregen.

Dieses Bedürfnis nach **Konformität** kann auch zu riskanten Verhaltensweisen führen, wie z.B. übermäßiger Alkoholkonsum oder der Verzehr von kohlenhydratreichen Lebensmitteln, ohne die Auswirkungen auf die Blutzuckerkontrolle zu berücksichtigen. Die Versuchung, sich "wie alle anderen" zu verhalten, kann manchmal größer sein als der rigorose Umgang mit der Krankheit, was zu einer Verschlimmerung des Blutzuckerungleichgewichts führt. Dieser soziale Druck kann zu einer Art **Einsamkeit** führen, da der Jugendliche das Gefühl hat, dass niemand in seiner Umgebung wirklich versteht, was er durchmacht. Dieses Gefühl der Isolation kann sich noch verstärken, wenn er keine angemessene Unterstützung durch die Familie und den Arzt erhält.

Die soziale Integration bezieht sich jedoch nicht nur auf die Beziehungen zu Gleichaltrigen. Die **Rolle der Familie** ist bei der Behandlung von Diabetes bei Jugendlichen von entscheidender Bedeutung. Obwohl die Eltern eine Schlüsselrolle bei der Begleitung und dem Management der Pflege spielen, ist diese Übergangsphase zur Selbständigkeit oft von familiären Spannungen geprägt. Der Jugendliche kann die elterliche Beteiligung ablehnen, weil er sie als Einmischung oder mangelndes Vertrauen in seine Fähigkeit, seine eigene Gesundheit zu verwalten, empfindet. Umgekehrt kann es für manche Eltern schwierig sein, loszulassen, weil sie befürchten, dass ihr Kind noch nicht bereit ist, die Verantwortung für seine Krankheit allein zu übernehmen. Dieses schwierige Gleichgewicht zwischen der elterlichen Begleitung und der Autonomie des Jugendlichen erfordert eine offene Kommunikation und einen schrittweisen Ansatz.

Um diesen Herausforderungen zu begegnen, spielt **die therapeutische Ausbildung** eine zentrale Rolle. Sie sollte sich nicht auf technische Erklärungen zum Diabetesmanagement beschränken, sondern auch eine psychologische und soziale Dimension beinhalten, die den Bedürfnissen der Jugendlichen entspricht. Ziel ist es, dem jungen Patienten zu helfen, seine Krankheit zu verstehen, die Pflege in sein tägliches Leben zu integrieren und Strategien zu entwickeln, um Behandlung und soziales Leben miteinander zu vereinbaren. Dies kann durch spezielle Workshops für Jugendliche geschehen, in denen sie nicht nur lernen, ihren Diabetes selbständig zu managen, sondern auch, wie sie mit schwierigen sozialen Situationen umgehen können. Diese Gruppenworkshops können auch die **Unterstützung durch Gleichaltrige** stärken, indem sie ihnen die Möglichkeit geben, sich mit anderen Jugendlichen auszutauschen, die mit den gleichen Schwierigkeiten konfrontiert sind, was das Gefühl der Isolation verringern kann.

Psychologische Unterstützung ist auch für Jugendliche, die mit ihrem Diabetes zu kämpfen haben, von entscheidender Bedeutung. Eine Betreuung durch einen Psychologen, der auf chronische Krankheiten spezialisiert ist, kann helfen, die Akzeptanz der Krankheit zu verbessern, die mit der Situation verbundenen Emotionen auszudrücken und Strategien zu entwickeln, um besser mit dem Diabetes zu leben. Selbsthilfegruppen oder Online-Foren können ebenfalls ein Ort sein, an dem junge Menschen ihre Sorgen, Ängste und Frustrationen frei austauschen können, ohne Angst vor Verurteilung zu haben.

- Die Rolle der Pflegekraft bei den Eltern und der Familie

Die Rolle der Pflegekraft bei Eltern und Familie ist von entscheidender Bedeutung, da sie sich nicht nur auf die Pflege des Patienten beschränkt, sondern auch eine umfassende Betreuung des familiären Umfelds umfasst. Die Familien spielen eine wesentliche Rolle bei der Unterstützung der Patienten, insbesondere wenn diese aufgrund von chronischen Krankheiten, Abhängigkeit oder besonderen Bedürfnissen gefährdet sind. Der Pfleger, als eine Person der Nähe, wird oft zum Vermittler zwischen dem Patienten und seinen Angehörigen, indem er zuhört, praktische Ratschläge gibt und emotionale Unterstützung leistet. Diese Rolle ist umso wichtiger, wenn die Familien sich angesichts der Krankheit oder der Pflegebedürftigkeit hilflos fühlen.

Einer der ersten Aspekte der Rolle des Betreuers in der Familie ist **das aktive Zuhören**. Eltern und Angehörige des Patienten, die mit der Krankheit eines geliebten Menschen konfrontiert sind, können Angst, Unsicherheit oder ein Gefühl der Hilflosigkeit empfinden. Es ist daher von entscheidender Bedeutung, dass der Pfleger ihnen zuhört, ihre Fragen beantwortet und ihnen

Sicherheit in Bezug auf die täglichen Handlungen vermittelt. Aktives Zuhören schafft ein Vertrauensverhältnis, in dem sich die Familien verstanden und unterstützt fühlen. Dies gilt insbesondere in schwierigen Situationen, wie bei schweren oder unheilbaren Krankheiten, wo der Pfleger für die Familie zu einem Bezugspunkt werden kann, der ihr hilft, sich in dieser Zeit der Ungewissheit zurechtzufinden.

Der Pflegehelfer spielt auch eine Schlüsselrolle bei **der Aufklärung** der **Familien** über die häusliche Pflege oder die Überwachung bestimmter medizinischer Parameter. Wenn ein Kind beispielsweise an Diabetes leidet, kann der Pflegehelfer die Eltern dabei unterstützen, den Umgang mit Blutzuckerwerten, Insulininjektionen oder der Anpassung der Mahlzeiten zu erlernen. Dabei geht es nicht nur um die Vermittlung von technischem Wissen, sondern auch darum, dass sich die Familien bei diesen täglichen Handlungen wohlfühlen. Der Pfleger muss sicherstellen, dass die Eltern oder Angehörigen die medizinischen Anweisungen und die auszuführenden Maßnahmen verstehen.

Die Vermeidung von familiärer Erschöpfung gehört ebenfalls zu den Aufgaben der Pflegekraft. Wenn die Pflege des Patienten weitgehend von der Familie übernommen wird, wie es bei älteren oder behinderten Menschen häufig der Fall ist, können die Angehörigen schnell mit der emotionalen und körperlichen Belastung überfordert sein. Wenn der Pfleger auf Anzeichen von Müdigkeit bei den Angehörigen achtet, kann er sie auf externe Hilfe hinweisen, z.B. auf die Inanspruchnahme von Entlastungsdiensten, häuslicher Hilfe oder spezialisierten Vereinigungen. Indem er die Familien entlastet, trägt der Pfleger dazu bei, ihre geistige und körperliche Gesundheit zu erhalten und gleichzeitig eine bessere Pflegequalität für den Patienten zu gewährleisten. Er wird somit zu einem wichtigen Vermittler bei der Organisation einer ausgewogenen Pflege zwischen dem Engagement der Familie und den verfügbaren professionellen Ressourcen.

Die **psychologische Unterstützung**, die der Pfleger den Familien anbieten kann, ist ebenfalls von großer Bedeutung. In Notsituationen, wie der Verschlechterung des Gesundheitszustands eines Angehörigen oder der Aufnahme in die Palliativpflege, können Familien von ihren Emotionen überwältigt werden. Der Pfleger kann durch seinen menschlichen und wohlwollenden Ansatz einen Raum bieten, in dem die Angehörigen ihren Schmerz, ihre Angst oder ihre Traurigkeit ausdrücken können, ohne verurteilt zu werden. Diese emotionale Unterstützung kann in einfachen Gesten zum Ausdruck kommen, wie z.B. sich Zeit für ein Gespräch zu nehmen, beruhigende Worte zu finden oder in schwierigen Momenten wie in der Agonie oder am Lebensende einfach nur anwesend zu sein.

Parallel dazu ist **die Vermittlung zwischen dem Patienten und seiner Familie** ein weiterer zentraler Aspekt der Rolle des Pflegepersonals. Es kommt vor, dass Patienten, insbesondere solche mit eingeschränkter Selbständigkeit, Frustrationen oder Spannungen äußern, die von ihren Angehörigen falsch interpretiert werden können. Der Pfleger kann aufgrund seiner täglichen Nähe zum Patienten eine Vermittlerrolle einnehmen, indem er den Angehörigen die Gründe für bestimmte Reaktionen des Patienten erklärt und ihnen hilft, den Zustand des Patienten besser zu verstehen. Beispielsweise kann ein Patient mit Demenz verwirrtes oder aggressives Verhalten zeigen, was die Familie verunsichern kann. Indem der Pflegende diese Verhaltensweisen erklärt und Ratschläge zum Umgang mit ihnen gibt, hilft er, Spannungen abzubauen und das gegenseitige Verständnis zwischen dem Patienten und seinen Angehörigen zu stärken.

Der Pfleger hilft **den Familien** auch, **medizinische Entscheidungen zu treffen**. Wenn entscheidende Entscheidungen getroffen werden müssen, wie z.B. die Entscheidung für eine schwere Behandlung, eine Einschränkung der Pflege oder die Entscheidung für eine palliative Phase, können sich die Familien verloren fühlen oder in einen Konflikt geraten. Ohne in die Rolle der Ärzte einzugreifen, kann der Pfleger eine informierte und beruhigende Perspektive auf die praktischen Auswirkungen dieser

Entscheidungen bieten und gleichzeitig daran erinnern, dass jede Entscheidung im Einklang mit dem Willen des Patienten getroffen werden muss. Diese Unterstützung ist wertvoll, denn sie gibt den Familien das Gefühl, dass sie in emotional belastenden Momenten begleitet werden.

Schließlich gehört auch **die Begleitung der Familien bei Behördengängen** zur Rolle der Pflegekraft, insbesondere wenn die Angehörigen sich durch den Papierkram oder die zu befolgenden Verfahren überfordert fühlen. In Situationen der Abhängigkeit oder einer schweren Krankheit sind viele Schritte erforderlich, um häusliche Pflege, medizinische Kostenerstattung oder Anpassungen der Wohnung zu organisieren. Der Pfleger, oft in Zusammenarbeit mit Sozialarbeitern, kann die Familien bei diesen Schritten begleiten, sie an die richtigen Ansprechpartner verweisen und sicherstellen, dass alle verfügbaren Ressourcen mobilisiert werden, um die Last der Pflege zu mindern.

Kapitel 8

Diabetes-Management in speziellen Pflegekontexten

- **Teil 1: Diabetes und Chirurgie: Vorsichtsmaßnahmen und Pflege vor und nach der Operation**
  - Glykämisches Management vor einem chirurgischen Eingriff: Anpassung der Behandlung

Die Blutzuckereinstellung vor einem chirurgischen Eingriff ist eine entscheidende Frage, insbesondere für Patienten mit Diabetes. Eine genaue Blutzuckerkontrolle ist wichtig, um das Risiko von Komplikationen während und nach der Operation zu verringern, da eine Hyperglykämie das Risiko von Infektionen, verzögerter Wundheilung und hämodynamischer Instabilität erhöhen kann. Umgekehrt kann eine schwere Hypoglykämie die Operation gefährden und das Leben des Patienten bedrohen. Aus diesem Grund muss die Anpassung der antidiabetischen Behandlung vor einer Operation in Zusammenarbeit mit dem Gesundheitspersonal sorgfältig geplant werden, um eine optimale und sichere Behandlung zu gewährleisten.

Die präoperative Beurteilung des Blutzuckerspiegels ist der erste Schritt in diesem Management. Bei den Konsultationen vor der Operation müssen Ärzte und Pflegepersonal die Blutzuckereinstellung des Patienten beurteilen, die mit seinem Diabetesstatus verbundenen Risiken erkennen und einen Plan zur Aufrechterhaltung einer stabilen Blutzuckerkontrolle vor, während und nach der Operation erstellen. Dazu gehört eine umfassende Untersuchung der Krankengeschichte, des Diabetestyps (Typ 1 oder Typ 2), der Dauer der Erkrankung und der Wirksamkeit der aktuellen Behandlungen. Die Blutzuckerwerte in den Kapillaren, die Ergebnisse des glykierten Hämoglobins (HbA1c) und bereits vorhandene Komplikationen wie Neuropathie oder Nephropathie sind Parameter, die berücksichtigt werden müssen, um die Behandlung anzupassen.

Auf der Grundlage dieser Faktoren wird das medizinische Fachpersonal die **Antidiabetika-Therapie** anpassen. Die Art der Behandlung, die der Patient normalerweise erhält - Insulin, orale Medikamente oder andere injizierbare Antidiabetika - beeinflusst die Änderungen, die vor der Operation vorgenommen werden müssen. Bei einem Patienten, der **Insulin** nimmt, muss der

Blutzuckerspiegel vor der Operation sorgfältig eingestellt werden. Das langsame Insulin, das normalerweise zur Aufrechterhaltung des Blutzuckerspiegels über 24 Stunden verabreicht wird, kann am Tag vor der Operation reduziert werden, um eine Hypoglykämie während des präoperativen Fastens zu vermeiden. Am Tag vor der Operation ist es üblich, das Basalinsulin beizubehalten (normalerweise 50% der üblichen Dosis), aber die schnell oder mittelstark wirkenden Insuline auszusetzen oder zu reduzieren. Am Tag der Operation muss der Blutzuckerspiegel engmaschig überwacht werden, um sicherzustellen, dass er innerhalb eines Zielbereichs bleibt, der normalerweise zwischen 100 und 180 mg/dl liegt, um ein metabolisches Ungleichgewicht zu vermeiden.

Bei Patienten, die **orale Medikamente** einnehmen, ist die Anpassung ebenfalls von entscheidender Bedeutung. Orale Antidiabetika wie blutzuckersenkende Sulfonamide oder DPP-4-Inhibitoren müssen oft vor der Operation abgesetzt werden, insbesondere wenn der Patient fasten muss oder das Risiko einer Hypoglykämie hoch ist. Sulfonamide, die die Insulinsekretion erhöhen, können beispielsweise zu längeren Hypoglykämien führen, insbesondere wenn gefastet wird. Sie werden daher in der Regel 24 bis 48 Stunden vor der Operation abgesetzt. SGLT-2-Hemmer werden oft einige Tage vor der Operation abgesetzt, da sie das Risiko einer Dehydrierung und einer diabetischen Ketoazidose erhöhen, gefährliche Komplikationen in Zeiten chirurgischen Stresses.

Eine der kritischen Phasen des Blutzuckermanagements vor einer Operation ist das **präoperative Fasten**, das häufig erforderlich ist, um das Risiko einer Aspiration während der Anästhesie zu minimieren. Dieses Fasten kann für Diabetespatienten schwierig zu handhaben sein, da es die normale Blutzuckereinstellung verändert. Während des Fastens kann der Körper mit der Freisetzung von in der Leber gespeicherter Glukose reagieren, was zu einer Hyperglykämie führt, während ein längerer Verzicht auf Nahrungsaufnahme auch eine Hypoglykämie verursachen kann. Die Lösung liegt in einer verstärkten Überwachung des

Blutzuckerspiegels während der Fastenzeit mit häufigen Kontrollen, insbesondere am Morgen der Operation, um die Insulinzufuhr oder andere Behandlungen an die Ergebnisse anzupassen.

Am Tag der Operation muss der Patient in der Regel die orale Einnahme von Antidiabetika einstellen und die Insulindosis entsprechend den ärztlichen Empfehlungen anpassen. Eine intravenöse Infusion von Glukose oder Insulin kann verwendet werden, um während der Operation ein optimales Blutzuckergleichgewicht zu erhalten. Bei dieser Methode wird die erforderliche Insulinmenge in Echtzeit an die Schwankungen des Blutzuckerspiegels angepasst, unter der Aufsicht des Anästhesisten und des medizinischen Teams. Ziel ist es, den Blutzuckerspiegel während der gesamten Operation stabil zu halten, um das Risiko von postoperativen Komplikationen zu minimieren.

Auch nach der Operation muss der Blutzuckerspiegel in der **postoperativen Phase** sorgfältig überwacht werden. Der chirurgische Stress, die Schmerzen, die Immobilisierung und die Verabreichung bestimmter Medikamente wie Kortikosteroide können den Blutzuckerspiegel beeinflussen, was häufig zu vorübergehenden Hyperglykämien führt. Eine engmaschige Überwachung des Blutzuckerspiegels ist daher während dieser Zeit unerlässlich, mit regelmäßigen Kontrollen und einer schrittweisen Anpassung der Diabetesbehandlung an den Gesundheitszustand des Patienten und seine Fähigkeit, sich wieder zu ernähren.

In der **postoperativen Rehabilitation** spielt die Wiederaufnahme einer normalen Ernährung eine Schlüsselrolle bei der Stabilisierung des Blutzuckerspiegels. Sobald der Patient in der Lage ist, normal zu essen, kann eine allmähliche Wiederaufnahme der üblichen Behandlungen in Betracht gezogen werden. Die Dosis von Insulin oder oralen Antidiabetika muss jedoch an die spezifischen Bedürfnisse des Patienten angepasst werden, die sich nach der Operation aufgrund von Veränderungen des Stoffwechsels oder des Allgemeinzustands ändern können.

- ◦ Besondere Überwachung nach der Operation: erhöhtes Risiko von Infektionen und Komplikationen

Die spezielle Überwachung nach einer Operation ist von entscheidender Bedeutung, insbesondere bei Patienten mit besonderen Risikofaktoren wie Diabetes, die die Wahrscheinlichkeit von Komplikationen erhöhen können. Die Zeit nach der Operation ist eine heikle Phase, in der sich der durch den Eingriff geschwächte Körper erholen und gleichzeitig mit äußeren Angriffen und inneren Störungen fertig werden muss. Zu den erhöhten Risiken gehören **postoperative Infektionen**, Komplikationen im Zusammenhang mit der Wundheilung sowie metabolische oder hämodynamische Ungleichgewichte. Ein rigoroses Management dieser Zeit ist unerlässlich, um die Morbidität zu reduzieren und eine optimale Erholung zu fördern.

Das Risiko einer postoperativen Infektion ist bei bestimmten Patientengruppen besonders hoch, z.B. bei Patienten mit Diabetes, immunsuppressiven Erkrankungen oder älteren Menschen. Infektionen können an der Operationsstelle, in der Lunge, in den Harnwegen oder im Blutkreislauf auftreten und zu Sepsis führen. Bei Diabetikern ist das Blutzuckermanagement ein Schlüsselfaktor, da eine anhaltende Hyperglykämie das Immunsystem schwächt, die Fähigkeit der weißen Blutkörperchen zur Bekämpfung von Infektionen verringert und die Wundheilung verzögert. Eine sorgfältige Überwachung des Blutzuckerspiegels ist daher in der postoperativen Phase von entscheidender Bedeutung, wobei die antidiabetische Behandlung schnell an den Blutzuckerspiegel angepasst werden muss. Häufige Kontrollen, oft alle 4 bis 6 Stunden, ermöglichen es, den Blutzuckerspiegel in einem sicheren Bereich zu halten und zu verhindern, dass eine Hyperglykämie das Infektionsrisiko verschärft.

Infektionen der Operationsstelle gehören zu den häufigsten postoperativen Komplikationen. Sie treten in der Regel in den Tagen oder Wochen nach der Operation auf und äußern sich durch lokale Anzeichen wie Rötung, Schwellung, Wärme oder Ausfluss an der Narbe sowie durch systemische Anzeichen wie Fieber. Bei den ersten Anzeichen einer Infektion ist eine erhöhte Wachsamkeit erforderlich, um zu verhindern, dass die Infektion zu ernsthafteren Komplikationen wie Abszessen oder Sepsis fortschreitet. Die Überwachung umfasst eine regelmäßige Sichtkontrolle der Wunden in Verbindung mit häufigen Temperaturmessungen und ggf. biologischen Tests. Eine oberflächliche Infektion kann mit Antibiotika und lokaler Pflege behandelt werden, aber in schwereren Fällen kann ein erneuter chirurgischer Eingriff erforderlich sein, um die Infektion zu drainieren.

Gleichzeitig ist eine **schlechte Wundheilung** eine weitere häufige Komplikation, insbesondere bei Patienten mit Komorbiditäten. Bei diesen Patienten kann es länger dauern, bis sich die Wunden schließen, und das Risiko einer Dehiszenz (vorzeitiges Öffnen der Wunde) ist höher. Diese Komplikation ist besonders nach Bauch- oder Thoraxoperationen bedenklich, wo eine offene Wunde zu tiefen Infektionen oder sogar zu postoperativen Hernien führen kann. Besondere Aufmerksamkeit sollte der Wundpflege gewidmet werden, mit geeigneten Verbänden und sterilen Techniken, um das Risiko einer Kontamination zu minimieren. Narbenbildner oder spezielle Verbände können verwendet werden, um die Geweberegeneration zu fördern, insbesondere wenn die Wundheilung aufgrund von Faktoren wie Diabetes, Fettleibigkeit oder schlechter Durchblutung langsam ist.

Lungenkomplikationen gehören ebenfalls zu den postoperativen Risiken, insbesondere nach langen Eingriffen oder bei Vollnarkose. Längere Immobilität, Brust- oder Bauchschmerzen und eine verminderte Atemkapazität können Infektionen wie eine Lungenentzündung begünstigen. Die Überwachung des Atemzustands ist daher von größter Bedeutung, wobei Atemübungen so früh wie möglich gefördert werden sollten, wie z.B. die Verwendung von Spirometern zur Vermeidung von Atelektasen (teilweiser oder vollständiger Lungenkollaps). Bei Risikopatienten wie Rauchern oder Patienten mit chronisch obstruktiver Lungenerkrankung (COPD) sollte die postoperative Überwachung regelmäßige radiologische Untersuchungen und prophylaktische Behandlungen (wie Antibiotika) zur Vermeidung von Lungeninfektionen umfassen.

Darüber hinaus sind **Harnwegsinfektionen** eine häufige Komplikation nach einer Operation, insbesondere bei Patienten, die einen längeren Blasenkatheter benötigen. Harnkatheter können zu Eintrittspunkten für Bakterien werden, was zu Infektionen der Harnwege führt, die manchmal durch Pyelonephritis oder Sepsis kompliziert werden können. Das Management dieser Risiken umfasst strenge Hygieneprotokolle und die Entfernung von Kathetern, wann immer dies möglich ist. Regelmäßige Urintests und die Überwachung der Symptome (Schmerzen, Fieber, Veränderungen der Farbe oder des Geruchs des Urins) sind ebenfalls notwendig, um eine Infektion bei den ersten Anzeichen zu erkennen.

Thromboembolische Komplikationen wie tiefe Venenthrombose (DVT) oder Lungenembolie stellen ein weiteres großes Risiko nach einem chirurgischen Eingriff dar, insbesondere bei bettlägerigen Patienten oder Patienten mit eingeschränkter Mobilität. Das Risiko der Bildung von Blutgerinnseln steigt nach einer Operation, insbesondere bei übergewichtigen Patienten, älteren Menschen oder Patienten mit Herz-Kreislauf-Erkrankungen. Die Prävention dieser Komplikationen beruht auf verschiedenen Maßnahmen, wie der Verabreichung von prophylaktischen Antikoagulantien, dem Tragen von Kompressionsstrümpfen und der Ermutigung zur frühen Mobilisierung, sobald der Zustand des Patienten dies zulässt. Eine verstärkte Überwachung auf Anzeichen einer DVT, wie unerklärliche Schmerzen in den unteren Gliedmaßen, Schwellung oder Rötung, sowie auf Symptome einer Lungenembolie (plötzliche Kurzatmigkeit, Brustschmerzen) ist für eine schnelle Behandlung unerlässlich.

Schließlich ist die postoperative **Stoffwechselüberwachung** nicht auf das Blutzuckermanagement beschränkt. Die Patienten sind möglicherweise Elektrolytstörungen ausgesetzt, wie z.B. Störungen des Kalium-, Natrium- oder Kalziumspiegels, die auf den Flüssigkeitsverlust oder die medizinische Behandlung während und nach der Operation zurückzuführen sind. Diese Ungleichgewichte können zu ernsthaften Komplikationen wie Herzrhythmusstörungen oder Muskelkrämpfen führen. Daher ist eine sorgfältige Überwachung der Blutwerte erforderlich, um die Elektrolytzufuhr schnell anzupassen und einen stabilen Stoffwechsel zu gewährleisten.

Die **postoperative Erholung** hängt in hohem Maße von der Behandlung und Vermeidung dieser Komplikationen ab. Eine schnelle Rehabilitation, einschließlich frühzeitiger Mobilisierung, Ernährungsüberwachung und Schmerzmanagement, trägt dazu bei, das Risiko von Infektionen zu verringern und eine schnellere Genesung zu fördern. Insbesondere die Schmerzbehandlung muss gut kontrolliert werden, damit der Patient mobilisiert werden und tief durchatmen kann, um das Risiko von Immobilität und respiratorischen Komplikationen zu verringern.

- Zusammenarbeit mit dem chirurgischen und anästhesiologischen Team

Die Zusammenarbeit mit dem Chirurgenteam und dem Anästhesisten ist ein grundlegender Aspekt der Patientenversorgung vor, während und nach einem Eingriff. Eine effektive Kommunikation und enge Koordination zwischen allen beteiligten medizinischen Fachkräften ist entscheidend für einen reibungslosen Ablauf der Operation, die Minimierung von Risiken und die Optimierung der Genesung des Patienten. Jeder der Beteiligten, ob Chirurg, Anästhesist, Pfleger, Krankenschwester oder andere Spezialisten, spielt in jeder Phase des Prozesses eine ergänzende und entscheidende Rolle und gewährleistet so eine umfassende und sichere Versorgung.

Bereits in der **präoperativen** Phase ermöglicht eine enge Zusammenarbeit zwischen dem Operationsteam, dem Anästhesisten und anderen Gesundheitsfachleuten, wie Diabetologen oder Kardiologen bei Komorbiditäten, eine optimale Planung des Eingriffs. Ein Schlüsselelement in dieser Phase ist die Beurteilung des Patienten, die eine detaillierte Analyse des allgemeinen Gesundheitszustands, der Vorerkrankungen, der laufenden Behandlungen und aller besonderen Risiken im Zusammenhang mit dem Eingriff umfasst. Der Anästhesist beurteilt in Zusammenarbeit mit dem Chirurgen die spezifischen Bedürfnisse des Patienten in Bezug auf Anästhesie und Analgesie und berücksichtigt dabei mögliche Risiken wie Allergien, Atembeschwerden oder Herz-Kreislauf-Probleme. Der Krankenpfleger und das Pflegepersonal spielen in dieser Phase eine entscheidende Rolle bei der Zusammenstellung der medizinischen Informationen und der physischen und psychologischen Vorbereitung des Patienten, einschließlich der Überprüfung von Fastenzeiten oder spezieller präoperativer Pflege.

Die Koordination mit dem Anästhesisten ist besonders wichtig für Patienten mit chronischen Erkrankungen wie Diabetes, Bluthochdruck oder Herzerkrankungen. Die Anpassung der Medikamente muss präzise erfolgen, um Stoffwechselungleichgewichte oder Komplikationen während der Operation zu vermeiden. Beispielsweise wird bei einem Diabetiker die Dosierung von Insulin oder blutzuckersenkenden Medikamenten zwischen dem Pflegeteam und dem Anästhesisten besprochen, um ein stabiles Blutzuckergleichgewicht während des präoperativen Fastens und der Operation aufrechtzuerhalten. Der Anästhesist muss auch die Anästhesieprotokolle an die spezifischen Bedürfnisse jedes Patienten anpassen und dabei die metabolischen und physiologischen Besonderheiten berücksichtigen.

Während der **Operationsphase** ist die Zusammenarbeit von entscheidender Bedeutung, um die Sicherheit des Patienten und einen reibungslosen Ablauf des Eingriffs zu gewährleisten. Das chirurgische Team unter der Leitung des Hauptchirurgen konzentriert sich auf die Operation, während der Anästhesist die lebenswichtigen Funktionen des Patienten während des gesamten Eingriffs überwacht. Eine ständige Kommunikation zwischen diesen beiden Bereichen ist unerlässlich, um mit unvorhergesehenen Ereignissen umzugehen, die Anästhesie gegebenenfalls anzupassen und eine hämodynamische Stabilität zu gewährleisten. Sie sorgen für eine gute Organisation der Ausrüstung und Instrumente, antizipieren die Bedürfnisse der Chirurgen und gewährleisten die Sterilität und Sicherheit des Patienten.

In dieser Phase überwacht der Anästhesist in Echtzeit die Vitalparameter des Patienten, wie Blutdruck, Herzfrequenz, Sauerstoffversorgung und in einigen Fällen den Blutzuckerspiegel, insbesondere bei Diabetikern oder Patienten mit metabolischem Risiko. Er kann die Anästhetika und andere Infusionen anpassen, um die Homöostase des Patienten während des gesamten Eingriffs aufrechtzuerhalten. Wenn Komplikationen wie übermäßige Blutungen, instabiles Herz oder allergische Reaktionen auftreten, ist eine reaktive und effiziente Zusammenarbeit zwischen dem Anästhesisten und dem Chirurgen von entscheidender Bedeutung, um schnell eingreifen und die Situation stabilisieren zu können. Wenn der Anästhesist beispielsweise einen starken Abfall des Blutdrucks feststellt, wird er sofort den Chirurgen informieren und gemeinsam werden sie beurteilen, ob dies auf Blutverlust, eine Medikamentenreaktion oder eine andere Komplikation zurückzuführen ist, und die Behandlung entsprechend anpassen.

Nach dem Eingriff stellt die Aufwachphase oder die postanästhetische Überwachung eine weitere entscheidende Phase der Zusammenarbeit dar. Das Anästhesieteam überwacht den Patienten nach dem Aufwachen aus der Anästhesie engmaschig und stellt sicher, dass seine Vitalfunktionen wieder auf ein normales Niveau zurückgeführt werden. Das Pflegepersonal im Aufwachraum spielt eine Schlüsselrolle bei der Überwachung der klinischen Symptome des Patienten, der Behandlung von postoperativen Schmerzen und der Gewährleistung von Komfort und Sicherheit für den Patienten. Das Schmerzmanagement unter der Aufsicht des Anästhesisten ist entscheidend für die Vermeidung von Komplikationen, die mit Immobilität verbunden sind, wie Atemstörungen oder Thrombosen, und für die Förderung einer schnellen Erholung.

Das Pflegeteam arbeitet auch weiterhin eng mit den Chirurgen und dem Anästhesisten zusammen, um mögliche **postoperative Komplikationen** wie Infektionen, Blutungen oder Stoffwechselstörungen zu überwachen. Wenn Anomalien festgestellt werden, ermöglicht die Kommunikation zwischen den verschiedenen Mitgliedern des Teams eine schnelle und koordinierte Behandlung, sei es die Verabreichung von Antibiotika, die Neubewertung der Antikoagulationstherapie oder die chirurgische Intervention bei schweren Komplikationen. Der Anästhesist spielt eine Schlüsselrolle bei der Beurteilung von Residualwirkungen der Anästhesie, wie Verwirrung oder Atemdepression, und arbeitet mit anderen medizinischen Fachkräften zusammen, um die analgetische und entzündungshemmende Behandlung anzupassen, um postoperative Schmerzen zu verhindern.

Schließlich ist die **postoperative Rehabilitation** eine weitere wichtige Phase der Zusammenarbeit, in der das Pflegeteam, der Anästhesist und der Chirurg ihre Bemühungen koordinieren, um eine optimale Erholung zu fördern. Diese Phase umfasst die Schmerzbehandlung, die allmähliche Wiedererlangung der Mobilität, die Überwachung der Wunden und die Verwaltung der häuslichen Pflege, falls erforderlich. Der Krankenpfleger und die Krankenschwester spielen eine wichtige Rolle bei der täglichen Betreuung des Patienten, indem sie sicherstellen, dass die medizinischen Anweisungen befolgt werden, und indem sie helfen, auf Anzeichen von Komplikationen zu achten. Sie stehen auch in ständigem Kontakt mit dem Anästhesisten, um Behandlungen wie Schmerzmittel anzupassen, um einen optimalen Komfort zu erhalten und unerwünschte Nebenwirkungen zu vermeiden.

- **Teil 2: Diabetes und Mutterschaft**
  - ◦ Betreuung schwangerer Frauen mit Diabetes: erhöhtes Risiko und spezielle Betreuung

Die Betreuung von schwangeren Frauen mit Diabetes ist aufgrund der **erhöhten Risiken** für Mutter und Kind eine spezifische und hochspezialisierte Behandlung. Diabetes, ob bereits vorhanden (Typ 1 oder Typ 2) oder während der Schwangerschaft als **Schwangerschaftsdiabetes** diagnostiziert, erfordert eine strenge Überwachung, um Komplikationen zu vermeiden, die während der gesamten Schwangerschaft, bei der Geburt und nach der Geburt auftreten können. Diese Betreuung erfordert eine multidisziplinäre Zusammenarbeit zwischen Geburtshelfern, Diabetologen, Krankenpflegern, Hebammen und anderen Spezialisten, um eine angemessene Betreuung in jeder Phase zu gewährleisten.

Eine der ersten Herausforderungen für schwangere Frauen mit Diabetes ist die Aufrechterhaltung einer strengen Blutzuckerkontrolle, da ein zu hoher Blutzuckerspiegel, wenn er nicht richtig behandelt wird, schwerwiegende Folgen für die Mutter und den Fötus haben kann. Bereits zu Beginn der Schwangerschaft oder sogar vor der Empfängnis betonen die Gesundheitsexperten die Bedeutung eines **gut kontrollierten Blutzuckerspiegels**. Ein hoher Blutzuckerspiegel während der Embryonalentwicklung kann das Risiko von Geburtsfehlern, insbesondere im Bereich des Herzens und des Nervensystems, erhöhen. Bei der Mutter kann ein schlecht eingestellter Diabetes während der Schwangerschaft zu schweren Komplikationen wie **Präeklampsie**, einem Zustand, der durch Bluthochdruck und Nierenschäden gekennzeichnet ist, oder zu einer **Frühgeburt** führen.

Die Blutzuckereinstellung bei schwangeren Frauen mit **Diabetes** beruht auf einer **Anpassung der Diabetestherapie, die** oft komplizierter ist als bei nicht schwangeren Frauen. Bei Frauen mit Diabetes-1-Typ ist eine genaue Überwachung der Insulindosis erforderlich, da der Insulinbedarf während der Schwangerschaft stark schwankt. Mit fortschreitender Schwangerschaft, insbesondere im zweiten und dritten Trimester, steigt der Insulinbedarf aufgrund der Plazentahormone, die die Zellen weniger empfindlich auf **Insulin** reagieren lassen, was zu einer **Insulinresistenz** führt. Eine häufige Überwachung des Blutzuckerspiegels, oft mehrmals täglich, ist daher unerlässlich, um die Insulindosis anzupassen und Episoden von Hyperglykämie oder Hypoglykämie zu vermeiden, die während der Schwangerschaft besonders gefährlich sein können.

Bei **Typ-2-Diabetes** oder **Schwangerschaftsdiabetes** beinhalten die anfänglichen Empfehlungen oftmals eine Anpassung der Ernährung und moderate körperliche Aktivität, um den Blutzuckerspiegel zu kontrollieren. Frauen mit Schwangerschaftsdiabetes, einer vorübergehenden Form von Diabetes, die in der Regel im zweiten Trimester auftritt, können ihren Blutzuckerspiegel oft mit einer ausgewogenen Ernährung mit Schwerpunkt auf der Kontrolle der Kohlenhydratzufuhr und geteilten Mahlzeiten in den Griff bekommen. Wenn die Ernährungsanpassungen jedoch nicht ausreichen, ist die Zugabe von Insulin oder anderen antidiabetischen Behandlungen erforderlich, um die mit der mütterlichen Hyperglykämie verbundenen Komplikationen zu vermeiden.

Die therapeutische Ausbildung spielt eine wichtige Rolle bei dieser Behandlung, indem sie **die schwangeren Frauen dafür sensibilisiert**, wie wichtig es ist, ihren Blutzuckerspiegel zu überwachen, ihre Ernährung anzupassen und die ärztlichen Anweisungen zu befolgen. Diätassistenten und Diabetologen arbeiten eng mit den Frauen zusammen, um individuelle Ernährungspläne zu erstellen, die auf den Energiebedarf während der Schwangerschaft abgestimmt sind und gleichzeitig die diabetesbedingten Einschränkungen berücksichtigen. Es geht darum, die Zufuhr von Kohlenhydraten, Proteinen und Fetten auszugleichen und gleichzeitig darauf zu achten, dass nach den Mahlzeiten keine Blutzuckerspitzen ausgelöst werden. Die Unterstützung bei Snacks, Flüssigkeitszufuhr und körperlicher Aktivität ist ebenfalls wichtig, um den Blutzuckerspiegel den ganzen Tag über im Gleichgewicht zu halten.

Die **pränatale Überwachung** von schwangeren Frauen mit Diabetes ist wegen der erhöhten Risiken für den Fötus intensiver als die von schwangeren Frauen ohne Erkrankung. Regelmäßige Ultraschalluntersuchungen werden durchgeführt, um das Wachstum des Babys zu überwachen, da eine mütterliche Hyperglykämie zu einer **fetalen Makrosomie** führen kann, d.h. zu einem übermäßigen Geburtsgewicht des Babys. Ein makrosomes Baby kann die Geburt erschweren und das Risiko eines Kaiserschnitts, einer Schulterdystokie oder eines Geburtstraumas erhöhen. Darüber hinaus kann ein zu hohes fetales Gewicht das Risiko von neonatalen Komplikationen erhöhen, wie z.B. neonatale Hypoglykämie, die auftritt, wenn das Baby, das an einen hohen Blutzuckerspiegel in utero gewöhnt ist, nach der Geburt zu viel Insulin produziert. Um diesen Komplikationen vorzubeugen, kann die Ultraschallüberwachung die Behandlung an das fetale Wachstum anpassen.

Das **Risiko für Bluthochdruck** und Präeklampsie ist bei schwangeren Frauen mit Diabetes ebenfalls höher. Präeklampsie, ein potenziell tödlicher Zustand für Mutter und Kind, erfordert eine ständige Überwachung des Blutdrucks, der Nierenfunktion und des Eiweißgehalts im Urin. Wenn Anzeichen einer Präeklampsie auftreten, kann ein Krankenhausaufenthalt erforderlich sein, um Mutter und Fötus engmaschig zu überwachen, und in einigen Fällen wird ein früher Kaiserschnitt in Betracht gezogen, um das Leben von Mutter und Kind zu schützen.

Das **Geburtsmanagement** bei einer Frau mit Diabetes erfordert ebenfalls eine genaue Koordination. Wenn die Blutzuckerkontrolle gut ist und das fetale Wachstum innerhalb der Norm liegt, kann eine vaginale Entbindung in Betracht gezogen werden. Wenn jedoch Komplikationen wie eine fetale Makrosomie auftreten, kann ein Kaiserschnitt geplant werden, um das Risiko von Traumata während der Geburt zu vermeiden. Während der Wehen muss der Blutzuckerspiegel der Mutter genau überwacht werden und es können Insulinanpassungen vorgenommen werden, um den Blutzuckerspiegel innerhalb eines

Zielbereichs (normalerweise zwischen 70 und 110 mg/dl) zu halten, um das Risiko von Komplikationen für das Baby zu minimieren.

Nach der Geburt ist eine strenge **postnatale Überwachung** erforderlich, sowohl für die Mutter als auch für das Neugeborene. Das Baby kann in den ersten Lebensstunden eine neonatale Hypoglykämie entwickeln, die schnell behandelt werden muss, um neurologische Komplikationen zu vermeiden. Die Diabetesbehandlung der Mutter muss schnell angepasst werden, da der Insulinbedarf unmittelbar nach der Entbindung oft sinkt. Bei Frauen mit Schwangerschaftsdiabetes muss der Blutzuckerspiegel nach der Geburt noch mehrere Wochen lang überwacht werden, da sich der Blutzuckerspiegel nach der Entbindung häufig normalisiert.

○ Besonderheiten der Pflege nach der Entbindung für Mutter und Kind

Die Nachsorge für Mutter und Kind, auch postnatale Phase genannt, ist eine entscheidende Phase, in der die medizinische Aufmerksamkeit nicht nur auf die körperliche Erholung der Mutter, sondern auch auf das Wohlbefinden und die Gesundheit des Neugeborenen gerichtet ist. Diese Zeit ist von besonderen Bedürfnissen sowohl der Mutter als auch des Babys geprägt und erfordert eine sorgfältige Überwachung, um Komplikationen vorzubeugen und einen reibungslosen Übergang in die neue Lebensphase zu gewährleisten. Die postpartale Betreuung hängt von vielen Faktoren ab, wie z.B. der Art der Entbindung, dem Vorhandensein von Krankheiten während der Schwangerschaft, wie z.B. Schwangerschaftsdiabetes, und dem allgemeinen Gesundheitszustand von Mutter und Kind.

Die ersten Stunden nach der Entbindung sind **für die Mutter** durch intensive physiologische Veränderungen gekennzeichnet. Unabhängig davon, ob die Geburt vaginal oder per Kaiserschnitt erfolgte, durchläuft der Körper der Frau eine Reihe von schnellen Veränderungen. Die erste Priorität der postpartalen Pflege ist die

Überwachung der **postpartalen Blutung**, einer potenziell schweren Komplikation, die innerhalb weniger Stunden nach der Geburt auftreten kann. Das Pflegepersonal achtet auf die Menge der Blutungen, die Kontraktion der Gebärmutter und Anzeichen eines hämorrhagischen Schocks, wie z.B. einen niedrigen Blutdruck oder eine beschleunigte Herzfrequenz. Bei einem Kaiserschnitt wird die Narbe besonders gepflegt, um eine Infektion zu verhindern und eine gute Heilung zu gewährleisten.

Ein weiterer wichtiger Aspekt der postnatalen Pflege ist die **Schmerzbehandlung**. Nach einer vaginalen Geburt können einige Frauen aufgrund von Rissen oder einem Dammschnitt Schmerzen im Dammbereich haben. In diesem Fall können Schmerzmittel verschrieben werden, ebenso wie lokale Behandlungen, um die Heilung zu unterstützen. Bei Frauen, die sich einem Kaiserschnitt unterzogen haben, ist die postoperative Schmerzbehandlung von entscheidender Bedeutung. Geeignete Schmerzmittel werden verabreicht, damit die Mutter schnell mobilisiert werden kann, was die Genesung fördert und Komplikationen wie tiefe Venenthrombosen (DVT) vermeidet.

Die postpartale Betreuung umfasst auch eine strenge Überwachung auf **Infektionen**, die in der Gebärmutter, im Dammbereich oder in der Kaiserschnittnarbe auftreten können. Anzeichen einer Infektion, wie Fieber, abnormale Schmerzen oder verdächtiger Ausfluss, werden von den Betreuern sorgfältig überwacht. Die Frauen werden auch ermutigt, alle Anzeichen von Unwohlsein zu melden, damit Komplikationen frühzeitig behandelt werden können.

Die **Laktation** und das Stillen sind ebenfalls zentrale Elemente der postpartalen Pflege. Der Pfleger und die Hebamme spielen eine Schlüsselrolle bei der Begleitung der Mütter beim Beginn des Stillens, insbesondere bei Müttern mit Erstgeburten, die Schwierigkeiten haben können. Das Stillen wird in den ersten Stunden nach der Geburt gefördert, da es nicht nur die Bindung zwischen Mutter und Kind fördert, sondern auch die Kontraktion der Gebärmutter anregt und somit das Risiko von Blutungen verringert. Das Pflegepersonal hilft den Müttern, eine bequeme Position zum Stillen zu finden, erklärt ihnen, wie sie die Brust richtig anlegen und begleitet sie bei der Bewältigung häufig auftretender Probleme wie Brustwarzenschmerzen oder Milchstau. Wenn die Mutter nicht stillen möchte oder auf unüberwindbare Hindernisse stößt, werden auch Ratschläge für eine sichere und angemessene Flaschenernährung gegeben.

Der emotionale Zustand der Mutter ist ein weiterer wichtiger Aspekt, der nach der Entbindung überwacht werden muss. Die Zeit nach der Geburt ist oft von **starken hormonellen Schwankungen** geprägt, die zu einer emotionalen Verletzlichkeit führen können, die manchmal als "Babyblues" bezeichnet wird. Dieses Phänomen, das viele Frauen in den Tagen nach der Entbindung betrifft, ist durch ein Gefühl der Traurigkeit, Müdigkeit und Tränen ohne ersichtlichen Grund gekennzeichnet. Wenn diese Symptome jedoch länger als zwei Wochen anhalten, ist es wichtig, eine mögliche **postpartale Depression** zu erkennen, eine ernsthaftere Erkrankung, die psychologische und manchmal auch medizinische Betreuung erfordert. Das Pflegepersonal sollte daher auf Anzeichen einer psychischen Notlage der Mutter achten und ihr angemessene Unterstützung anbieten und sie gegebenenfalls an psychologisches Fachpersonal überweisen.

Die ersten Stunden und Tage nach der Geburt sind **für das Baby** eine Phase der Anpassung an das Leben außerhalb der Gebärmutter. Die Pflege des Neugeborenen ist darauf ausgerichtet, einen sanften Übergang zu gewährleisten und auf Anzeichen von Komplikationen zu achten. Einer der ersten Schritte ist die Bewertung des Apgar-Scores, der den allgemeinen Gesundheitszustand des Babys unmittelbar nach der Geburt misst, indem er Kriterien wie Atmung, Herzfrequenz, Muskeltonus, Hautfarbe und Reflexe bewertet. Ein niedriger Wert erfordert eine sofortige Intervention, um das Neugeborene zu stabilisieren.

Die **Temperaturkontrolle** ist sehr wichtig, da Neugeborene besonders anfällig für Hypothermie sind. Das Pflegepersonal sorgt dafür, dass das Baby warm gehalten wird, entweder durch Haut-zu-Haut-Kontakt mit der Mutter (Känguru-Methode) oder durch die Verwendung von Decken und Inkubatoren, wenn dies erforderlich ist. Die Temperatur des Babys wird regelmäßig überwacht, um sicherzustellen, dass sie im normalen Bereich bleibt.

Ein weiteres wichtiges Anliegen nach der Entbindung ist die **Überwachung** des Neugeborenen **auf Hypoglykämie**, insbesondere wenn die Mutter Diabetikerin ist. Babys von Müttern mit Diabetes sind häufig gefährdet, in den ersten Stunden nach der Geburt eine Hypoglykämie zu erleiden, da das Baby als Reaktion auf die Hyperglykämie der Mutter in utero zu viel Insulin produziert. Regelmäßige Blutzuckerkontrollen werden durchgeführt und wenn nötig, wird eine schnelle Ernährung mit der Brust oder der Flasche eingeführt oder eine Glukoseinfusion bei schwerer Hypoglykämie.

Die **Überwachung auf Anzeichen von Gelbsucht (Neugeborenenikterus)** ist ebenfalls ein wichtiger Punkt in der postnatalen Pflege. Ikterus, der durch eine Ansammlung von Bilirubin im Blut des Babys verursacht wird, ist bei Neugeborenen häufig und tritt oft innerhalb von zwei bis drei Tagen nach der Geburt auf. Während ein leichter Ikterus in der Regel harmlos ist und sich auf natürliche Weise löst, können zu hohe Bilirubinwerte eine spezielle Behandlung wie eine Phototherapie erforderlich machen. Das Pflegepersonal achtet daher auf die Hautfarbe des Babys und führt bei Bedarf Bluttests durch.

Die **Pflege der Nabelschnur** und das Management der Ernährung des Babys (ob durch Stillen oder Flasche) gehören ebenso zur Routine wie die Überwachung des Stuhlgangs und des ersten Urins des Neugeborenen. Das Gewicht des Babys wird in den ersten Tagen ebenfalls genau überwacht, um sicherzustellen, dass es nicht mehr als 10% seines Geburtsgewichts verliert, was auf ein Ernährungsproblem oder Dehydrierung hindeuten könnte.

Neben den körperlichen Aspekten steht die emotionale Bindung zwischen Mutter und Kind im Mittelpunkt der postpartalen Pflege. **Hautkontakt wird** nicht nur gefördert, um die Körpertemperatur des Babys **zu** stabilisieren, sondern auch um die emotionale Bindung zu stärken, das Stillen zu fördern und den Stress für Mutter und Kind zu reduzieren. Diese frühe Bindung spielt eine Schlüsselrolle für das emotionale Wohlbefinden des Babys und die Schaffung einer soliden Grundlage für seine Entwicklung.

- ◦ Schulung von jungen Müttern mit Diabetes: Ernährung, Überwachung des Blutzuckerspiegels und Pflege des Neugeborenen

Die Schulung von jungen Müttern mit Diabetes nach der Entbindung ist ein wesentlicher Bestandteil ihrer Behandlung. Sie soll ihnen die notwendigen Instrumente an die Hand geben, um sowohl ihre eigene Gesundheit als auch die ihres Neugeborenen zu managen. Die Ernährungsbedürfnisse, die Überwachung der Blutzuckerwerte und die Pflege des Babys sind Bereiche, in denen diese Mütter eine angemessene Beratung erhalten müssen, um einen reibungslosen Übergang in ihr neues Leben als Eltern zu gewährleisten, während sie gleichzeitig eine strenge Kontrolle ihres Diabetes aufrechterhalten. Diese Schulung muss kontinuierlich und alltagstauglich sein, damit die jungen Mütter in der Lage sind, sich selbst zu pflegen und glcichzcitig ihr Baby zu betreuen.

Die Ernährung ist einer der ersten Aspekte, die angesprochen werden müssen, denn nach der Entbindung ändert sich der Energie- und Nährstoffbedarf junger Mütter mit Diabetes. Wenn sie stillen, haben sie einen höheren Kalorienbedarf, um Milch zu produzieren, während sie gleichzeitig ihren Blutzuckerspiegel kontrollieren müssen. Obwohl das Stillen für Mutter und Kind von Vorteil ist, kann es manchmal zu Schwankungen des Blutzuckerspiegels kommen, was ein erhöhtes Risiko für Hypoglykämie bei der Mutter mit sich bringt. Das Pflegepersonal sollte daher die Mütter anleiten, wie sie ihre Ernährung entsprechend anpassen können. Zum Beispiel ist es wichtig, eine ausgewogene Ernährung mit ballaststoff- und proteinreichen Mahlzeiten zu praktizieren und die Kohlenhydrataufnahme zu überwachen, um Blutzuckerspitzen zu vermeiden.

Eine geteilte Ernährung mit geplanten Snacks zwischen den Mahlzeiten wird häufig empfohlen, um den Blutzuckerspiegel über den Tag hinweg stabil zu halten. Das Pflegepersonal sollte den Müttern erklären, wie sie ihren Kohlenhydratbedarf berechnen und diesen auf die einzelnen Mahlzeiten verteilen können. Junge Mütter mit Diabetes sollten auch über die Auswirkungen des Stillens auf ihren Blutzuckerspiegel informiert werden, da dies zu einem plötzlichen Abfall des Blutzuckerspiegels führen kann. Wenn Sie während oder kurz nach dem Stillen einen Snack zur Hand haben, kann dies helfen, einer Hypoglykämie vorzubeugen. Dieses Ernährungsmanagement ist entscheidend für die Gesundheit der Mutter und die Vermeidung von Komplikationen, die durch eine schlechte Diabetesbehandlung entstehen können.

Die **Überwachung der** Blutzuckerwerte bleibt ein zentraler Punkt des Diabetesmanagements nach der Entbindung. Es ist wichtig, dass junge Mütter mit Diabetes ihren Blutzuckerspiegel weiterhin regelmäßig überwachen, insbesondere in den ersten Wochen nach der Geburt, in denen hormonelle Schwankungen die Blutzuckerregulierung beeinflussen können. Bei Frauen mit Schwangerschaftsdiabetes normalisiert sich der Blutzuckerspiegel nach der Entbindung zwar oft, aber es ist wichtig, den Blutzuckerspiegel noch einige Wochen lang zu überwachen, da einige Frauen später einen Typ-2-Diabetes entwickeln können. Eine regelmäßige Überwachung mit Blutzuckerkontrollen auf nüchternen Magen und nach den Mahlzeiten ermöglicht es, ein Ungleichgewicht frühzeitig zu erkennen und die Behandlung gegebenenfalls anzupassen.

Frauen, die **Insulin** benötigen, sollten beraten werden, wie sie ihre Dosis nach der Entbindung neu einstellen können. Der Insulinbedarf kann unmittelbar nach der Geburt sinken, aber er variiert je nach Stillzeit und allgemeiner Genesung der Mutter. Es ist wichtig, dass diese Mütter lernen, ihre Behandlung auf der Grundlage ihrer Blutzuckerwerte anzupassen und die Anzeichen einer Hypo- oder Hyperglykämie zu erkennen. Das Pflegepersonal kann auch die Verwendung von Geräten zur kontinuierlichen Überwachung des Blutzuckerspiegels fördern, die eine Echtzeitüberwachung bieten und eine bessere Verwaltung der Blutzuckerschwankungen ermöglichen, insbesondere während der Zeit, in der die Mutter mit dem Baby beschäftigt ist und weniger Zeit hat, sich auf ihre Behandlung zu konzentrieren.

Die Pflege des Neugeborenen ist ein weiterer entscheidender Aspekt bei der Schulung junger Mütter mit Diabetes. Babys von Müttern mit Diabetes können von Geburt an ein erhöhtes Risiko für Komplikationen wie neonatale Hypoglykämie aufweisen, da sie in utero hohen Zuckerwerten ausgesetzt sind. Daher ist es wichtig, dass die Mutter über die Anzeichen informiert wird, auf die sie bei ihrem Neugeborenen achten sollte, wie übermäßige Schläfrigkeit, Schwierigkeiten beim Füttern oder Zittern, die Anzeichen einer Hypoglykämie sein können. Das Pflegepersonal sollte der Mutter erklären, wie wichtig es ist, dass ihr Baby früh und häufig gefüttert wird, um den Blutzuckerspiegel stabil zu halten, sei es durch Stillen oder durch die Flasche.

Wenn das Stillen bevorzugt wird, sollten die Mütter in diesem Prozess unterstützt werden, da es eine wichtige Rolle für die Gesundheit des Babys und der Mutter spielt. Stillen kann auch dazu beitragen, den Blutzuckerspiegel der Mutter langfristig zu stabilisieren und ihr Risiko, nach einem Schwangerschaftsdiabetes einen Typ-2-Diabetes zu entwickeln, zu verringern. Wenn Komplikationen auftreten, wie eine schwere neonatale Hypoglykämie, müssen die Mütter über die Protokolle informiert werden, die sie befolgen müssen, einschließlich der Verabreichung von Glukose an das Baby, falls erforderlich.

Junge Mütter mit Diabetes müssen auch lernen, **die tägliche Pflege** ihres Babys zu **bewältigen** und gleichzeitig ihre eigene Gesundheit zu schützen. Dies beinhaltet die Organisation ihres

Tagesablaufs, um die Pflege des Neugeborenen zu integrieren und gleichzeitig ihre eigenen medizinischen Routinen wie Insulininjektionen, Medikamenteneinnahme oder Blutzuckerkontrollen einzuhalten. Der Stress, der mit der Säuglingspflege, dem Schlafmangel und der Erholung nach der Geburt verbunden ist, kann das Diabetesmanagement beeinträchtigen. Das Pflegepersonal sollte die Mütter ermutigen, bei Bedarf Hilfe von Familie, Freunden oder medizinischem Fachpersonal zu suchen, um eine körperliche und emotionale Erschöpfung zu vermeiden.

Schließlich muss die Betreuung von jungen Müttern mit Diabetes auch **psychologische Unterstützung** umfassen. Diabetes kann Angst und Stress verursachen, besonders nach der Entbindung, wenn die emotionale Belastung bereits hoch ist. Das Pflegepersonal sollte die Mütter ermutigen, ihre Sorgen zu äußern und psychologische Betreuung zu suchen, wenn sie sich überfordert fühlen. Das Diabetesmanagement erfordert ständige Wachsamkeit und kann in Kombination mit der Mutterschaft manchmal überwältigend wirken. Eine angemessene psychologische Unterstützung kann Störungen wie postpartale Depressionen vorbeugen, indem sie den Müttern hilft, den Stress, der mit ihrem Gesundheitszustand und ihrer neuen Elternrolle verbunden ist, besser zu bewältigen.

- **Teil 3: Diabetes in Notfallsituationen oder auf der Intensivstation**
  - Behandlung von Diabetespatienten auf der Intensivstation: Umgang mit hyperglykämischen Krisen

Die Behandlung von Diabetespatienten auf der Intensivstation, insbesondere bei hyperglykämischen Krisen, stellt eine große medizinische Herausforderung dar, da die metabolischen Ungleichgewichte schwerwiegend und lebensbedrohlich sein können. Diabetiker, die auf die Intensivstation eingeliefert werden, können schwere hyperglykämische Krisen entwickeln, wie die diabetische Ketoazidose (DKA) oder das hyperosmolare Syndrom, zwei schwere akute Komplikationen, die eine schnelle, angemessene und multidisziplinäre Behandlung erfordern. Die Behandlung von hyperglykämischen Krisen auf der Intensivstation zielt nicht nur auf die Stabilisierung des Blutzuckerspiegels ab, sondern auch auf die Behandlung der zugrunde liegenden Ursachen, die Korrektur von Elektrolytstörungen und die genaue Überwachung möglicher Komplikationen.

Die diabetische Ketoazidose **(DKA)**, die vor allem bei Patienten mit Diabetes-1-Typ auftritt, entsteht, wenn der Körper aufgrund von Insulinmangel beginnt, Fett als Energiequelle zu nutzen und dabei große Mengen an Ketonkörpern produziert. Dies führt zu einer Ansammlung von Säuren im Blut (metabolische Azidose), die bei Nichtbehandlung schnell zu einem diabetischen Koma führen kann. Andererseits ist das **hyperosmolare Syndrom**, das häufiger bei Patienten mit Typ-2-Diabetes auftritt, durch eine schwere Hyperglykämie in Verbindung mit massiver Dehydrierung ohne nennenswerte Produktion von Ketonkörpern charakterisiert. Beide Krisenzustände erfordern eine spezifische und sofortige Behandlung, um schwerwiegende Komplikationen wie akutes Nierenversagen, kardiovaskuläre Störungen oder sogar den Tod zu vermeiden.

Das unmittelbare Management hyperglykämischer Krisen auf der Intensivstation beginnt mit einer schnellen klinischen Beurteilung des Zustands des Patienten, gefolgt von der Einleitung einer Behandlung zur Korrektur der Stoffwechselanomalien und zur Wiederherstellung der Homöostase. Der erste kritische Schritt ist die **Rehydrierung**, da die Dehydrierung eine der Hauptursachen für die klinische Verschlechterung bei diesen Anfällen ist. Beim hyperosmolaren Syndrom ist der Verlust an Körperflüssigkeit aufgrund der osmotischen Diurese, die durch die schwere Hyperglykämie induziert wird, massiv, so dass die Korrektur des Flüssigkeitsdefizits vorrangig ist. Intravenöse Infusionen mit isotonischer Kochsalzlösung (physiologische Kochsalzlösung) werden mit einer schnellen Geschwindigkeit verabreicht, die an den hämodynamischen Zustand des Patienten und seine Nierenfunktion angepasst wird. Im Durchschnitt können in den ersten Stunden mehrere Liter Flüssigkeit benötigt werden, um den Wasserhaushalt wiederherzustellen und die lebenswichtigen Funktionen zu unterstützen.

Gleichzeitig ist **die Verabreichung von Insulin** erforderlich, um den Blutzuckerspiegel zu senken und die Produktion von Ketonkörpern zu stoppen, insbesondere bei diabetischer Ketoazidose. Insulin wird als kontinuierliche intravenöse Infusion verabreicht, da diese Methode eine genauere und schnellere Kontrolle des Blutzuckerspiegels ermöglicht als subkutane Injektionen. Die Insulinbehandlung muss mit Vorsicht begonnen werden, indem die Dosis allmählich angepasst wird, um einen schnellen Abfall des Blutzuckerspiegels zu vermeiden, der zu Komplikationen wie einem Hirnödem führen könnte, insbesondere bei Kindern oder jungen Erwachsenen. Das Ziel ist eine kontrollierte Senkung des Blutzuckerspiegels, normalerweise zwischen 50 und 70 mg/dl pro Stunde, um den Blutzuckerspiegel auf normale Werte zu senken, ohne Hypoglykämie oder andere Ungleichgewichte zu verursachen.

Die Korrektur von Elektrolytstörungen, insbesondere Hypokaliämie (niedriger Kaliumspiegel), ist eine weitere Priorität bei der Behandlung von Diabetespatienten auf der Intensivstation. Insulin, das den Blutzuckerspiegel senkt, schleust Kalium in die Zellen ein, was eine bereits bestehende Hypokaliämie verschlimmern und zu schwerwiegenden Komplikationen wie Herzrhythmusstörungen führen kann. Bevor Sie mit der Insulininfusion beginnen, müssen die Kaliumwerte genau überwacht werden. Wenn der Kaliumspiegel zu niedrig ist, müssen vor Beginn der Insulintherapie unbedingt Kaliumpräparate verabreicht werden, um kardiale Komplikationen zu vermeiden. Diese Korrektur muss unter enger Überwachung des Elektrokardiogramms (EKG) und regelmäßiger Blutuntersuchungen erfolgen.

Beim **hyperosmolaren Syndrom** ist die Behandlung des metabolischen und elektrolytischen Ungleichgewichts ebenso wichtig. Die Korrektur der Hyperosmolarität muss schrittweise erfolgen, da eine zu schnelle Korrektur des Natriumspiegels oder der Plasmaosmolarität zu einem Hirnödem führen kann. Dies erfordert eine sorgfältige Überwachung der Elektrolyte und der Blutgase, wobei die Infusion der gelösten Stoffe entsprechend den Ergebnissen ständig angepasst werden muss. Der Patient muss intensiv überwacht werden, mit häufigen Kontrollen der Vitalparameter, der Diurese, des Bewusstseinszustands und der biologischen Ergebnisse, um Verschlechterungen oder Komplikationen zu erkennen.

Auf der Intensivstation haben Diabetespatienten mit hyperglykämischen Krisen oft **Komorbiditäten** oder präzipitierende Faktoren, die die Episode ausgelöst haben, wie Infektionen, Myokardinfarkte oder Schlaganfälle. Die Identifizierung und Behandlung dieser zugrundeliegenden Ursachen ist entscheidend für eine vollständige Stabilisierung des Patienten. Wenn beispielsweise eine Infektion als auslösender Faktor festgestellt wird, können sofort Breitbandantibiotika verabreicht werden, während die spezifischen Behandlungen auf der Grundlage der Ergebnisse der Kulturen angepasst werden. Es ist daher von entscheidender Bedeutung, dass parallele Untersuchungen durchgeführt werden, um die auslösenden Faktoren zu identifizieren und die Behandlung entsprechend anzupassen.

Die engmaschige Überwachung des Patienten wird auch dann fortgesetzt, wenn sich die hyperglykämischen Krisen stabilisiert haben. Sobald die Hyperglykämie unter Kontrolle ist und die metabolischen Ungleichgewichte korrigiert sind, ist es wichtig, die Behandlung schrittweise anzupassen, um Rückfälle zu vermeiden. Dies beinhaltet die Umstellung auf eine subkutane Insulintherapie bei Patienten, die mit intravenösen Infusionen behandelt werden, sowie die langfristige Behandlung mit oralen Antidiabetika bei Patienten, die diese üblicherweise einnehmen. Ein rigoroser Nachsorgeplan mit regelmäßigen Blutzucker- und

Elektrolytmessungen ist erforderlich, um sicherzustellen, dass der Patient stabil bleibt und um eine erneute Dekompensation zu verhindern.

- ○ Umgang mit beatmeten oder kritischen Diabetespatienten

Der Umgang mit beatmeten oder kritischen Diabetespatienten ist eine komplexe und multidimensionale Herausforderung, die eine hochspezialisierte Betreuung und ständige Aufmerksamkeit erfordert. Wenn sich ein Diabetespatient auf der Intensivstation befindet, kann sein kritischer Zustand auf ein Atemversagen zurückzuführen sein, das eine mechanische Beatmung erfordert, oder auf andere ernste Zustände wie eine systemische Infektion, einen septischen Schock oder eine akute hyperglykämische Krise. In diesem Zusammenhang wird das Diabetesmanagement noch schwieriger, da die metabolische Homöostase häufig durch den allgemeinen Gesundheitszustand, die verabreichten Behandlungen (wie Kortikosteroide) und die lange Immobilisierung gestört wird.

Die Regulierung des Blutzuckerspiegels ist eine der wichtigsten Herausforderungen bei der Behandlung von Diabetespatienten mit Beatmungsgerät. Eine schlecht kontrollierte Hyperglykämie bei einem kritischen Patienten kann das Risiko von schwerwiegenden Komplikationen erhöhen, einschließlich Infektionen, Wundheilungsstörungen und Organversagen. Darüber hinaus erhöhen extreme Blutzuckerschwankungen, ob Hyperglykämie oder Hypoglykämie, die Morbidität und Mortalität in der Intensivpflege. Daher ist eine engmaschige und kontinuierliche Überwachung des Blutzuckerspiegels von entscheidender Bedeutung, um die Behandlung an den sich ändernden Zustand des Patienten anzupassen.

Auf Intensivstationen ist **die intravenöse Verabreichung von Insulin die** Standardmethode für die Blutzuckerkontrolle bei **beatmeten** Patienten. Diese Methode ermöglicht eine genaue Anpassung der Dosis an die Blutzuckerschwankungen und bietet eine schnelle Reaktion auf Hyperglykämie oder Hypoglykämie. IV-Insulin ist besonders nützlich für kritische Patienten, da die Absorption von subkutanem Insulin aufgrund von Kreislaufstörungen oder einer beeinträchtigten Blutdurchblutung bei diesen Patienten unvorhersehbar sein kann. Daher wird eine kontinuierliche Insulininfusion mit häufigen Blutzuckerkontrollen, oft stündlich, eingerichtet, um die Dosis in Echtzeit anzupassen. Das Ziel ist es, den Blutzuckerspiegel in einem Zielbereich zu halten, normalerweise zwischen 140 und 180 mg/dl, um metabolische Komplikationen zu minimieren und Hypoglykämien zu vermeiden.

Elektrolytstörungen sind ein weiterer kritischer Aspekt bei der Behandlung von beatmeten Diabetespatienten. Die Insulintherapie kann zu Veränderungen des Kaliumspiegels im Blut führen, und Diabetespatienten in kritischem Zustand können aufgrund ihrer instabilen Stoffwechsellage bereits ein Risiko für Hypokaliämie oder Hyperkaliämie darstellen. Eine regelmäßige Überwachung der Elektrolyte, insbesondere des Kaliums, ist daher unerlässlich, da eine unkorrigierte Hypokaliämie zu schweren Herzrhythmusstörungen führen kann. Wenn die Kaliumwerte abfallen, werden parallel zur Insulinbehandlung Ergänzungsmittel verabreicht, um ein sicheres Elektrolytgleichgewicht aufrechtzuerhalten.

Gleichzeitig kann der häufige Einsatz von **Medikamenten** wie Kortikosteroiden **bei der Reanimation** die Behandlung des Diabetes erschweren. Steroide, die häufig zur Behandlung von Entzündungen oder Ateminsuffizienz (wie beim akuten Atemnotsyndrom) eingesetzt werden, sind dafür bekannt, dass sie die Insulinresistenz erhöhen, was zu einer **steroidinduzierten Hyperglykämie** führt. In solchen Situationen ist es wichtig, die Insulindosis anzupassen, um die hyperglykämische Wirkung auszugleichen und gleichzeitig die zugrunde liegende Krankheit weiter zu behandeln. Das Pflegepersonal muss daher eng zusammenarbeiten, um die Auswirkungen der Behandlung auszugleichen und gleichzeitig eine optimale Blutzuckerkontrolle zu gewährleisten.

Diabetiker mit mechanischer Beatmung haben aufgrund ihres schwachen Immunsystems und der langen Anwesenheit von invasiven Geräten (Katheter, Sonden) auch ein erhöhtes Risiko für infektiöse **Komplikationen** wie beatmungsassoziierte Pneumonien oder nosokomiale Infektionen. Hyperglykämie verschärft dieses Risiko, da sie die Immunantwort noch weiter schwächt. Eine genaue Überwachung der Anzeichen einer Infektion, ein striktes Hygienemanagement der medizinischen Geräte und die frühzeitige Verabreichung von Antibiotika bei Verdacht auf eine Infektion sind entscheidend, um schwere Komplikationen zu verhindern.

Eine weitere große Herausforderung bei der Behandlung von Diabetespatienten in kritischem Zustand ist die **künstliche Ernährung**, sei es enteral (über eine Magensonde) oder parenteral (intravenös), da die Nährstoffzufuhr einen direkten Einfluss auf den Blutzuckerspiegel hat. Patienten mit mechanischer Beatmung können nicht oral ernährt werden und ihr kritischer Zustand erfordert oft eine frühzeitige enterale Ernährung, um eine Unterernährung zu vermeiden. Das Pflegepersonal muss die Insulindosis an die Nahrungsaufnahme anpassen und gleichzeitig sicherstellen, dass die kontinuierliche Insulininfusion den durch die Kohlenhydratzufuhr bedingten Anstieg des Blutzuckerspiegels angemessen kompensiert. Bei parenteraler Ernährung, die oft glukosereiche Lösungen enthält, ist die Anpassung der Insulinzufuhr noch schwieriger, da der Blutzuckerspiegel schnell schwanken kann.

Die **Mobilisierung und Rehabilitation** von beatmeten Patienten ist zwar ein Aspekt, der weniger direkt mit Diabetes zu tun hat, aber auch ein entscheidender Punkt, der berücksichtigt werden muss. Längere Immobilisierung erhöht das Risiko von metabolischen Komplikationen und Insulinresistenz und verschärft die Probleme des Blutzuckermanagements. Sobald der Zustand des Patienten es zulässt, sollte eine frühzeitige Rehabilitation, einschließlich passiver oder aktiver Mobilisierung, gefördert werden, um diese Risiken zu verringern. Das Pflegepersonal sollte mit Physiotherapeuten und

Rehabilitationsspezialisten zusammenarbeiten, um eine allmähliche Wiedererlangung der Mobilität zu ermöglichen und das Diabetesmanagement entsprechend anzupassen.

Schließlich ist die **Überwachung nach der Reanimation** für Diabetespatienten, die eine kritische Phase hinter sich haben, von entscheidender Bedeutung. Sobald der Patient vom Beatmungsgerät entwöhnt ist und sich stabilisiert hat, muss das Blutzuckermanagement angepasst werden, da der Patient wieder normal essen und mobiler werden kann. Es ist entscheidend, dass die antidiabetische Behandlung, sowohl die Insulintherapie als auch die orale Behandlung, entsprechend dem allgemeinen Zustand des Patienten und seinen spezifischen Bedürfnissen neu bewertet wird. Diese Umstellung muss gut überwacht werden, um ein Ungleichgewicht des Blutzuckerspiegels in der Erholungsphase zu vermeiden.

- ◦ Bedeutung der kontinuierlichen Überwachung des Blutzuckerspiegels

Die kontinuierliche Überwachung des Blutzuckerspiegels ist für Diabetiker von größter Bedeutung, da sie eine optimale Kontrolle des Blutzuckerspiegels ermöglicht und Komplikationen, die mit Schwankungen des Blutzuckerspiegels einhergehen, verhindert. Im Gegensatz zu den herkömmlichen Methoden der einmaligen Blutzuckerkontrolle bietet die kontinuierliche Überwachung einen Echtzeit-Überblick über die Blutzuckerschwankungen im Laufe des Tages und der Nacht. Dieser Ansatz ist besonders vorteilhaft für Patienten mit instabilem Diabetes, mit intensiver Insulinbehandlung oder mit dem Risiko einer schweren Hypoglykämie, da er eine genaue und schnelle Anpassung der Behandlung an die individuellen Bedürfnisse ermöglicht.

Einer der Hauptgründe, warum die **kontinuierliche Überwachung des Blutzuckerspiegels** so wichtig ist, ist die Fähigkeit, **schnelle** Blutzuckerschwankungen zu **erkennen,** insbesondere Episoden von Hypoglykämie und Hyperglykämie. Diabetespatienten, insbesondere solche, die eine Insulintherapie erhalten, können mit starken Schwankungen des Blutzuckerspiegels konfrontiert werden, die häufig mit der Nahrungsaufnahme, körperlicher Aktivität oder Stresssituationen zusammenhängen. Eine Hypoglykämie, die auftritt, wenn der Blutzuckerspiegel unter den Normalwert fällt, kann äußerst gefährlich sein und Symptome wie Schwindel, Schweißausbrüche, Zittern oder sogar Bewusstlosigkeit verursachen. Eine kontinuierliche Überwachung ermöglicht es, einen solchen Abfall des Blutzuckerspiegels in einem frühen Stadium zu erkennen, bevor die Symptome auftreten, so dass eine schnelle Korrektur durch die Einnahme von Kohlenhydraten möglich ist. Dies ist besonders wichtig für Patienten mit einer unbemerkten Hypoglykämie, d.h. Patienten, die die Warnsignale einer Hypoglykämie nicht mehr wahrnehmen.

Auf der anderen Seite kann eine Hyperglykämie, wenn der Blutzuckerspiegel über einen längeren Zeitraum erhöht bleibt, zu akuten und chronischen Komplikationen wie diabetischer Ketoazidose oder langfristigen Organschäden führen. Durch die kontinuierliche Überwachung können die Patienten beobachten, wie ihr Blutzuckerspiegel auf Mahlzeiten, Bewegung oder Medikamente reagiert, und so proaktiv ihre Insulindosen anpassen oder ihre Ernährung umstellen. Dies hilft, extreme Schwankungen zu vermeiden, die mit intermittierenden Überwachungsmethoden wie Spritzen an der Fingerspitze oft schwer zu erkennen sind.

Ein weiterer wichtiger Vorteil der kontinuierlichen Überwachung des Blutzuckerspiegels ist die Fähigkeit, **Trends und Langzeitdaten** zu liefern, die eine feinere Steuerung des Diabetes ermöglichen. Durch das Sammeln von Informationen über den Tag und die Nacht hinweg ermöglichen diese Geräte Patienten und medizinischem Fachpersonal, bestimmte Muster in den Blutzuckerschwankungen zu erkennen. Zum Beispiel können sie wiederkehrende Episoden von nächtlicher Hypoglykämie aufdecken, die sonst mit herkömmlichen Blutzuckertests unbemerkt bleiben würden. Diese Daten ermöglichen es, die Behandlungspläne auf die spezifischen Zeiten abzustimmen, in denen der Blutzuckerspiegel abfällt oder ansteigt, und bieten so eine erweiterte Personalisierung der Pflege.

Die **Verringerung des Risikos von Langzeitkomplikationen** ist ein weiterer Grund, warum die kontinuierliche Überwachung des Blutzuckerspiegels so entscheidend ist. Eine schlechte Blutzuckerkontrolle mit langfristig zu hohen oder zu niedrigen Blutzuckerwerten ist eine der Hauptursachen für Diabeteskomplikationen wie Retinopathie, Nephropathie oder Neuropathie. Die Aufrechterhaltung des Blutzuckerspiegels innerhalb der Zielwerte kann diese Komplikationen verhindern oder verlangsamen. Studien haben gezeigt, dass die Verwendung einer kontinuierlichen Blutzuckerüberwachung zu einer besseren Stabilität des Blutzuckerspiegels und einer Verringerung der Blutzuckerschwankungen führt, was zu einer Verringerung des Risikos dieser chronischen Komplikationen beiträgt.

Darüber hinaus erleichtert die kontinuierliche Überwachung des Blutzuckerspiegels eine **fundierte Entscheidung** über die Behandlung. Bei Patienten, die mit Insulin behandelt werden, ermöglicht sie beispielsweise eine genauere Anpassung der Dosis an den unmittelbaren Bedarf. Dies ist besonders relevant für Patienten mit Insulinpumpen, bei denen die kontinuierliche Überwachung mit einer Pumpe gekoppelt werden kann, um die Insulindosis automatisch in Echtzeit anzupassen. Diese Automatisierung macht das Diabetesmanagement weniger stressig und effizienter und verringert das Risiko von Fehlern bei der Insulindosierung.

Auch die **psychologische Dimension** der kontinuierlichen Überwachung darf nicht unterschätzt werden. Das Leben mit Diabetes kann zu Ängsten führen, insbesondere im Hinblick auf den Umgang mit unerwarteten Blutzuckerspitzen und hypoglykämischen Krisen. Die kontinuierliche Überwachung gibt den Patienten ein Gefühl der Sicherheit, da sie wissen, dass sie schnell auf jedes Ungleichgewicht des Blutzuckerspiegels reagieren können. Dies vermittelt ein Gefühl der Kontrolle und

Ruhe und reduziert den Stress, der mit dem täglichen Umgang mit Diabetes verbunden ist.

Die kontinuierliche Überwachung spielt auch eine wichtige Rolle bei **der Therapieerziehung**. Sie ermöglicht es den Patienten, besser zu verstehen, wie ihr Körper auf verschiedene Reize reagiert, sei es ein bestimmtes Nahrungsmittel, eine körperliche Betätigung oder ein Medikament. Durch die Visualisierung der Auswirkungen in Echtzeit werden sich die Patienten der Auswirkungen ihrer Entscheidungen auf ihren Blutzuckerspiegel bewusster, was ihnen hilft, fundiertere Entscheidungen über ihre Ernährung, körperliche Aktivität oder ihre medikamentöse Behandlung zu treffen. Dieses unmittelbare Feedback ist ein starkes pädagogisches Instrument, das die Autonomie der Patienten im Umgang mit ihrem Diabetes stärkt.

Schließlich erleichtert **die** kontinuierliche Überwachung **die Kommunikation zwischen Patienten und medizinischem Fachpersonal**. Mit Hilfe moderner Geräte, die den Austausch von Daten in Echtzeit oder rückwirkend mit Ärzten ermöglichen, kann das Pflegepersonal Blutzuckertrends über Tage oder Wochen analysieren und die Behandlung während der Sprechstunde entsprechend anpassen. Dies ermöglicht eine bessere und genauere Kommunikation, die auf objektiven Daten beruht, anstatt auf fragmentierten Beobachtungen oder Erinnerungen. Die Ärzte können die Behandlung proaktiver und individueller anpassen und so die langfristigen klinischen Ergebnisse verbessern.

Kapitel 9

Neue Technologien und ihre Auswirkungen auf die Behandlung von Diabetes

- **Unterabschnitt 1: Angeschlossene medizinische Geräte**
  - Kontinuierliche Blutzuckermessgeräte: Prinzipien und Vorteile für Patienten

Kontinuierliche Blutzuckermessgeräte, auch bekannt als Geräte zur kontinuierlichen Glukoseüberwachung (CGM), haben das Diabetesmanagement revolutioniert, indem sie eine Echtzeitüberwachung des Blutzuckerspiegels bieten. Im Gegensatz zu den herkömmlichen Methoden der Blutzuckermessung, bei denen die Fingerkuppe gestochen werden muss, um einmalige Messungen zu erhalten, liefern kontinuierliche Blutzuckermessgeräte konstante Daten über die Blutzuckerschwankungen während des ganzen Tages und der Nacht. Dadurch können Diabetespatienten besser verstehen, wie ihr Körper auf ihre Ernährung, Behandlung, körperliche Betätigung und andere Faktoren des täglichen Lebens reagiert. Die Vorteile dieser Geräte sind zahlreich und reichen von einer besseren Regulierung des Blutzuckerspiegels bis hin zu mehr Sicherheit und Lebensqualität für die Patienten.

Das **Funktionsprinzip** der kontinuierlichen Blutzuckermessgeräte beruht auf der Verwendung eines Sensors, der normalerweise unter der Haut platziert wird und die Glukose in der interstitiellen Flüssigkeit (die Flüssigkeit, die die Zellen umgibt) misst. Der Sensor, der die Größe einer kleinen Münze hat, wird subkutan eingeführt und verbleibt dort je nach Modell für mehrere Tage oder Wochen. Er sendet die Daten an einen Empfänger, oft in Form eines tragbaren Geräts oder einer mobilen Anwendung, die Echtzeitinformationen über den Glukosespiegel liefert. Einige Technologien sind sogar in der Lage, den Patienten bei einer schnellen Änderung des Blutzuckerspiegels zu alarmieren, so dass schnell eingegriffen werden kann, um eine Hypoglykämie zu korrigieren oder die Insulindosis bei einer Hyperglykämie anzupassen.

Einer der wichtigsten Vorteile von kontinuierlichen Blutzuckermessgeräten ist ihre Fähigkeit, **den** Blutzuckerspiegel **in Echtzeit zu überwachen**. Dies ermöglicht es den Patienten, ihren Blutzuckerspiegel zu jeder Tageszeit zu kennen, ohne sich regelmäßig stechen zu müssen, um einen Messwert zu erhalten. Diese ständige Überwachung bietet einen dynamischen Überblick über die Blutzuckerschwankungen, was besonders wichtig für Patienten ist, deren Blutzuckerspiegel unvorhersehbar schwankt, oder für Patienten mit Typ-1-Diabetes, die eine Insulinbehandlung benötigen. Bei einer herkömmlichen Messung können Patienten Episoden von Hyperglykämie oder Hypoglykämie übersehen, die zwischen den einzelnen Tests auftreten. Kontinuierliche Messgeräte schließen diese Lücke, indem sie ein vollständiges Bild des Blutzuckerspiegels über den ganzen Tag hinweg liefern und so ein proaktiveres und reaktiveres Diabetesmanagement ermöglichen.

Diese Echtzeitüberwachung **reduziert** auch **das Risiko von Hypoglykämien**, insbesondere während der Nacht, wenn die Patienten besonders anfällig für plötzliche Blutzuckerabfälle sind. Die Geräte zur kontinuierlichen Überwachung sind oft mit Warnsystemen ausgestattet, die den Patienten (oder seine Angehörigen) benachrichtigen, wenn der Blutzuckerspiegel einen kritischen Wert erreicht, sei es bei Hypoglykämie oder Hyperglykämie. Diese Warnungen sind wichtig, um schwere hypoglykämische Krisen zu verhindern, die zu Bewusstlosigkeit, Krampfanfällen oder anderen schwerwiegenden Komplikationen führen können, wenn sie nicht schnell behandelt werden. Sie können Kohlenhydrate zu sich nehmen, um den Blutzuckerspiegel zu erhöhen, oder ihr Insulin anpassen, wenn der Blutzuckerspiegel zu hoch ist.

Die **kontinuierlichen Daten**, die von diesen Geräten geliefert werden, ermöglichen auch ein besseres Verständnis der langfristigen **Blutzuckertrends**. Indem sie beobachten, wie der Blutzuckerspiegel in Abhängigkeit von Mahlzeiten, körperlicher Aktivität oder Tageszeit schwankt, können Patienten und medizinisches Fachpersonal die Behandlung genauer anpassen. Beispielsweise kann ein Patient feststellen, dass sein Blutzucker nach bestimmten Mahlzeiten schneller als erwartet ansteigt, was ihn dazu veranlassen kann, die Insulinmenge anzupassen, die vor diesen speziellen Mahlzeiten gespritzt wird. Diese Informationen ermöglichen eine bessere Personalisierung der Diabetesbehandlung, indem die individuellen Bedürfnisse jedes Patienten berücksichtigt werden und die Insulindosen oder die Nahrungsaufnahme entsprechend angepasst werden.

Ein weiterer großer Vorteil kontinuierlicher Blutzuckermessgeräte ist, dass sie **mit Insulinpumpen gekoppelt** werden können, wodurch ein stärker automatisiertes System für das Diabetesmanagement entsteht. Einige Geräte ermöglichen eine direkte Kommunikation zwischen dem Blutzuckersensor und der Insulinpumpe, was automatische Anpassungen der Insulindosen auf der Grundlage der kontinuierlich gemessenen Glukosespiegel ermöglicht. Dies reduziert die kognitive Belastung für die Patienten, die nicht mehr ständig ihren Blutzuckerspiegel überwachen oder ihre Insulindosen manuell anpassen müssen. Diese Systeme, die manchmal auch als Systeme-Loop-Closed bezeichnet werden, stellen einen großen technologischen Fortschritt in der Diabetesbehandlung dar, da sie ein nahezu automatisiertes Glukosemanagement ermöglichen, die Glukosestabilität verbessern und gleichzeitig Hyperglykämiespitzen und Hypoglykämietiefs reduzieren.

Die größere Unabhängigkeit, die diese Geräte bieten, ist ein weiterer großer Vorteil für die Patienten. Das Leben mit Diabetes ist mit vielen Belastungen verbunden, einschließlich der ständigen Kontrolle des Blutzuckerspiegels, der Behandlung und der Mahlzeiten. Kontinuierliche Blutzuckermessgeräte reduzieren die tägliche Belastung, indem sie klare Informationen in Echtzeit liefern und es den Patienten ermöglichen, besser auf ihre Stoffwechselbedürfnisse zu reagieren. Darüber hinaus ist der Verzicht auf das häufige Stechen in die Fingerkuppe eine Erleichterung für viele Patienten, insbesondere für diejenigen, die mehrmals täglich ihren Blutzucker messen müssen. Die kontinuierlichen Messgeräte machen das Diabetesmanagement weniger invasiv und komfortabler und verbessern so die Therapietreue und die Lebensqualität.

Ein weiterer wichtiger Aspekt kontinuierlicher Blutzuckermessgeräte ist ihre **Rolle in der Therapieerziehung.** Indem sie einen Überblick über die Blutzuckerschwankungen geben, können die Patienten besser verstehen, wie sich ihre Ernährungsgewohnheiten, ihr Bewegungsniveau oder ihr Insulinmanagement auf ihren Blutzuckerspiegel auswirken. Dieses tiefere Verständnis fördert eine bessere Kontrolle über ihre Krankheit und hilft ihnen, geeignetere Verhaltensweisen anzunehmen, um ihren Blutzuckerspiegel stabil zu halten. Beispielsweise können Patienten lernen, Blutzuckeranstiege oder -abfälle nach bestimmten Mahlzeiten oder Sportarten vorauszusehen und ihre Insulindosis entsprechend anzupassen. Das Pflegepersonal kann die gesammelten Daten auch nutzen, um die Patienten besser über die notwendigen Anpassungen ihrer Behandlung zu beraten, auf der Grundlage von konkreten und personalisierten Beweisen.

Schließlich erleichtern diese Geräte auch die **Kommunikation mit dem medizinischen Fachpersonal.** Die meisten kontinuierlichen Blutzuckermessgeräte ermöglichen die Speicherung und den Austausch von Daten über digitale Plattformen, so dass Ärzte, Diabetologen und Pflegepersonal die Blutzuckerwerte des Patienten aus der Ferne verfolgen können. Diese Funktion ist besonders nützlich bei Arztbesuchen, da sie dem Gesundheitspersonal den Zugang zu detaillierten und genauen Daten ermöglicht, so dass es fundiertere Entscheidungen über Behandlungsanpassungen treffen kann. Die Fernüberwachung ermöglicht es auch, Ungleichgewichte oder Probleme im Diabetesmanagement schnell zu erkennen und einzugreifen, bevor es zu Komplikationen kommt.

○ Insulinpumpen: Funktionsweise und Überwachung durch den Pfleger

Insulinpumpen sind moderne medizinische Geräte, die eine kontinuierliche und präzise Insulinabgabe ermöglichen und so die Behandlung von Diabetes erleichtern, insbesondere für Patienten, die eine intensive Behandlung benötigen, wie z.B. Patienten mit

Typ-1-Diabetes. Sie bieten eine flexiblere und oftmals effektivere Alternative zu manuellen Insulininjektionen, indem sie den Blutzuckerspiegel über den Tag und die Nacht hinweg stabiler halten. Die Pumpe gibt kontinuierlich kleine Insulindosen ab und ahmt so die normale Funktion der Bauchspeicheldrüse nach, wobei sie auch zusätzliche Insulinboli vor den Mahlzeiten oder bei hohen Blutzuckerwerten ermöglicht.

Die Rolle der Pflegekraft bei der Betreuung von Patienten mit einer Insulinpumpe ist von entscheidender Bedeutung. Sie erfordert ein gutes Verständnis der Funktionsweise des Geräts und eine sorgfältige Überwachung, um sicherzustellen, dass der Patient die Pumpe richtig benutzt, dass die Einstellungen auf seine Bedürfnisse abgestimmt sind und dass mögliche Komplikationen, die mit dem Gerät oder der Behandlung zusammenhängen, vermieden werden.

Die Funktionsweise der Insulinpumpe ist scheinbar relativ einfach, basiert jedoch auf einer hochmodernen Technologie. Sie besteht aus einem kleinen, tragbaren Gerät, das in der Regel am Gürtel oder in einer Tasche getragen wird, das mit einer dünnen Kanüle verbunden ist, die unter die Haut, in der Regel am Bauch oder am Arm, eingeführt wird. Dieser Katheter wird regelmäßig gewechselt, um Infektionen oder Hautreizungen zu vermeiden. Die Pumpe gibt Insulin auf zwei Ebenen ab: eine kontinuierliche Basalrate, um den Insulinspiegel den ganzen Tag über konstant zu halten, und zusätzliche Boli, die der Patient vor den Mahlzeiten oder wenn eine Korrektur des Blutzuckerspiegels erforderlich ist, verabreichen kann. Diese Boli werden manuell vom Patienten programmiert oder automatisch bei Pumpensystemen, die mit einem kontinuierlichen Blutzuckermessgerät integriert sind, wodurch ein "geschlossener Kreislauf" entsteht.

Die **Überwachung des** Gebrauchs **der Pumpe durch den Pfleger** hat mehrere Aspekte, insbesondere die technische Unterstützung und die Begleitung des Patienten beim täglichen Umgang mit dem Gerät. Die Pflegekraft muss sicherstellen, dass der Patient sich mit der Handhabung der Pumpe wohl fühlt, die

Einstellungen versteht und die Bolusmenge entsprechend der Nahrungsaufnahme und der körperlichen Aktivität anpassen kann. Der Patient sollte auch darin geschult werden, Situationen zu erkennen, die eine Anpassung der Behandlung erfordern, wie z.B. Hypoglykämie, Hyperglykämie oder eine interkurrente Erkrankung.

Eine der ersten Aufgaben der Pflegekraft ist es daher, zu überprüfen, ob der Patient **die Pumpe** richtig **bedienen** kann. Dazu gehört das Erlernen des Katheterwechsels alle zwei bis drei Tage, das Auffüllen des Insulinreservoirs und die Programmierung der Boli vor den Mahlzeiten. Wenn der Patient Schwierigkeiten hat, diese Schritte selbständig auszuführen, kann der Pfleger ihn begleiten und ihm die notwendigen Ratschläge geben, um sein Selbstvertrauen zu stärken. Eine gute Hygiene der Hände und der Punktionsstellen ist ebenfalls entscheidend, um Infektionen durch den Katheter zu vermeiden.

Die Überwachung des Blutzuckerspiegels bleibt auch mit einer Insulinpumpe ein zentraler Punkt. Die Pflegekraft kann die Verwendung von kontinuierlichen Blutzuckermessgeräten oder punktuellen Blutzuckersensoren fördern, um dem Patienten zu helfen, die Insulindosen entsprechend den Blutzuckerwerten anzupassen. Die Aufgabe der Pumpe ist es, den Blutzuckerspiegel so stabil wie möglich zu halten, aber regelmäßige Anpassungen sind häufig erforderlich, insbesondere wenn sich die Ernährung, die Bewegung oder der allgemeine Gesundheitszustand des Patienten ändern. In diesem Zusammenhang kann die Pflegekraft dem Patienten helfen, die Blutzuckertrends zu verstehen und die Pumpeneinstellungen entsprechend anzupassen, in Zusammenarbeit mit dem Diabetologen oder der diabetologischen Pflegekraft.

Einer der schwierigsten Aspekte bei der Betreuung von Patienten mit Insulinpumpe sind mögliche **Komplikationen** im **Zusammenhang mit** der Pumpe oder der Behandlung. Es kann vorkommen, dass die Kanüle abknickt oder sich löst, was die Insulinabgabe behindert und zu einer schnellen Hyperglykämie führt, der manchmal eine diabetische Ketoazidose folgt, wenn sie nicht schnell korrigiert wird. Der Pfleger muss auf solche Situationen achten und die frühen Anzeichen eines Pumpenversagens oder einer unkontrollierten Hyperglykämie erkennen, wie z.B. übermäßiges Durstgefühl, ungewöhnliche Müdigkeit oder häufiger Harndrang. Bei technischen Problemen ist es wichtig, dass der Pfleger weiß, was er tun muss, um die Insulinabgabe zu überprüfen, den Katheter wieder einzuführen oder die Pumpe neu zu programmieren, wenn dies erforderlich ist. Ein schnelles Eingreifen kann oft helfen, das Problem zu beheben, bevor es zu einer Eskalation kommt.

Die **psychologische Unterstützung** ist ebenfalls ein wesentlicher Bestandteil der Rolle des Pflegers bei Patienten mit Insulinpumpe. Die Umstellung auf die Pumpe kann für manche Patienten stressig sein, da sie sich an die ständige Präsenz des Geräts und die damit verbundene größere Verantwortung gewöhnen müssen. Der Pfleger sollte zur Verfügung stehen, um Fragen zu beantworten, den Patienten über die langfristigen Vorteile der Pumpe zu beruhigen und ihm zu helfen, mögliche Ängste im Zusammenhang mit dem Gebrauch der Pumpe zu überwinden. Diese Unterstützung ist besonders wichtig für Patienten, die Schwierigkeiten haben, die aufdringlichen Aspekte der Pumpe zu akzeptieren, wie das ständige Tragen des Geräts oder das häufige Wechseln des Katheters.

Darüber hinaus spielt der Pfleger eine Schlüsselrolle bei der **therapeutischen Ausbildung** der Patienten, indem er ihnen beibringt, wie sie ihren Lebensstil an die Verwendung der Insulinpumpe anpassen können. Beispielsweise müssen die Patienten verstehen, wie sie ihre Insulindosis entsprechend ihrer Ernährung, ihrer körperlichen Aktivität oder bei Krankheit anpassen können. Die Beratung durch die Pflegekraft hilft den Patienten, sich mit ihrem Diabetes besser unter Kontrolle zu fühlen und gleichzeitig die Wirksamkeit der Behandlung zu optimieren. Die Unterstützung kann eine Ernährungsberatung umfassen, die sicherstellt, dass der Patient den glykämischen

Index der Nahrungsmittel und die Auswirkungen von Kohlenhydraten auf den Blutzuckerspiegel versteht.

Die Interaktion mit anderen Gesundheitsfachkräften ist auch bei der Betreuung von Patienten mit Insulinpumpe von entscheidender Bedeutung. Der Pfleger arbeitet eng mit Diabetologen, Krankenpflegern und Ernährungsberatern zusammen, um sicherzustellen, dass die Behandlung auf die individuellen Bedürfnisse des Patienten abgestimmt wird. Dazu gehört auch die Analyse der Pumpendaten, die den Blutzuckerspiegel, die Insulindosen und die Boli aufzeichnen, um die Behandlung anzupassen, wenn sich die Bedürfnisse des Patienten ändern. Bei Fehlfunktionen oder komplexeren technischen Problemen kann der Pfleger den Patienten auch an einen Spezialisten verweisen oder den Hersteller der Pumpe kontaktieren, um die Probleme zu lösen.

○   Der Einfluss der Telemedizin auf die Betreuung von Diabetespatienten

Die Telemedizin hat das Management und die Betreuung von Diabetespatienten verändert und bietet neue Möglichkeiten zur Verbesserung der Pflege, während die Betreuung zugänglicher, reaktionsschneller und persönlicher wird. Diese Technologie, die Fernkonsultationen, die Übertragung medizinischer Daten in Echtzeit und eine kontinuierliche Interaktion zwischen dem Patienten und dem Behandlungsteam ermöglicht, hat in den letzten Jahren besonders an Bedeutung gewonnen. Für Diabetespatienten, die regelmäßig ihren Blutzuckerspiegel, ihre Behandlung und ihren allgemeinen Gesundheitszustand überwachen müssen, hat sich die Telemedizin als wertvolles Instrument erwiesen, um die Effizienz der Versorgung zu verbessern und gleichzeitig geografische oder logistische Hindernisse abzubauen.

Einer der größten Vorteile der Telemedizin bei der Behandlung von Diabetes ist die Möglichkeit der **Echtzeitüberwachung**. Mit

Hilfe von vernetzten Geräten wie kontinuierlichen Blutzuckermessgeräten, Insulinpumpen und Überwachungsanwendungen können Patienten ihre Blutzuckerdaten mit ihrem Arzt oder Diabetologen aus der Ferne teilen. Dies ermöglicht eine **proaktive** und kontinuierliche **Überwachung**, bei der das Gesundheitspersonal die Blutzuckerschwankungen des Patienten verfolgen und schnell eingreifen kann, wenn der Blutzuckerspiegel aus dem Gleichgewicht gerät. Wenn ein Patient beispielsweise immer wieder Episoden von nächtlicher Hypoglykämie oder Hyperglykämie nach den Mahlzeiten aufweist, kann der Arzt die Behandlung anpassen, ohne auf den nächsten Termin in der Praxis warten zu müssen. Diese Reaktionsfähigkeit hilft, schwere Komplikationen zu verhindern und ermöglicht eine bessere Stabilisierung des Diabetes.

Die Telemedizin erleichtert auch die **Personalisierung der Pflege**. Durch den Zugriff auf Gesundheitsdaten in Echtzeit kann das medizinische Fachpersonal die Behandlung auf die individuellen Bedürfnisse des Patienten abstimmen. Dies ist besonders wichtig für Patienten, deren Diabetes schwer zu kontrollieren ist oder bei denen der Blutzuckerspiegel stark schwankt. Beispielsweise kann bei einem Patienten, der eine Insulinpumpe verwendet, die Behandlung aufgrund der über die Telemedizin übermittelten Daten genauer angepasst werden. Diese Anpassungen basieren auf kontinuierlichen Informationen, was ein viel feineres Diabetesmanagement ermöglicht als die herkömmlichen, zeitlich versetzten Konsultationen.

Eine weitere bedeutende Auswirkung der Telemedizin auf die Betreuung von Diabetespatienten ist der **Abbau von Hindernissen beim Zugang zur Gesundheitsversorgung**. Für viele Patienten können häufige Arztbesuche eine Belastung darstellen, insbesondere für diejenigen, die in ländlichen Gebieten leben oder Mobilitätsprobleme haben. Die Telemedizin ermöglicht es, diese Reisen zu vermeiden, indem sie Fernkonsultationen über digitale Plattformen, Telefone oder Computer anbietet. Die Patienten können ihren Arzt von zu Hause aus konsultieren, was die Häufigkeit der Nachuntersuchungen erhöht und einen regelmäßigeren Zugang zur Gesundheitsversorgung ermöglicht. Dies ist besonders vorteilhaft für ältere Patienten, die möglicherweise Schwierigkeiten haben, sich zu bewegen, oder für Personen mit Arbeitszeiten, die nicht mit traditionellen Arztterminen vereinbar sind.

Neben der Verbesserung des Zugangs zur **Gesundheitsversorgung** trägt die Telemedizin auch zur **Stärkung der Autonomie von** Diabetespatienten bei. Indem sie die Möglichkeit haben, ihre Blutzuckerwerte, Insulindosen und andere Gesundheitsparameter über vernetzte Anwendungen selbst zu überwachen, werden die Patienten aktiver im Umgang mit ihrer eigenen Krankheit. Digitale Plattformen bieten oftmals Werkzeuge zur Datenanalyse, die es den Patienten ermöglichen, Trends in ihrem Blutzuckerspiegel zu sehen und ihre Gewohnheiten entsprechend anzupassen. Beispielsweise kann ein Patient feststellen, dass bestimmte Nahrungsmittel oder körperliche Aktivitäten seinen Blutzuckerspiegel stark beeinflussen und seine Ernährung oder Behandlung in Absprache mit seinem Arzt entsprechend anpassen. Dies stärkt das Selbstmanagement, das ein Grundpfeiler einer effektiven Diabeteskontrolle ist.

Die Telemedizin ermöglicht auch eine **bessere therapeutische Ausbildung**. Patienten können von Fernkonsultationen mit Ernährungsberatern, Krankenpflegern oder Diabetespädagogen profitieren, die ihnen helfen können, zu verstehen, wie sie ihre Krankheit besser in den Griff bekommen können. Online-Schulungsprogramme, Erklärungsvideos und Webinare können genutzt werden, um den Patienten gute Praktiken in Bezug auf Ernährung, körperliche Betätigung und Stressbewältigung beizubringen und ihnen gleichzeitig Ratschläge für die Verwendung ihrer medizinischen Geräte zu geben. Diese Fernschulung ergänzt die medizinische Versorgung und hilft den Patienten, ihren Diabetes im Alltag besser zu kontrollieren.

Die **Verringerung des Risikos von** Langzeitkomplikationen ist eine weitere wichtige Auswirkung der Telemedizin auf die Behandlung von Diabetespatienten. Eine regelmäßige und persönliche Überwachung ermöglicht die Früherkennung von Blutzuckerungleichgewichten, die sonst bis zur nächsten Konsultation in der Praxis unbemerkt bleiben könnten. Durch eine schnelle Anpassung der Behandlung können schwere Diabeteskomplikationen wie Retinopathie, Nephropathie oder Infektionen aufgrund schlechter Wundheilung verhindert werden. Darüber hinaus bietet die Telemedizin dem Gesundheitspersonal die Möglichkeit, andere Gesundheitsindikatoren wie Blutdruck oder Gewicht zu überwachen, die oft mit Diabetes in Verbindung stehen.

Die psychologischen Auswirkungen der Telemedizin sind ebenfalls von Bedeutung. Das Leben mit Diabetes kann für viele Patienten eine Quelle der Angst sein, insbesondere für diejenigen, die befürchten, dass sie ihren Blutzucker nicht gut kontrollieren können oder dass sie mit plötzlichen Komplikationen wie schweren Hypoglykämien konfrontiert werden. Telemedizin bietet ein **zusätzliches Gefühl** der Sicherheit, da die Patienten wissen, dass sie aus der Ferne überwacht werden können und dass sie bei Bedarf direkten Zugang zu ihrem Arzt haben. Dieses beruhigende Gefühl verbessert die Lebensqualität und reduziert den Stress, der mit dem täglichen Umgang mit Diabetes verbunden ist.

Schließlich ermöglicht **die** Telemedizin eine **Optimierung der Ressourcenallokation** in den Gesundheitssystemen. Durch die Bereitstellung von Fernkonsultationen und kontinuierlicher Betreuung entlastet sie die Präsenzkonsultationen, so dass sich das Gesundheitspersonal auf die kompliziertesten Fälle konzentrieren kann, während es weiterhin eine qualitativ hochwertige Versorgung aus der Ferne anbietet. Dies trägt dazu bei, die Wartezeiten für die Patienten zu verkürzen und die Gesamteffizienz des Gesundheitssystems zu verbessern.

- **Unterabschnitt 2: Digitale Hilfsmittel für die therapeutische Ausbildung**
  - Mobile Anwendungen zur Überwachung des Blutzuckerspiegels: Wie sie bei Patienten eingesetzt werden können

Mobile Anwendungen zur Überwachung des Blutzuckerspiegels sind zu einem unverzichtbaren Hilfsmittel im täglichen Diabetesmanagement geworden, da sie es den Patienten ermöglichen, ihre Blutzuckerwerte, Insulindosen, Ernährung und körperliche Aktivität auf einfache und wirksame Weise zu überwachen. Diese Anwendungen bieten nicht nur einen besseren Einblick in die Blutzuckerschwankungen, sondern erleichtern auch die Kommunikation zwischen Patienten und medizinischem Fachpersonal, was eine genauere Anpassung der Behandlung und eine persönlichere Betreuung ermöglicht. Die Nutzung dieser Anwendungen mit den Patienten bietet viele Vorteile, erfordert aber auch einen pädagogischen Ansatz, um sicherzustellen, dass die Patienten wissen, wie sie die Anwendungen richtig nutzen und den größtmöglichen Nutzen daraus ziehen können.

Die Funktionsweise mobiler Anwendungen zur Überwachung des Blutzuckerspiegels beruht auf der Sammlung und Aufzeichnung von Daten im Zusammenhang mit dem Diabetesmanagement. Diese Anwendungen sind in der Regel mit angeschlossenen Geräten wie kontinuierlichen Blutzuckermessgeräten, Insulinpumpen oder Blutzuckermessgeräten kompatibel, so dass die Blutzuckerdaten automatisch übertragen werden können, ohne dass eine manuelle Eingabe erforderlich ist. Darüber hinaus können die Patienten selbst Informationen eingeben, wie z.B. Mahlzeiten, Insulindosen oder körperliche Betätigung. Diese Daten werden dann in Form von Grafiken oder Tabellen organisiert, die eine Analyse der Blutzuckertrends über mehrere Tage, Wochen oder Monate ermöglichen. Einige Anwendungen bieten sogar Alarme und Erinnerungen, um den Patienten daran zu erinnern, seinen Blutzuckerspiegel zu überprüfen, Insulin zu nehmen oder auf anormale Schwankungen zu achten.

Die Nutzung dieser Anwendungen mit den Patienten beginnt mit einer **entsprechenden Schulung**. Der Pfleger oder das Gesundheitspersonal sollte den Patienten bei der ersten Einrichtung der Anwendung begleiten, ihm die wichtigsten Funktionen erklären und sicherstellen, dass er sich bei der Nutzung wohlfühlt. Dazu gehören die Erstellung eines Profils, das Hinzufügen persönlicher Informationen wie Diabetes-Typ und Behandlung sowie die Synchronisierung der Anwendung mit angeschlossenen Überwachungsgeräten wie Blutzuckermessgeräten oder Insulinpumpen. Wenn der Patient ein herkömmliches Blutzuckermessgerät verwendet, muss er darin geschult werden, seine Blutzuckerwerte nach jedem Test manuell einzugeben. Ziel ist es, diese Aufgabe so einfach wie möglich zu gestalten, um den Patienten nicht zu entmutigen oder eine kognitive Überlastung bei der Diabetesbehandlung zu verursachen.

Einer der Hauptvorteile von mobilen Anwendungen zur Überwachung des Blutzuckerspiegels ist ihre Fähigkeit, **Echtzeitdaten zu liefern**. So kann der Patient sofort sehen, wie sich seine Essgewohnheiten oder Insulindosen auf seinen Blutzuckerspiegel auswirken. Wenn ein Patient beispielsweise bemerkt, dass er nach bestimmten Mahlzeiten zu hohen Blutzuckerwerten neigt, kann er seine Ernährung oder Insulindosis unter der Aufsicht seines Arztes entsprechend anpassen. Dieses unmittelbare Feedback hilft dem Patienten, die Wechselwirkungen zwischen seinem Lebensstil und seinem Blutzuckerspiegel besser zu verstehen und informierte Entscheidungen zu treffen. Das Gesundheitspersonal sollte daher die Patienten ermutigen, die Diagramme regelmäßig zu überprüfen und diese Informationen zur Verbesserung ihres täglichen Diabetesmanagements zu nutzen.

Die Personalisierung der Einstellungen ist eine weitere Schlüsselfunktion der Anwendungen zur Blutzuckerüberwachung. Patienten können personalisierte Blutzuckerziele programmieren, die den Empfehlungen ihres Arztes entsprechen. Dies kann Zielbereiche für den Blutzuckerspiegel vor oder nach den

Mahlzeiten oder spezifische Ziele für körperliche Aktivität umfassen. Viele Anwendungen ermöglichen es auch, Alarme einzustellen, wenn der Blutzucker außerhalb dieser Bereiche liegt, was dem Patienten hilft, schnell zu reagieren, wenn ein Problem auftritt. Wenn der Blutzuckerspiegel beispielsweise unter den empfohlenen Grenzwert fällt, kann ein Alarm den Patienten daran erinnern, Kohlenhydrate zu sich zu nehmen, um eine Hypoglykämie zu vermeiden. Diese Personalisierungsfunktionen geben den Patienten eine genauere Kontrolle über ihren Gesundheitszustand und ermutigen sie, ihre Blutzuckerziele einzuhalten.

Mobile Anwendungen zur Überwachung des Blutzuckerspiegels fördern auch eine **bessere Kommunikation zwischen den Patienten und dem medizinischen Personal**. Diese Anwendungen ermöglichen es oft, die Blutzuckerdaten in Echtzeit mit dem Arzt oder dem Pflegepersonal zu teilen, was die Fernüberwachung erleichtert und eine genauere Anpassung der Behandlung zwischen den Konsultationen ermöglicht. Das Gesundheitspersonal kann so die Blutzuckerwerte seiner Patienten verfolgen, Anomalien oder besorgniserregende Trends erkennen und bei Bedarf schnell eingreifen. Diese reibungslose Kommunikation hilft, Komplikationen zu vermeiden, die durch eine schlechte Blutzuckerkontrolle verursacht werden, und verbessert die gesamte Behandlung. Es ist wichtig, dass das Pflegepersonal den Patienten erklärt, wie sie ihre Daten über die Anwendung teilen können und sie ermutigt, dies regelmäßig zu tun, um die Behandlungsanpassungen zu optimieren.

Neben der Überwachung des Blutzuckerspiegels ist **die Verwaltung der Mahlzeiten und der Kohlenhydratzufuhr** ein wesentlicher Aspekt für Diabetespatienten. Viele Anwendungen enthalten Funktionen zur Überwachung der Ernährung, bei denen der Patient die verzehrten Lebensmittel eingeben, die aufgenommenen Kohlenhydrate berechnen und Empfehlungen für die entsprechenden Insulindosen erhalten kann. Damit der Patient diese Funktionen effektiv nutzen kann, muss er in den Grundlagen der Kohlenhydratberechnung und deren Auswirkung auf den Blutzuckerspiegel geschult werden. Die Pflegekraft kann auch die Nutzung dieser Funktion zur Verbesserung des Mahlzeitenmanagements fördern, indem sie regelmäßig überprüft, ob der Patient seine Mahlzeiten richtig eingibt und die Informationen zur Anpassung seiner Insulindosis nutzt. Diese Funktion ermöglicht ein besseres Verständnis der Auswirkungen von Nahrungsmitteln auf den Blutzuckerspiegel und kann dazu beitragen, postprandiale Hyperglykämien zu verhindern.

Erinnerungen und Benachrichtigungen in mobilen Anwendungen sind eine große Hilfe für Patienten, die vergessen haben, ihre Medikamente einzunehmen oder ihren Blutzucker zu messen. Diese Erinnerungen können so programmiert werden, dass sie den Patienten daran erinnern, sein Insulin zu nehmen, seinen Blutzucker zu bestimmten Zeiten zu messen oder bei Hypoglykämie einen Snack zu sich zu nehmen. Das Pflegepersonal sollte die Patienten dazu ermutigen, diese Benachrichtigungen entsprechend ihrer täglichen Routine und ihren spezifischen Bedürfnissen einzustellen, um die Therapietreue zu erhöhen und das Vergessen zu reduzieren, was die Blutzuckerkontrolle gefährden könnte.

Die **Bildungsdimension** der mobilen Anwendungen ist ebenfalls von entscheidender Bedeutung. Viele Anwendungen bieten integrierte Bildungsressourcen wie Artikel, Videos oder Ratschläge zum Diabetesmanagement. Diese Inhalte helfen den Patienten, ihre Krankheit besser zu verstehen, sich über bewährte Verfahren zur Blutzuckereinstellung zu informieren und neue Strategien zur Verbesserung der Blutzuckerkontrolle zu erlernen. Das Pflegepersonal kann die Patienten bei der Nutzung dieser Ressourcen anleiten, indem es ihnen empfiehlt, die Bildungsabschnitte zu besuchen und diese Informationen in die Diskussionen während der Sprechstunden einzubeziehen.

Schließlich ist es wichtig zu betonen, dass die Anwendungen zur Überwachung des Blutzuckerspiegels die regelmäßigen Arztbesuche nicht ersetzen, sondern sie **ergänzen**, indem sie eine kontinuierliche Überwachung bieten und den Austausch zwischen den Terminen erleichtern. Das Pflegepersonal muss sicherstellen, dass die Patienten verstehen, wie wichtig es ist, weiterhin ihren Arzt zu konsultieren und die Anwendung als zusätzliches Instrument zur Optimierung des Diabetesmanagements zu nutzen.

- ° Ausbildung von Krankenpflegern in neuen medizinischen Technologien

Die Ausbildung von Pflegekräften in neuen medizinischen Technologien ist in einer Zeit, in der technologische Innovationen die Gesundheitsfürsorge revolutionieren, zu einer entscheidenden Herausforderung geworden. Mit dem Aufkommen von vernetzten Geräten, Fernüberwachungs- und -verwaltungssoftware und Echtzeitüberwachungssystemen spielen Pflegekräfte eine immer wichtigere Rolle bei der Betreuung von Patienten und der Nutzung dieser Technologien. Eine entsprechende Ausbildung ermöglicht es ihnen nicht nur, diese Werkzeuge zu beherrschen, sondern auch die Qualität der Pflege zu verbessern, die Arbeitsbelastung zu verringern und die Autonomie der Patienten zu stärken. In einem sich ständig verändernden medizinischen Umfeld ist es von entscheidender Bedeutung, dass Pflegekräfte darauf vorbereitet sind, diese Innovationen in ihre tägliche Praxis zu integrieren.

Einer der ersten Aspekte dieser Ausbildung ist die **Aneignung von vernetzten medizinischen Geräten**, wie kontinuierliche Blutzuckermessgeräte, Insulinpumpen oder Geräte zur Fernüberwachung von Vitalparametern. Diese Technologien ermöglichen eine kontinuierliche Erfassung von Gesundheitsdaten, aber damit sie ihre volle Wirkung entfalten können, müssen die Pflegekräfte ihre Funktionsweise verstehen, sie richtig installieren und überwachen können. Bei einem Diabetespatienten mit Insulinpumpe muss der Pfleger beispielsweise in der Lage sein, die Funktionstüchtigkeit des Geräts zu überprüfen, den Patienten über den Gebrauch aufzuklären und mögliche Anomalien wie Alarme oder Fehler bei der Insulinabgabe zu erkennen. Eine gute Beherrschung dieser Geräte ermöglicht es der Pflegekraft, bei Problemen schnell zu handeln und Komplikationen vorzubeugen.

Darüber hinaus ist die **Nutzung von Software zur Patientenüberwachung** ein weiterer Schlüsselbereich der Ausbildung. Viele Gesundheitseinrichtungen gehen dazu über, elektronische Patientenakten (EPA) und digitale Plattformen für das Pflegemanagement einzusetzen. Diese Software ermöglicht eine genauere und umfassendere Patientenüberwachung mit Echtzeitaktualisierung der medizinischen Informationen, was die Kommunikation zwischen den verschiedenen Gesundheitsfachkräften erleichtert. Die Pflegekräfte sind oft an vorderster Front, wenn es darum geht, wichtige Daten wie Vitalparameter, den Verlauf von Symptomen oder die tägliche Pflege des Patienten zu erfassen. Sie müssen daher in der effektiven Nutzung dieser Systeme geschult werden, um Eingabefehler zu vermeiden und eine reibungslose Übertragung der Informationen an das übrige Pflegeteam zu gewährleisten.

Eine weitere Dimension der Schulung in neuen Technologien ist die **Schulung der Patienten im Umgang mit vernetzten Geräten**. Immer mehr Patienten werden mit Geräten wie Blutzuckermessgeräten, Blutdruckmessgeräten oder vernetzten Waagen ausgestattet, die ihre Gesundheitsdaten sammeln und an ihr medizinisches Team weiterleiten. Damit diese Technologien wirklich von Nutzen sind, müssen die Patienten in ihrer korrekten und regelmäßigen Anwendung geschult werden. Der Pfleger spielt dabei eine wesentliche Rolle, indem er dem Patienten erklärt, wie die Geräte zu bedienen sind, wie die Ergebnisse zu interpretieren sind und wann ein Arzt zu benachrichtigen ist, wenn abnormale Ergebnisse auftreten. Die Ausbildung von Pflegekräften sollte daher eine pädagogische Dimension beinhalten, die es ihnen ermöglicht, technische Konzepte zu vermitteln und den Patienten zu helfen, diese Technologien in ihre tägliche Routine zu integrieren.

Die **Bedeutung der Cybersicherheit** und des Schutzes persönlicher Daten ist ein weiterer entscheidender Aspekt der Ausbildung in neuen Technologien. Mit dem zunehmenden Einsatz von vernetzten Geräten und digitalen Systemen wird die Sicherheit von medizinischen Informationen zu einer Priorität.

Pflegekräfte müssen sich der Risiken von Datenlecks oder Hackerangriffen bewusst sein und in guten Praktiken zum Schutz von Gesundheitsdaten geschult werden. Dies beinhaltet den sicheren Zugriff auf Software, die Verwaltung von Passwörtern und die strikte Einhaltung von Datenschutzprotokollen, um sicherzustellen, dass die Informationen der Patienten geschützt bleiben. Eine schlechte Handhabung dieser Aspekte kann nicht nur die Sicherheit der Patienten gefährden, sondern auch die Gesundheitseinrichtungen rechtlichen Risiken aussetzen.

Die sich schnell ausbreitende **Telemedizin** ist ein weiterer Bereich, in dem die Ausbildung von Krankenpflegehelfern unerlässlich ist. In Situationen, in denen Fernkonsultationen bevorzugt werden, werden Pflegehilfskräfte häufig als Bindeglied zwischen Patienten und Ärzten eingesetzt. Sie können dazu aufgefordert werden, telemedizinische Geräte zu installieren, den Patienten bei Fernkonsultationen zu begleiten und medizinische Informationen oder Nachsorgedaten an das Gesundheitspersonal zu übermitteln. Sie spielen die Rolle eines technologischen Vermittlers, der sicherstellt, dass die Konsultation reibungslos verläuft und der Arzt über alle Informationen verfügt, die er benötigt, um den Gesundheitszustand des Patienten zu beurteilen. Die Ausbildung sollte daher spezifische Module zu telemedizinischen Instrumenten sowie zu den kommunikativen Fähigkeiten beinhalten, die zur Erleichterung dieses Fernaustauschs erforderlich sind.

Die neuen Technologien haben auch einen **Einfluss auf die Aufgabenverteilung** innerhalb der Pflegeteams. Durch die Automatisierung von Verwaltungs- und Überwachungsaufgaben können sich die Pflegekräfte stärker auf die direkte Pflege der Patienten konzentrieren. Damit dies jedoch effektiv ist, müssen die Pflegekräfte darin geschult werden, die Momente zu identifizieren, in denen der Einsatz von Technologie ihre Arbeitsbelastung verringern und gleichzeitig eine optimale Patientenversorgung gewährleisten kann. So können beispielsweise durch die Fernüberwachung von Vitalparametern Anomalien frühzeitig erkannt werden, ohne dass eine Vielzahl von manuellen Kontrollen erforderlich ist, so dass sich die Pflegekräfte auf andere Aspekte der Pflege konzentrieren können, wie die psychologische Betreuung oder den Komfort des Patienten.

Schließlich ist die **Weiterbildung** in einem sich ständig weiterentwickelnden technologischen Bereich von entscheidender Bedeutung. Pflegekräfte müssen regelmäßig über die neuen Funktionen der von ihnen verwendeten Geräte, über neue Überwachungssoftware und über die neuesten Entwicklungen in der Telemedizin oder bei vernetzten Geräten geschult werden. Dies geschieht durch regelmäßige Schulungen, aber auch durch den Zugang zu Ressourcen-Online, Webinaren oder Diskussionsgruppen mit anderen Gesundheitsexperten. Das Ziel ist es, sicherzustellen, dass die Pflegekräfte auf dem neuesten Stand bleiben und in der Lage sind, neue Technologien schnell in ihre Praxis zu integrieren, während sie gleichzeitig eine qualitativ hochwertige Pflege für die Patienten gewährleisten.

○ Auswirkungen von Technologien auf die Autonomie von Patienten

Der Einfluss der Technologie auf die Autonomie der Patienten ist heute beträchtlich und verändert die Art und Weise, wie sie ihre Gesundheit im Alltag verwalten. Technologische Fortschritte, ob es sich nun um vernetzte Geräte, mobile Anwendungen, Telemedizin oder digitale Bildungsinstrumente handelt, haben es den Patienten ermöglicht, aktiver an ihrer Versorgung teilzunehmen. Diese Innovationen geben den Patienten die Möglichkeit, ihren Gesundheitszustand besser zu verstehen, Schlüsselparameter in Echtzeit zu überwachen und direkt mit ihrem Gesundheitspersonal zu interagieren, so dass sie eine zentrale Rolle bei der Behandlung ihrer Krankheit spielen können.

Eine der größten Stärken der Gesundheitstechnologien ist ihre Fähigkeit, **Echtzeitinformationen** zu liefern, die es den Patienten ermöglichen, wichtige Daten wie Blutzucker, Blutdruck oder

Herzfrequenz zu überwachen. Nehmen wir als Beispiel kontinuierliche Blutzuckermessgeräte für Diabetespatienten: Diese Geräte ermöglichen es ihnen, ihren Blutzuckerspiegel kontinuierlich zu überwachen, ohne dass wiederholte Injektionen erforderlich sind. Dank dieser Echtzeitinformationen können die Patienten ihre Ernährung, ihre Behandlung oder ihre körperliche Aktivität sofort anpassen, ohne auf einen Arzttermin warten zu müssen. Dies erhöht nicht nur ihre Autonomie, sondern auch ihre Sicherheit, da sie in der Lage sind, bei Abweichungen wie Hypoglykämie oder Hyperglykämie sofort zu handeln.

Mobile Gesundheitsanwendungen spielen ebenfalls eine wichtige Rolle bei dieser Befähigung. Viele Anwendungen ermöglichen es den Patienten, verschiedene Aspekte ihrer Gesundheit zu verfolgen und zu verwalten, von der Einnahme von Medikamenten über die Überwachung von Vitalparametern bis hin zur Steuerung von Ernährung und körperlicher Aktivität. Diese Tools sind oft mit Erinnerungsfunktionen, Warnungen bei abnormalen Ergebnissen oder sogar personalisierten Empfehlungen ausgestattet, die den Patienten helfen, proaktiv bei der Behandlung ihrer Krankheit zu bleiben. Beispielsweise kann eine Person mit Bluthochdruck eine App nutzen, um ihren Blutdruck täglich zu überwachen und Ratschläge zur Anpassung des Lebensstils auf der Grundlage der Ergebnisse zu erhalten. Die tägliche Überwachung, die früher nur in der Praxis stattfand, wird so zu einem festen Bestandteil der Routine des Patienten und verbessert seine Autonomie und seine Fähigkeit, fundierte Entscheidungen über seine Gesundheit zu treffen.

Die Technologien haben auch einen erheblichen Einfluss auf die **Patientenschulung**, da sie den direkten Zugang zu medizinischen und pädagogischen Ressourcen ermöglichen. Ob über Online-Plattformen zur therapeutischen Ausbildung, Video-Tutorials oder Diskussionsforen für Patienten, die Technologien ermöglichen es dem Einzelnen, seine Krankheit besser zu verstehen und zu verstehen, wie man am besten mit ihr umgeht. Ein Diabetespatient kann z.B. Kurse-Online über die Verwaltung von Kohlenhydraten abrufen, verstehen, wie er seine Insulindosis an die Mahlzeiten anpassen kann, oder lernen, wie er seine Blutzuckerwerte interpretieren kann. Durch den besseren Zugang zu Informationen und die Möglichkeit, sich selbst weiterzubilden, sind die Patienten besser in der Lage, ihre Gesundheit selbst in die Hand zu nehmen und sich an die täglichen Veränderungen anzupassen.

Die **Telemedizin** hat die Autonomie der Patienten weiter ausgebaut, indem sie den Zugang zu medizinischen Fernkonsultationen erleichtert. Durch Online-Konsultationen können Patienten direkt mit ihren Ärzten interagieren, ohne vor Ort sein zu müssen, was die Verwaltung ihrer Nachsorge erheblich vereinfacht, insbesondere für Menschen, die in ländlichen Gebieten leben oder Schwierigkeiten mit der Mobilität haben. Darüber hinaus ermöglichen es die Fernüberwachungswerkzeuge dem Gesundheitspersonal, die Patientendaten aus der Ferne zu verfolgen und Behandlungsanpassungen in Echtzeit vorzunehmen. Dies schafft eine kontinuierliche Interaktion zwischen dem Patienten und seinem medizinischen Team und stärkt gleichzeitig die Autonomie des Patienten, der seinen Gesundheitszustand von zu Hause aus verwalten kann, während er mit seinem Arzt verbunden bleibt. Die virtuellen Konsultationen ermöglichen eine regelmäßige und persönliche Betreuung auch zwischen den Terminen und helfen den Patienten, die Kontrolle über ihre Gesundheit ohne Unterbrechung zu behalten.

Ein weiterer entscheidender Aspekt des Einflusses der Technologie auf die Autonomie der Patienten ist die **Personalisierung der Pflege**. Mit den Daten, die von vernetzten Geräten und Gesundheitsanwendungen gesammelt werden, können die Patienten besser verstehen, wie ihr Körper auf verschiedene Behandlungen, Nahrungsmittel oder körperliche Aktivitäten reagiert. Dies ermöglicht ihnen, ihren Lebensstil und ihre Behandlung an ihre individuellen Bedürfnisse anzupassen. Beispielsweise kann ein Asthmapatient einen vernetzten Sensor verwenden, um die Luftqualität zu überwachen und Anfälle zu antizipieren, indem er seine Aktivitäten oder vorbeugenden

Behandlungen anpasst. Diese Personalisierung der Pflege verbessert nicht nur die Wirksamkeit der Behandlung, sondern gibt dem Patienten auch eine aktive Rolle im Umgang mit seiner Krankheit, indem er sein Verhalten auf der Grundlage der erhaltenen Informationen anpasst.

Die Verwendung von **vernetzten Geräten** wie Smartwatches oder Aktivitätsarmbändern ermöglicht es den Patienten auch, ihre tägliche Gesundheit besser zu verwalten. Diese Geräte liefern Informationen über den Schlaf, die Herzfrequenz, den Energieverbrauch und sogar die Sauerstoffsättigung. Wenn sich die Patienten der Auswirkungen ihrer täglichen Gewohnheiten auf ihre Gesundheit bewusst werden, können sie ihren Lebensstil selbständiger anpassen, ohne bei jeder Entscheidung auf externen medizinischen Rat warten zu müssen. Diese Hilfsmittel bieten auch Unterstützung für Patienten, die nach einer Krankheit oder Operation an Bewegungs- oder Rehabilitationsprogrammen teilnehmen müssen. Pflegekräfte können den Einsatz dieser Geräte fördern, um die Einhaltung der verordneten Programme zu verbessern und den Patienten die Möglichkeit zu geben, ihre Fortschritte selbständig zu verfolgen.

Um jedoch den vollen Nutzen aus dieser Autonomie **zu** ziehen, ist es wichtig, dass die Patienten **im Umgang** mit der Technologie angemessen **geschult** werden. Eine falsche Anwendung oder ein Missverständnis der von den vernetzten Geräten gelieferten Ergebnisse könnte zu unangemessenen Gesundheitsentscheidungen führen. Aus diesem Grund ist die Rolle des Gesundheitspersonals, insbesondere der Pflegekräfte, bei der Begleitung der Patienten bei der Einführung und effektiven Nutzung dieser Instrumente von entscheidender Bedeutung. Sie können ihnen beibringen, die Ergebnisse zu interpretieren, ihr Verhalten oder ihre Behandlung entsprechend anzupassen und Warnzeichen zu erkennen, die eine medizinische Intervention erfordern.

- **Unterkapitel 3: Die Zukunft der Technologie in der Diabetesbehandlung**
  ◦ Künstliche Intelligenz für personalisiertes Behandlungsmanagement

Künstliche Intelligenz (KI) revolutioniert das personalisierte Behandlungsmanagement, indem sie fortschrittliche Lösungen bietet, die eine präzisere, individuellere und reaktionsfähigere Behandlung ermöglichen. Durch hochentwickelte Algorithmen und die Analyse großer Datenmengen kann die Künstliche Intelligenz Behandlungsentscheidungen optimieren, die auf die Besonderheiten jedes einzelnen Patienten zugeschnitten sind, insbesondere bei der Behandlung chronischer Krankheiten wie Diabetes, Herzerkrankungen oder Krebs. Dieser Ansatz ermöglicht nicht nur eine effizientere Behandlung, sondern auch eine bessere Vorbeugung von Komplikationen und eine kontinuierliche Anpassung der Behandlungen an den sich ändernden Gesundheitszustand des Patienten.

Einer der größten Vorteile der künstlichen Intelligenz im Behandlungsmanagement ist ihre Fähigkeit, **große Datenmengen** in Echtzeit zu **analysieren**, die aus verschiedenen Quellen stammen: elektronische Patientenakten, vernetzte Sensoren, genetische Daten und die Krankengeschichte des Patienten. Diese Algorithmen des maschinellen Lernens sind in der Lage, Muster zu erkennen, die für das menschliche Auge unsichtbar sind, was zu präziseren Diagnosen und besseren Behandlungsempfehlungen führt. Bei der Behandlung von Diabetes kann die KI beispielsweise die von einem kontinuierlichen Messgerät gesammelten Blutzuckerdaten in Verbindung mit Informationen über Ernährung, Bewegung und Schlaf analysieren, um eine Anpassung der Insulindosis entsprechend den beim Patienten beobachteten Mustern zu empfehlen. Diese Personalisierung der Pflege führt zu einer stabileren **Blutzuckereinstellung**, verringert das Risiko von Hypoglykämien oder Hyperglykämien und reduziert die mentale Belastung für den Patienten.

Ein weiterer Bereich, in dem die KI ein großes Potenzial aufweist, ist die **prädiktive Medizin**, die es ermöglicht, die Reaktionen eines Patienten auf eine bestimmte Behandlung oder den Verlauf seiner Krankheit vorauszusehen. Bei Krebs kann Künstliche Intelligenz beispielsweise die genetischen und biologischen Daten eines Patienten analysieren, um zu bestimmen, welche Behandlung die besten Erfolgsaussichten hat und gleichzeitig die Nebenwirkungen minimiert. In der Onkologie ermöglichen diese KI-basierten Ansätze die Anpassung von Chemotherapieprotokollen an die spezifischen Mutationen im Tumor des Patienten und bieten so eine **Präzisionsmedizin**, die besser auf die Krebszellen abzielt und gesundes Gewebe schont. Diese Personalisierung verbessert nicht nur die Heilungsraten, sondern reduziert auch das Risiko von Toxizität und unerwünschten Nebenwirkungen.

KI spielt auch eine wesentliche Rolle bei der **Modellierung** von **Behandlungen** und der Anpassung von Therapien an die Entwicklung des Patienten. Durch **maschinelles Lernen** können Systeme-KI aus den Daten eines bestimmten Patienten, aber auch von Tausenden anderer Patienten mit ähnlichen Profilen lernen, um Behandlungsanpassungen in Echtzeit zu empfehlen. Dies ist besonders nützlich bei der Behandlung von chronischen Krankheiten, bei denen sich die Bedürfnisse des Patienten aufgrund einer Vielzahl von Faktoren ständig ändern. Beispielsweise kann ein Algorithmus der künstlichen Intelligenz die Reaktion eines Patienten auf ein bestimmtes Medikament vorhersagen, indem er sein genetisches Profil und seine Krankengeschichte analysiert, so dass von Anfang an die richtige Dosierung gewählt werden kann. In ähnlicher Weise kann die KI bei Patienten, die eine Insulinpumpe benötigen, die Dosis automatisch auf der Grundlage der kontinuierlichen Blutzuckerdaten anpassen, wodurch die Notwendigkeit manueller Eingriffe verringert wird.

Die **Optimierung der** Medikamentendosierung ist ein weiterer Bereich, in dem die KI erhebliche Vorteile bietet. Algorithmen können Dosen genauer als Standardprotokolle anpassen, indem sie nicht nur klinische Merkmale, sondern auch individuelle Faktoren wie Alter, Gewicht, Geschlecht,

Ernährungsgewohnheiten und Lebensstil berücksichtigen. Bei der Behandlung von Herzerkrankungen kann die KI beispielsweise helfen, die Dosis von blutdrucksenkenden oder blutverdünnenden Medikamenten auf der Grundlage der Vitalparameter des Patienten und der von vernetzten Geräten gesammelten Daten anzupassen. Diese Echtzeitüberwachung ermöglicht eine **kontinuierliche Optimierung der Behandlung**, wodurch das Risiko von Nebenwirkungen aufgrund einer unangemessenen Dosierung verringert und die Behandlungsergebnisse verbessert werden.

Eine weitere wichtige Auswirkung der KI auf das personalisierte Behandlungsmanagement ist ihre Fähigkeit, **medizinischem Fachpersonal zu helfen, fundiertere und schnellere Entscheidungen zu treffen**. Durch die sofortige Analyse von Hunderten von Parametern kann die KI evidenzbasierte Empfehlungen aussprechen und so den Ärzten helfen, in kürzester Zeit die am besten geeignete Behandlung zu wählen. Zum Beispiel kann die KI bei der komplexen Behandlung eines Patienten auf der Intensivstation in Echtzeit Vitalparameter, Laborergebnisse und Krankengeschichte analysieren, um das Pflegeteam auf eine mögliche Verschlechterung des Zustands des Patienten aufmerksam zu machen oder Therapieanpassungen vorzuschlagen. Dies ermöglicht eine schnellere und besser informierte Entscheidungsfindung, insbesondere in kritischen Situationen, in denen jede Minute zählt.

Im Bereich der **klinischen** Studien verändert die künstliche Intelligenz auch die Art und Weise, wie personalisierte Behandlungen entwickelt werden. Durch die Analyse riesiger Patientendatenbanken kann die KI Untergruppen von Patienten identifizieren, die besser auf eine bestimmte Behandlung ansprechen und so die Entwicklung gezielterer Medikamente beschleunigen. Darüber hinaus kann KI vorhersagen, welche Patienten ein höheres Risiko haben, bestimmte Nebenwirkungen zu entwickeln, was die Entwicklung sicherer und effektiverer Protokolle erleichtert. Indem sie die klinischen Studien effizienter macht, beschleunigt die KI die Markteinführung neuer personalisierter Behandlungen.

Damit die KI ihr Potenzial für die personalisierte Behandlung voll ausschöpfen kann, ist es jedoch entscheidend, **die Qualität und Integrität der** verwendeten **Daten** zu **gewährleisten**. KI-Algorithmen stützen sich auf umfangreiche und vielfältige Daten, um Behandlungsempfehlungen zu geben. Wenn die Daten unvollständig, verzerrt oder falsch interpretiert sind, können die Ergebnisse falsch sein, mit potenziell schwerwiegenden Folgen für den Patienten. Daher müssen bei der Sammlung und Nutzung von Daten strenge Qualitätsstandards eingehalten werden und die Empfehlungen der KI müssen immer von einem medizinischen Fachmann bestätigt werden.

Darüber hinaus muss der **ethische** Aspekt des Einsatzes von KI bei der Verwaltung von Behandlungen berücksichtigt werden. Obwohl KI in der Lage ist, Therapieempfehlungen zu geben, muss die endgültige Entscheidung in den Händen der Ärzte und Patienten bleiben, die einen Überblick über die Optionen und Risiken jeder Behandlung haben müssen. Es ist daher von entscheidender Bedeutung, dass KI-basierte Tools als **Entscheidungshilfe** eingesetzt werden und nicht als Ersatz **für** die Fähigkeiten und das klinische Urteilsvermögen der Gesundheitsfachkräfte.

  ◦ Fortschrittliche Implantate und Geräte zur Selbstüberwachung
Fortschrittliche Implantate und Geräte zur Selbstüberwachung stellen eine Revolution in der Behandlung chronischer Krankheiten dar, insbesondere bei Erkrankungen wie Diabetes, Herzerkrankungen und bestimmten Atemwegserkrankungen. Diese zunehmend miniaturisierten und hochentwickelten Technologien ermöglichen eine Echtzeit-Überwachung von Gesundheitsparametern und damit eine feinere und reaktionsschnellere Steuerung der Behandlung. Mit Hilfe dieser Geräte können die Patienten ihren Gesundheitszustand besser verstehen und fundierte Entscheidungen über ihre Behandlung

treffen, oft in direkter Partnerschaft mit ihrem medizinischen Team. Diese Innovationen bieten ein enormes Potenzial zur Verbesserung der Lebensqualität der Patienten, zur Reduzierung von Krankenhausaufenthalten und zur Vermeidung von Komplikationen, die durch eine unzureichende Behandlung von Krankheiten verursacht werden.

Subkutane Implantate gehören zu den vielversprechendsten fortschrittlichen Selbstüberwachungsgeräten. Diese kleinen Geräte, die unter die Haut eingesetzt werden, ermöglichen eine kontinuierliche Überwachung verschiedener biologischer Parameter. Ein typisches Beispiel ist der **kontinuierliche** Glukosesensor, der den Glukosespiegel in der interstitiellen Flüssigkeit in Echtzeit misst. Dieser Sensor wird unter die Haut eingeführt, in der Regel am Bauch oder am Arm, und kann die Blutzuckerdaten kontinuierlich an eine mobile Anwendung oder ein tragbares Messgerät übertragen, um den Patienten im Falle einer Hyperglykämie oder Hypoglykämie zu warnen. Im Gegensatz zu herkömmlichen Methoden der Blutzuckerüberwachung, die regelmäßige Injektionen in die Fingerkuppe erfordern, bieten diese Implantate eine konstante Überwachung ohne wiederholte invasive Eingriffe, was das Leben der Patienten erleichtert und gleichzeitig das Risiko von Fehlern oder Versäumnissen bei der Blutzuckerüberwachung verringert.

Diese Implantate sind nicht auf Diabetes beschränkt. **Herzimplantate** wie Herzfrequenzmonitore oder Geräte zur Erkennung von Arrhythmien ermöglichen die kontinuierliche Überwachung des Herzrhythmus eines Patienten. Wenn ein abnormaler Rhythmus oder Vorhofflimmern festgestellt wird, können diese Geräte den Patienten und seinen Arzt alarmieren, was ein schnelles Eingreifen ermöglicht und das Risiko eines Schlaganfalls oder einer Herzinsuffizienz verringert. Darüber hinaus können diese Implantate Daten über mehrere Monate hinweg speichern, so dass Kardiologen Trends analysieren und den Zustand des Patienten besser verstehen können, um genauere Therapieentscheidungen treffen zu können.

Geräte zur Überwachung der **Atmung**, wie Implantate zur Überwachung des Sauerstoffgehalts im Blut oder der Lungenfunktion, werden auch bei Patienten mit chronischen Erkrankungen wie chronisch obstruktiver Lungenerkrankung (COPD) oder Asthma eingesetzt. Diese Geräte überwachen den Sauerstoffgehalt und warnen bei Entsättigung, was den Patienten zusätzliche Sicherheit bietet, vor allem nachts oder bei körperlichen Aktivitäten, wo Atemnotanfälle unvorhersehbar auftreten können.

Ein weiteres Beispiel für **fortschrittliche Selbstüberwachungsgeräte** ist die **angeschlossene Insulinpumpe**, die mit einem kontinuierlichen Glukosesensor gekoppelt werden kann, so dass ein "geschlossener Regelkreis" entsteht. Bei dieser Art von Gerät passt die Pumpe die Insulinabgabe automatisch an die in Echtzeit gemessenen Glukosewerte an. Dies ermöglicht die Aufrechterhaltung eines stabilen Blutzuckerspiegels ohne ständige manuelle Intervention, was ein nahezu automatisches Diabetesmanagement ermöglicht. Diese Art von Technologie ist besonders vorteilhaft für Patienten mit Typ-1-Diabetes, die eine ständige Anpassung ihrer Insulinzufuhr über den Tag und die Nacht hinweg benötigen. Die vernetzte Insulinpumpe reduziert die mentale Belastung des Patienten und sorgt für eine genauere und sicherere Blutzuckerkontrolle.

Eine weitere faszinierende Entwicklung auf dem Gebiet der Selbstüberwachungsgeräte ist das Aufkommen **implantierbarer Sensoren mit mehreren Parametern**, die mehrere Indikatoren gleichzeitig messen können. Diese Geräte können den Blutzuckerspiegel, den Blutdruck, die Herzfrequenz und sogar den Sauerstoffgehalt des Blutes überwachen, während sie mit einer App oder einem tragbaren Gerät verbunden sind, das den Patienten bei Abweichungen alarmiert. Der Vorteil dieser Geräte liegt in ihrer Fähigkeit, einen umfassenden Überblick über den Gesundheitszustand des Patienten zu liefern, der es ermöglicht, schnell auf Ungleichgewichte zu reagieren, die bei einer punktuellen oder auf einen einzelnen Parameter beschränkten

Überwachung unbemerkt bleiben könnten. Indem sie umfassende Informationen über den Gesundheitszustand des Patienten liefern, ermöglichen diese Sensoren eine ganzheitlichere Behandlung chronischer Krankheiten und verringern das Risiko unerwarteter Komplikationen.

Die Entwicklung dieser fortschrittlichen Implantate und Selbstüberwachungsgeräte hat auch zu einer **besseren Personalisierung der Behandlung** geführt. Durch die Erfassung von Echtzeitdaten ermöglichen diese Geräte eine präzisere Anpassung der Behandlung. Beispielsweise kann ein Patient, dessen Blutzuckerspiegel je nach Mahlzeiten, Stress oder körperlicher Aktivität schwankt, seine Insulindosis in Echtzeit auf der Grundlage der Empfehlungen anpassen, die auf den von seinem Blutzuckersensor gesammelten Daten basieren. Diese Personalisierung ermöglicht eine bessere Kontrolle der Krankheit, vermeidet starke Schwankungen des Blutzuckerspiegels und verbessert die Lebensqualität der Patienten.

Neben dem täglichen Management erleichtern fortschrittliche Implantate und Geräte zur Selbstüberwachung auch eine **bessere Kommunikation zwischen den Patienten und ihrem medizinischen Fachpersonal**. Die meisten dieser Geräte sind mit Funktionen zur Datenfernübertragung ausgestattet, die es den Ärzten ermöglichen, den Gesundheitszustand ihrer Patienten in Echtzeit zu überwachen, ohne dass regelmäßige Besuche in der Praxis erforderlich sind. Dies ist besonders vorteilhaft für Patienten, die in ländlichen Gebieten leben oder Schwierigkeiten mit der Mobilität haben. Durch die Fernüberwachung können die Gesundheitsexperten bei Unausgewogenheiten oder Krisen schnell eingreifen, die Behandlung zwischen den Terminen anpassen und eine persönlichere Betreuung anbieten. So kann ein Arzt beispielsweise eine Warnung erhalten, wenn der Sensor seines Patienten eine schwere Hyperglykämie feststellt, so dass er schnell eingreifen, die Insulindosis ändern oder die medikamentöse Behandlung anpassen kann.

Die Implementierung dieser fortschrittlichen Geräte ist jedoch mit **technologischen und ethischen Herausforderungen** verbunden. Es muss sichergestellt werden, dass die von diesen Geräten gesammelten Daten sicher sind und vor einer Verletzung der Privatsphäre geschützt werden. Darüber hinaus müssen die Patienten geschult werden, diese Technologien richtig zu nutzen und die Ergebnisse, die sie erhalten, zu interpretieren. Ein falsches Verständnis der Warnungen oder Daten kann zu unangemessenen Behandlungsanpassungen führen, die möglicherweise schwerwiegende Folgen haben können. Es ist daher von entscheidender Bedeutung, dass die Geräte zur Selbstüberwachung von einer strengen Schulung und Überwachung begleitet werden, um sicherzustellen, dass die Patienten wissen, wann und wie sie auf die erhaltenen Informationen reagieren müssen.

◦ Virtuelle Realität für die therapeutische Ausbildung

Virtuelle Realität (VR) ist heute ein innovatives und vielversprechendes Instrument für die therapeutische Ausbildung, das die Art und Weise, wie Patienten lernen, mit ihrer Gesundheit umzugehen, verändert. Durch das vollständige Eintauchen in simulierte Umgebungen ermöglicht die virtuelle Realität den Patienten, Fähigkeiten und Kenntnisse auf interaktive, spielerische und einnehmende Weise zu erwerben. Bei chronischen Krankheiten wie Diabetes, -Kreislauf-Herz Erkrankungen und Asthma kann VR eine wichtige Rolle spielen, indem sie den Patienten hilft, ihren Zustand besser zu verstehen, die notwendigen Schritte für den Umgang mit ihrer Krankheit zu erlernen und ihr Verhalten zu ändern, um ihre Lebensqualität zu verbessern.

Eine der größten Stärken der virtuellen Realität in der therapeutischen Ausbildung ist ihre **Fähigkeit, reale Situationen zu simulieren**, so dass die Patienten Szenarien üben und reagieren können, die ihnen im täglichen Leben begegnen könnten. Bei einem Diabetespatienten kann VR beispielsweise Situationen nachstellen, in denen der Blutzuckerspiegel plötzlich abfällt (Hypoglykämie) oder übermäßig ansteigt (Hyperglykämie). Der Patient kann durch die Simulation lernen, die frühen Anzeichen dieser Schwankungen zu erkennen und schnelle und angemessene Entscheidungen zu treffen, wie z.B. Kohlenhydrate bei einer Hypoglykämie zu konsumieren oder die Insulindosis bei einer Hyperglykämie anzupassen. Das Eintauchen in Szenarien aus dem wirklichen Leben, aber in einer sicheren und kontrollierten Umgebung, ermöglicht es dem Patienten, sich mit den notwendigen Handlungen und Reflexen vertraut zu machen und so die Angst vor dem täglichen Umgang mit diesen Krisen zu verringern.

VR ermöglicht es auch, **schwierige oder stressige Umgebungen zu reproduzieren**, um Patienten darauf vorzubereiten, besser mit **Stress** oder Krankheit unter diesen Bedingungen umzugehen. Beispielsweise kann ein Herzpatient in eine simulierte Stresssituation versetzt werden, wie z.B. ein wichtiges Meeting oder eine intensive körperliche Anstrengung. Der Patient soll lernen, seine Emotionen besser zu steuern, richtig zu atmen und die erlernten Strategien anzuwenden, um den Blutdruck stabil zu halten oder auf Symptome einer Herzkrankheit zu reagieren. Dieser immersive Ansatz bietet einen Übungsraum, der über theoretische Ratschläge hinausgeht und ein **erfahrungsorientiertes Lernen** ermöglicht, das **direkt** im täglichen Leben angewendet werden kann.

Die **Gamification**, d.h. die Einführung von Spielmechanismen in Simulationen-Reality-Virtual, ist ein weiterer starker Hebel, um die Akzeptanz der Patienten für die therapeutische Ausbildung zu erhöhen. Durch die Bereitstellung von Zielen, Herausforderungen oder virtuellen Belohnungen für jeden Fortschritt verwandelt VR das Lernen in eine spielerische und motivierende Erfahrung. Dies ist besonders effektiv für jüngere Zielgruppen oder für Patienten, die Schwierigkeiten haben, sich an traditionellen Schulungen zu beteiligen. Ein Kind mit Diabetes kann beispielsweise lernen, seine Ernährung und Insulindosis in einer Spielsimulation zu verwalten, in der es die richtigen Lebensmittel auswählen und seine Medikamente an seinen virtuellen Blutzuckerspiegel anpassen muss, während es für jede richtige Entscheidung Ermutigungen und Belohnungen erhält.

Ein weiterer Vorteil der virtuellen Realität ist ihre **Fähigkeit, eine hochgradig personalisierte Ausbildung anzubieten**, die auf die spezifischen Bedürfnisse jedes einzelnen Patienten zugeschnitten ist. VR-Programme können auf das Verständnisniveau, das Alter, die Vorlieben oder die körperlichen Einschränkungen des Patienten abgestimmt werden. Beispielsweise kann für einen Patient mit Adipositas und Diabetes eine Simulation entwickelt werden, die ihm beibringt, welche Nahrungsmittel er meiden sollte und wie er seine körperliche Aktivität anpassen kann, wobei sein Mobilitätsgrad berücksichtigt wird. Die VR kann auch sanfte und schrittweise körperliche Übungen simulieren, um eine angemessene Aktivität zu fördern, indem sie den Patienten Schritt für Schritt bei der Ausführung der Bewegungen begleitet. Diese Personalisierung ermöglicht es, auf die individuellen Bedürfnisse jedes Patienten **einzugehen**, was das **Engagement und** die **Wirksamkeit** der therapeutischen Ausbildung verbessert.

Virtuelle Realität kann auch zur **Stärkung des Selbstmanagements der Krankheit** eingesetzt werden, indem Aufklärungssitzungen simuliert werden, die nicht nur den physischen Umgang mit der Krankheit, sondern auch deren emotionale und psychologische Aspekte beinhalten. Beispielsweise kann VR einem Krebspatienten Übungen zur Entspannung und Stressbewältigung anbieten und ihn gleichzeitig über die Auswirkungen der Behandlung und den Umgang mit Nebenwirkungen informieren. Durch das völlige Eintauchen in die virtuelle Realität können die Patienten in beruhigende Umgebungen wie einen Wald oder einen Strand versetzt werden, während sie Atem- oder Entspannungstechniken erlernen. Dieser Ansatz trägt nicht nur zu einem besseren Verständnis der Krankheit bei, sondern **stärkt auch das emotionale Wohlbefinden** des Patienten, da er lernt, mit dem Stress und den

Ängsten umzugehen, die häufig mit chronischen Krankheiten einhergehen.

Ein weiterer faszinierender Aspekt der virtuellen Realität ist ihre Fähigkeit, **präventive Verhaltensweisen zu verstärken**. Durch die Simulation der direkten Folgen einer schlechten Krankheitskontrolle kann VR den Patienten helfen zu verstehen, wie wichtig es ist, ihre Medikamente streng zu befolgen. Beispielsweise könnte eine Simulation die negativen Auswirkungen einer zu kohlenhydratreichen Ernährung für einen Diabetespatienten zeigen, indem die möglichen Komplikationen wie Sehprobleme, Nierenprobleme oder Amputationen aufgrund eines diabetischen Fußes veranschaulicht werden. Dieser visuelle und interaktive Ansatz kann eine weitaus größere Wirkung haben als eine einfache verbale Erklärung, indem er dem Patienten auf immersive Weise die Folgen seiner Handlungen für seine Gesundheit vor Augen führt.

Darüber hinaus bietet die virtuelle Realität eine wertvolle **geografische Flexibilität**. Die Patienten können die Programme zur therapeutischen Ausbildung von zu Hause aus verfolgen, ohne sich bewegen zu müssen, was besonders für Menschen in ländlichen Gebieten oder mit Mobilitätsproblemen von Vorteil ist. VR ermöglicht es somit, die therapeutische Ausbildung einem größeren Personenkreis zugänglich zu machen, während die Teilnehmer so realistisch in die Ausbildung eintauchen können, als wären sie in einem physischen Trainingszentrum. Diese Flexibilität macht die Lernsitzungen häufiger und zugänglicher und erleichtert es den Patienten, sich an die Anforderungen des täglichen Umgangs mit ihrer Krankheit zu gewöhnen.

Schließlich ermöglicht die virtuelle Realität dem **Gesundheitspersonal** auch, **den Alltag der Patienten besser zu verstehen,** indem es die Rollen vertauscht. Beispielsweise können Pflegekräfte in einigen Simulationen das Diabetesmanagement in der Haut eines Patienten erleben. Diese immersiven Simulationen helfen dem Pflegepersonal, die täglichen Schwierigkeiten der Patienten zu verstehen, wie z.B. die

Handhabung von Insulininjektionen oder das Gefühl von Hypoglykämie, und verbessern so ihre Empathie und ihren therapeutischen Ansatz. Dies stärkt die **Bindung zwischen Pfleger und Patient**, indem es ein gegenseitiges Verständnis für die Herausforderungen schafft, mit denen Patienten konfrontiert sind.

Kapitel 10

Ganzheitliche und komplementäre Ansätze bei der Behandlung von Diabetes

- **Teil 1: Der Einfluss von körperlicher Aktivität auf das Diabetesmanagement**
  - Empfohlene Übungsarten für Diabetespatienten

Für Diabetespatienten ist körperliche Betätigung ein wesentlicher Bestandteil des Krankheitsmanagements und trägt zur Verbesserung der Blutzuckerkontrolle, zur Gewichtsabnahme, zur Verringerung des kardiovaskulären Risikos und zur Verbesserung des allgemeinen Wohlbefindens bei. Mit einem regelmäßigen Übungsprogramm können Patienten nicht nur ihren Blutzuckerspiegel besser regulieren, sondern auch die Insulinresistenz reduzieren, ihre Fitness verbessern und Langzeitkomplikationen vorbeugen. Die Arten von Übungen, die für Diabetiker empfohlen werden, lassen sich in drei Hauptkategorien unterteilen: Ausdauerübungen (aerob), Übungen zur Stärkung der Muskeln (anaerob) und Übungen für Gleichgewicht und Flexibilität. Eine Kombination dieser drei Arten von Aktivitäten ermöglicht optimale Ergebnisse unter Berücksichtigung der körperlichen Fähigkeiten und der individuellen Vorlieben.

Ausdauertraining oder aerobe **Übungen** werden für Diabetiker weitgehend empfohlen, da sie dazu beitragen, die Glukoseverwertung in den Muskeln zu verbessern, was zur Senkung des Blutzuckerspiegels beiträgt. Aerobes Training umfasst alle Aktivitäten, die die Herzfrequenz erhöhen und das Herz-Kreislauf-System über einen längeren Zeitraum beanspruchen. Zu diesen Aktivitäten gehören schnelles Gehen, Joggen, Schwimmen, Radfahren und Tanzen. Das Ziel für Diabetespatienten ist es, mindestens 150 Minuten moderates Ausdauertraining pro Woche durchzuführen, was etwa 30 Minuten pro Tag an fünf Tagen in der Woche entspricht. Diese Einheiten können an die Fähigkeiten des Patienten angepasst werden: Ein schneller Spaziergang oder eine Schwimmsitzung kann für diejenigen ausreichen, die weniger intensive Übungen bevorzugen.

Schnelles Gehen ist oft die am leichtesten zugängliche Übung für Diabetiker, insbesondere für Anfänger oder Patienten mit körperlichen Einschränkungen. Es ist einfach in den Alltag zu integrieren und erfordert keine besondere Ausrüstung. Das Gehen steigert allmählich die kardiovaskuläre Ausdauer, fördert die Durchblutung und verbessert die Insulinempfindlichkeit. Es ist auch schonend für die Gelenke, was es zu einer bevorzugten Aktivität für ältere Patienten oder solche mit Gelenkschmerzen macht.

Radfahren und **Schwimmen** sind ebenfalls interessante Optionen für Patienten, die ihre Aktivitäten diversifizieren möchten, ohne dabei auf ein moderates aerobes Training zu verzichten. Insbesondere Schwimmen ist eine ausgezeichnete Wahl für Patienten mit Gelenkproblemen oder starkem Übergewicht, da es alle Muskeln trainiert, ohne die Gelenke zu belasten. Radfahren, ob im Freien oder auf einem Heimtrainer, bietet eine Alternative mit geringer Belastung und ermöglicht gleichzeitig ein ausgezeichnetes Herz-Kreislauf-Training. Diese Aktivitäten sorgen für Abwechslung und haben einen positiven Effekt auf die Blutzuckerkontrolle.

Neben Ausdauerübungen sind **Muskelaufbauübungen** (oder anaerobe **Übungen**) für Diabetespatienten ebenso wichtig. Sie erhöhen die Muskelmasse, was die Insulinempfindlichkeit verbessert, da die Muskeln Glukose besser aufnehmen und verwerten können. Kräftigende Aktivitäten umfassen Krafttraining, Übungen mit elastischen Bändern oder mit dem eigenen Körpergewicht (Liegestütze, Kniebeugen, Ausfallschritte). Es wird empfohlen, dass die Patienten mindestens zweimal pro Woche Kraftübungen durchführen, zusätzlich zu den aeroben Aktivitäten.

Muskelaufbauübungen erfordern nicht unbedingt den Einsatz von Maschinen oder schweren Gewichten. Viele Patienten können einfache Übungen zu Hause durchführen, indem sie Alltagsgegenstände oder einfach ihr eigenes Körpergewicht verwenden. Beispielsweise sind **Liegestütze gegen eine Wand** oder **Ausfallschritte nach vorne** effektive Bewegungen zur Stärkung der Arm- und Beinmuskulatur, ohne dass eine spezielle

Ausrüstung erforderlich ist. Der Vorteil dieser Übungen ist, dass sie zu jeder Tageszeit durchgeführt werden können und an das Niveau des Patienten angepasst werden können.

Für Diabetes-Patienten, die strukturiertere Aktivitäten einbauen möchten, kann das **Zirkeltraining**, bei dem Muskelaufbau- und Ausdauerübungen kombiniert werden, eine ausgezeichnete Option sein. Bei dieser Art von Training werden sowohl die Muskeln als auch das Herz-Kreislauf-System in einer Sitzung trainiert, wodurch die Vorteile für die Blutzuckerkontrolle und die allgemeine Gesundheit maximiert werden.

Gleichgewichts- und Beweglichkeitsübungen sind eine ideale Ergänzung des Bewegungsprogramms für Diabetiker, insbesondere für ältere oder sturzgefährdete Patienten. Aktivitäten wie Yoga, Tai Chi oder Pilates trainieren die Beweglichkeit, stärken die Haltungsmuskeln und verbessern das Gleichgewicht. Diese Sportarten helfen auch, Stress abzubauen, ein Faktor, der Blutzuckerungleichgewichte verschlimmern kann, indem er die Produktion von Cortisol erhöht, einem Hormon, das den Blutzuckerspiegel erhöht.

Insbesondere **Yoga** wird häufig wegen seiner zahlreichen Vorteile empfohlen: Es verbessert nicht nur die Flexibilität und das Gleichgewicht, sondern hilft auch, Stress abzubauen und einen Zustand der Entspannung zu fördern, der für das endokrine System von Vorteil ist. Studien zeigen, dass regelmäßiges Yoga die Blutzuckerkontrolle verbessern und das Risiko von diabetesbedingten Komplikationen wie Neuropathie oder Herz-Kreislauf-Erkrankungen verringern kann. **Tai-Chi** mit seinen langsamen und fließenden Bewegungen ist auch eine ausgezeichnete Praxis für ältere Patienten oder Patienten mit körperlichen Einschränkungen, da es das Gleichgewicht und die Koordination verbessert und gleichzeitig die Entspannung fördert.

Neben den körperlichen Vorteilen bringt regelmäßiges Training für Diabetespatienten auch erhebliche **psychologische Vorteile** mit sich. Körperliche Aktivität setzt Endorphine frei, Hormone, die ein Gefühl des Wohlbefindens vermitteln und helfen, Angstzustände und Depressionen zu reduzieren, die häufig mit Diabetes in Verbindung gebracht werden. Regelmäßige Bewegung stärkt das Selbstvertrauen, verbessert die Stimmung und schafft eine Routine, die den Patienten hilft, ihre Krankheit besser zu bewältigen.

Schließlich ist es von entscheidender Bedeutung, die Übungen an die individuellen Bedürfnisse und Fähigkeiten des Patienten anzupassen, insbesondere wenn er an diabetesbedingten Komplikationen wie Neuropathie, Gelenk- oder Herz-Kreislauf-Problemen leidet. Vor Beginn eines neuen Trainingsprogramms wird eine ärztliche Kontrolle empfohlen, um mögliche Kontraindikationen zu bewerten und die Intensität der Übungen an den Gesundheitszustand des Patienten anzupassen. Es ist auch wichtig, dass Diabetespatienten lernen, ihren Blutzuckerspiegel vor, während und nach dem Training zu überwachen, um Episoden von Hypoglykämie oder Hyperglykämie zu vermeiden.

       ◦   Integration von körperlicher Aktivität in den Alltag des Krankenhauspatienten

Die Integration von körperlicher Aktivität in den Alltag eines Krankenhauspatienten ist von entscheidender Bedeutung, um eine schnelle Genesung zu fördern, die allgemeine Gesundheit zu verbessern und Komplikationen zu verhindern, die mit einer längeren Immobilität verbunden sind. Wenn ein Patient ins Krankenhaus eingeliefert wird, insbesondere wegen einer chronischen Krankheit wie Diabetes, Herz-Kreislauf-Problemen oder einem chirurgischen Eingriff, ist er oft mit einer eingeschränkten Mobilität konfrontiert. Dies kann zu einem Verlust an Muskelmasse, Durchblutungsstörungen, einer Verlangsamung des Stoffwechsels und sogar zu negativen psychologischen Auswirkungen wie Angstzuständen oder Depressionen führen. Mit dem richtigen Ansatz ist es jedoch möglich, körperliche Aktivität in die tägliche Routine eines Krankenhauspatienten zu integrieren, auch wenn dieser sich in der Rekonvaleszenz befindet.

Eines der ersten Prinzipien bei der Integration von körperlicher Aktivität in Krankenhäusern ist die **Berücksichtigung des allgemeinen Zustands des Patienten**. Jedes Programm muss auf den Gesundheitszustand, den Grad der Mobilität, die körperlichen Fähigkeiten und mögliche Kontraindikationen zugeschnitten werden. Bei einem Diabetespatienten im Krankenhaus beispielsweise kann körperliche Aktivität nicht nur dazu beitragen, die Blutzuckerkontrolle zu verbessern, sondern auch Komplikationen wie Druckgeschwüren, tiefen Venenthrombosen oder dem Verlust von Muskelmasse aufgrund von Immobilität vorzubeugen. Ziel ist es, ein Gleichgewicht zwischen dem Bedürfnis nach Ruhe und der Wichtigkeit, aktiv zu bleiben, zu finden, während die Intensität der Übungen an die Fortschritte des Patienten angepasst wird.

Die passive Mobilisierung, die häufig in den ersten Tagen des Krankenhausaufenthalts eingesetzt wird, ist eine sanfte Methode, um Patienten mit eingeschränkter Mobilität körperliche Aktivität zu ermöglichen. Mit Hilfe einer Pflegekraft oder eines Physiotherapeuten werden leichte Bewegungen an den Gliedmaßen des Patienten ausgeführt, um die Blutzirkulation anzuregen und eine Versteifung der Gelenke zu vermeiden. Diese Art der Mobilisierung kann auch durchgeführt werden, wenn der Patient bettlägerig ist. Es handelt sich um einfache Bewegungen der Arme, Beine oder Knöchel, die dazu beitragen, die Bildung von Blutgerinnseln zu verhindern, die Lymphzirkulation zu fördern und das Risiko von Ödemen zu verringern. Diese Übungen sind besonders vorteilhaft für Patienten auf der Intensivstation oder nach einer Operation, die noch nicht aufstehen können, aber sehr von der Muskelstimulation profitieren.

Wenn sich der Zustand des Patienten verbessert, können Sie zu **leichten aktiven Übungen** übergehen, für die Sie nicht aus dem Bett aufstehen müssen. Diese Übungen können Streckbewegungen, Beugen und Strecken der Beine, Drehen der Arme oder Atemübungen zur Aufrechterhaltung einer guten Lungenkapazität umfassen. Ein Diabetespatient, der wegen einer

Komplikation ins Krankenhaus eingeliefert wird, kann beispielsweise Dehnungsübungen für Beine und Füße durchführen, um die Durchblutung zu verbessern und gleichzeitig seine Muskelkraft zu erhalten. Diese Übungen sind in der Regel einfach durchzuführen und können mehrmals täglich unter Aufsicht einer Pflegekraft oder selbständig durchgeführt werden, je nach den Fähigkeiten des Patienten.

Eine weitere wirksame Methode zur Förderung der körperlichen Aktivität bei Krankenhauspatienten ist die **Unterstützung des Gehens**, sobald der Zustand des Patienten es zulässt. Gehen, selbst über kurze Strecken, hat unmittelbare positive Auswirkungen, insbesondere auf das Kreislaufsystem, die Atmung und den Stoffwechsel. Für Patienten, die sich einer Operation unterzogen haben oder an einer chronischen Krankheit leiden, reduziert das Aufstehen und Gehen, selbst wenn es nur einige Minuten am Tag sind, das Risiko von Komplikationen wie Lungeninfektionen oder Druckgeschwüren erheblich. Das Pflegepersonal kann die Patienten durch die Krankenhausflure begleiten und ihnen helfen, in ihrem eigenen Tempo zu gehen, während es gleichzeitig für eine angemessene Unterstützung und Überwachung sorgt.

Für Patienten, die ohne Hilfe aufstehen und sich setzen können, können einfache Übungen wie das **wiederholte Aufstehen von einem Stuhl oder Bett** in die tägliche Routine integriert werden. Diese Bewegung, die einer Kniebeuge ähnelt, stärkt die Bein- und Rumpfmuskulatur und verbessert das Gleichgewicht. Diese Übungen beugen dem Muskelabbau vor, der bei längeren Krankenhausaufenthalten häufig auftritt, indem sie die Kraft und Mobilität des Patienten erhalten.

Die Verwendung von einfachen Hilfsmitteln, wie weichen Bällen oder elastischen Bändern, kann dem Patienten ebenfalls ermöglichen, Widerstandsübungen auf sanfte Weise durchzuführen. Elastische Bänder bieten einen leichten Widerstand, der die Muskeln in Armen, Schultern und Beinen stärkt, ohne dass eine zu starke Anstrengung erforderlich ist. Dies ist besonders nützlich für Patienten in der Rekonvaleszenz, die ihre Muskelkraft allmählich wiedererlangen können, ohne dass die Gefahr einer Überanstrengung besteht.

Neben den körperlichen Vorteilen hat die Integration von körperlicher Aktivität bei Krankenhauspatienten auch **bedeutende psychologische Vorteile**. Bewegung hilft bei der Freisetzung von Endorphinen, die die Stimmung verbessern und Ängste reduzieren. Es ist üblich, dass sich Krankenhauspatienten aufgrund ihrer Krankheit oder der langen Immobilität deprimiert oder gestresst fühlen. Selbst leichte Übungen tragen dazu bei, ein **Gefühl von Normalität und Kontrolle** zu erhalten, indem sie es dem Patienten ermöglichen, aktiv zu bleiben und sich für seine eigene Genesung einzusetzen. Allein die Bewegung, das Gehen oder die Atemübungen können das Vertrauen des Patienten in seine Fähigkeiten stärken und seine Genesung beschleunigen.

Ein weiteres wesentliches Element bei der Integration von körperlicher Aktivität ist die **Koordination mit dem medizinischen Team**. Krankenpfleger, Physiotherapeuten und Ärzte müssen zusammenarbeiten, um klare Ziele für jeden Patienten festzulegen und dabei den Fortschritt des Patienten genau zu überwachen. Ein persönliches Bewegungsprogramm kann täglich an die Fortschritte oder Schwierigkeiten des Patienten angepasst werden. Beispielsweise kann ein Patient mit Diabeteskomplikationen von einem progressiven Gehprogramm profitieren, das mit Übungen zur Verbesserung der Durchblutung der Beine und zur Vermeidung von Komplikationen wie Geschwüren oder Druckgeschwüren kombiniert wird.

Schließlich muss die Integration von körperlicher Aktivität bei stationären Patienten immer von einer **angemessenen Überwachung** der Vitalparameter wie Blutzucker, Blutdruck oder Herzfrequenz begleitet werden. Insbesondere bei Diabetikern ist es wichtig, den Blutzuckerspiegel vor und nach dem Training zu überwachen, um gegebenenfalls die Insulindosis oder die Nahrungsaufnahme anzupassen. Das Pflegepersonal muss darin geschult sein, die Anzeichen einer Hypoglykämie oder

Hyperglykämie zu erkennen und bei einem Ungleichgewicht schnell einzugreifen. Dadurch wird eine sichere und vorteilhafte körperliche Betätigung gewährleistet.

       ◦   Die Rolle des Pflegers bei der Begleitung zu körperlicher Betätigung

Die Rolle der Pflegekraft bei der Unterstützung von körperlicher Bewegung ist von grundlegender Bedeutung für die Gesundheit und das Wohlbefinden der Patienten, insbesondere im Zusammenhang mit Krankenhausaufenthalten oder der Behandlung chronischer Krankheiten wie Diabetes, Herz-Kreislauf- oder Atemwegserkrankungen. Die Pflegekraft ist oft eine der ersten Personen, die Patienten ermutigen, aktiv zu bleiben, sie bei ihren körperlichen Anstrengungen unterstützen und ihnen praktische Ratschläge geben, wie sie körperliche Aktivität in ihren Alltag integrieren können, sei es im Krankenhaus oder zu Hause. Durch die koordinierte Zusammenarbeit mit dem medizinischen Team spielt der Pfleger eine Schlüsselrolle bei der Unterstützung der Patienten bei der Erhaltung oder Wiedererlangung ihrer Mobilität, der Verbesserung ihrer körperlichen Fitness und der Vermeidung von Komplikationen, die mit Inaktivität verbunden sind.

Die Förderung der Mobilisierung ist eine der ersten Aufgaben des Pflegers bei der Begleitung zu körperlicher Betätigung. Ob der Patient für einen chirurgischen Eingriff im Krankenhaus ist, sich von einer akuten Krankheit erholt oder mit einer chronischen Krankheit lebt, kann eine längere Immobilität zu schädlichen Auswirkungen wie dem Verlust von Muskelmasse, Durchblutungsstörungen und einer verminderten kardiorespiratorischen Funktion führen. Indem der Pfleger sicherstellt, dass der Patient sich regelmäßig im Rahmen seiner Fähigkeiten bewegt, hilft er, diese Komplikationen zu vermeiden. Er ermutigt zu einfachen Handlungen wie Aufstehen, Gehen oder leichten Bewegungen und achtet dabei auf den körperlichen Zustand des Patienten und die ärztlichen Empfehlungen.

Die Rückversicherung und moralische Unterstützung, die der Pfleger den Patienten gibt, ist ebenfalls **von** entscheidender Bedeutung, um die mit der Bewegung verbundenen Vorbehalte oder Ängste zu überwinden. Viele Patienten, insbesondere solche mit chronischen Schmerzen, Erschöpfung oder Atembeschwerden, sind möglicherweise nicht bereit, sich zu bewegen, weil sie befürchten, dass sich ihr Zustand verschlechtert. Der Pfleger beruhigt den Patienten, erklärt ihm die Vorteile körperlicher Aktivität und begleitet ihn bei seinen ersten Bemühungen. Bei einem Diabetespatienten im Krankenhaus kann der Pfleger beispielsweise erklären, wie körperliche Aktivität zu einer besseren Blutzuckerkontrolle beiträgt, indem sie die Insulinempfindlichkeit erhöht und den Blutzuckerspiegel senkt. Er begleitet den Patienten bei angepassten Übungen wie leichten Spaziergängen oder Dehnübungen und achtet dabei aufmerksam auf Anzeichen von Müdigkeit oder einem unausgeglichenen Blutzuckerspiegel.

Die Überwachung der Vitalparameter vor, während und nach dem Training ist eine weitere wichtige Aufgabe der Pflegekraft. Es ist wichtig, dass der Patient eine sichere körperliche Aktivität ausüben kann, insbesondere wenn er Risiken oder medizinische Einschränkungen aufweist. Bei Krankheiten wie Diabetes oder Erkrankungen-Kreislauf-Herz kann es erforderlich sein, dass der Pfleger den Blutzuckerspiegel, den Blutdruck oder die Herzfrequenz des Patienten überwacht und die Intensität der Übungen entsprechend den Ergebnissen anpasst. Bei Diabetespatienten ist beispielsweise die Hypoglykämie bei körperlicher Betätigung ein großes Problem. Der Pfleger muss daher auf Symptome wie Schwäche, kalten Schweiß oder Verwirrung achten und schnell reagieren, indem er gegebenenfalls einen Snack oder ein zuckerhaltiges Getränk anbietet. Diese ständige Überwachung stellt sicher, dass die Bewegung angemessen und sicher ist.

In Krankenhäusern ist **die aktive Mobilisierung von Patienten** oft ein integraler Bestandteil der Pflege und der Pfleger spielt eine zentrale Rolle bei der Durchführung der Übungen, die vom medizinischen Team oder dem Physiotherapeuten verordnet werden. Je nach Zustand des Patienten kann dies körperliche Rehabilitationsaktivitäten wie Dehnungs- und Atemübungen oder sanfte Muskelaufbauübungen umfassen. Der Pfleger begleitet den Patienten während dieser Sitzungen, zeigt ihm die korrekten Bewegungen und stellt sicher, dass die Bewegungen sicher und effektiv ausgeführt werden. Bei einem Patienten mit Atemproblemen kann der Pfleger z.B. helfen, tiefe Atemübungen zu machen oder Techniken wie die Zwerchfellatmung anzuwenden, um eine bessere Sauerstoffversorgung zu gewährleisten.

Die Anpassung der Übungen an die körperlichen Fähigkeiten des Patienten ist eine weitere wichtige Aufgabe des Pflegers. Nicht alle Patienten verfügen über das gleiche Maß an Ausdauer oder Mobilität und es ist entscheidend, die Intensität und die Art der Übungen an den körperlichen Zustand und die Ziele des Patienten anzupassen. Bei einem älteren Patienten kann der Pfleger beispielsweise leichte Übungen wie sitzende Bewegungen vorschlagen, um die Beine zu stärken und das Gleichgewicht zu verbessern, während bei einem Patienten, der sich in der Rehabilitation nach einer Operation befindet, Übungen bevorzugt werden, die eher auf die Wiederherstellung der motorischen Funktionen ausgerichtet sind. Diese Anpassung ermöglicht es, körperliche Aktivität für alle zugänglich zu machen, indem übertriebene oder unangemessene Anstrengungen vermieden werden, die zu Verletzungen oder Ermüdung führen könnten.

Neben den körperlichen Übungen **fördert der Pfleger** auch **die tägliche Mobilisierung** des Patienten bei seinen grundlegenden Aktivitäten. Aufstehen, um zur Toilette zu gehen, sich auf einen Stuhl setzen, anstatt im Bett zu bleiben, oder den ganzen Flur entlang gehen, sind Gelegenheiten, um eine gewisse Mobilität zu erhalten. Diese einfachen Maßnahmen tragen dazu bei, die mit der Immobilität verbundenen Komplikationen wie Blutgerinnsel, Druckgeschwüre oder Gelenksteifheit zu vermeiden. Indem der Pfleger den Patienten ermutigt, bei seinen täglichen Bewegungen aktiv zu bleiben, spielt er eine entscheidende Rolle bei der Aufrechterhaltung seiner körperlichen Verfassung.

Außerhalb des Krankenhauses kann der Pfleger auch **zu Hause** bei der **Einführung einer Bewegungsroutine** für chronische Patienten oder Patienten in der Rehabilitation helfen. Indem er die Bedeutung regelmäßiger Aktivitäten erläutert und praktische Ratschläge zur Integration von Bewegung in den Alltag gibt, hilft der Pfleger dem Patienten, sein körperliches Wohlbefinden selbst zu steuern. Bei einem übergewichtigen Patienten mit Typ-2-Diabetes kann der Pfleger beispielsweise zugängliche Aktivitäten wie das tägliche Gehen oder das Benutzen von Treppenstufen im Haus vorschlagen, wobei die Intensität an die Fortschritte des Patienten angepasst werden kann. Diese Ratschläge sind wertvoll, um eine dauerhafte Aktivität zu fördern, die dem Rhythmus und den Fähigkeiten des Patienten angepasst ist.

Schließlich spielt der Pfleger auch eine wichtige Rolle in der **psychologischen Dimension** der Unterstützung bei der körperlichen Betätigung. Indem er eine wohlwollende und positive Einstellung beibehält, hilft er dabei, eine Dynamik des Vertrauens und der Motivation beim Patienten zu schaffen. Dies ist von entscheidender Bedeutung, da viele Patienten, insbesondere solche mit chronischen Krankheiten oder anhaltenden Schmerzen, sich angesichts der Notwendigkeit, sich zu bewegen, entmutigt fühlen können. Indem der Pfleger jeden noch so kleinen Fortschritt würdigt und dem Patienten die konkreten Vorteile seiner Bemühungen aufzeigt, trägt er dazu bei, die Motivation und das Selbstwertgefühl des Patienten zu stärken. Diese psychologische Dimension ist besonders wichtig, wenn der Patient sich demotiviert oder müde fühlt und eine gut platzierte Ermutigung einen großen Unterschied machen kann.

- **Teil 2: Die Bedeutung des emotionalen Wohlbefindens bei der Behandlung von Diabetes**
  - Auswirkungen von Stress auf den Blutzuckerspiegel: Wie kann man dem Patienten helfen, besser damit umzugehen?

Stress, ob körperlich, geistig oder emotional, hat einen erheblichen Einfluss auf den Blutzuckerspiegel, insbesondere bei Diabetespatienten. Wenn der Körper eine stressige Situation wahrnimmt, schüttet er Hormone wie Adrenalin und Cortisol aus, die den Blutzuckerspiegel erhöhen. Diese Hormone lösen einen natürlichen Abwehrmechanismus aus, der den Körper darauf vorbereitet, auf die Gefahr zu reagieren, indem er mehr Glukose freisetzt, um sofort Energie zu liefern. Bei Diabetikern kann dieser Mechanismus jedoch zu einem unkontrollierten Anstieg des Blutzuckerspiegels führen, da ihr Körper Schwierigkeiten hat, Insulin effektiv zu nutzen oder genug davon zu produzieren, um den Zuckerspiegel zu senken.

Die Auswirkungen von Stress auf den Blutzuckerspiegel können zu ernsthaften Komplikationen führen, wenn die Stressbewältigung nicht als Teil der Gesamtbehandlung von Diabetes berücksichtigt wird. Stressbedingte Blutzuckerschwankungen können nicht nur die Krankheit verschlimmern, sondern auch das Risiko für langfristige Komplikationen wie Herzerkrankungen, Neuropathien oder Nierenprobleme erhöhen. Darüber hinaus kann chronischer Stress zu einem Teufelskreis führen, bei dem die Angst vor dem Diabetesmanagement selbst zu einer zusätzlichen Stressquelle wird, wodurch ein dauerhaftes Ungleichgewicht in der Blutzuckerregulierung entsteht. In diesem Zusammenhang ist es wichtig, den Patienten Werkzeuge und Strategien zur Verfügung zu stellen, um ihren Stress besser zu bewältigen, um ihre Blutzuckerwerte zu stabilisieren und ihre Lebensqualität zu verbessern.

Die Erklärung der Stressmechanismen ist ein entscheidender erster Schritt, um Patienten zu helfen, den direkten Einfluss von Stress auf ihren Diabetes zu verstehen. Viele Patienten sind sich nicht bewusst, dass ihre emotionale Verfassung oder ihr stressiger Lebensstil ihren Blutzuckerspiegel beeinflussen kann. Daher ist es wichtig, ihnen zu erklären, wie der Körper auf Stress reagiert und warum dies zu einem Anstieg des Blutzuckerspiegels führen kann. Wenn die Patienten diesen Zusammenhang besser verstehen, können sie sich eher bereit fühlen, etwas gegen ihren Stress zu unternehmen, in dem Wissen, dass dies einen positiven Effekt auf ihre allgemeine Gesundheit haben wird.

Zweitens ist einer der effektivsten Ansätze, um Patienten zu helfen, besser mit Stress umzugehen, sie zu ermutigen, **Entspannungstechniken** in ihre tägliche Routine **einzubauen**. Entspannung kann den Adrenalin- und Cortisolspiegel senken und so die Rückkehr zu stabileren Blutzuckerwerten fördern. Zu den am meisten empfohlenen Methoden gehört die **Tiefenatmung**, eine einfache und leicht zugängliche Technik, die die Patienten jederzeit und überall anwenden können. Indem sie sich auf ihre Atmung konzentrieren, lange und tiefe Atemzüge machen, gefolgt von langsamen Ausatmungen, können die Patienten ihre Herzfrequenz senken und ihren Stresspegel reduzieren. Diese Technik wirkt sofort entspannend und kann vor den Mahlzeiten oder in Momenten starker Angst, z.B. vor einer Blutzuckermessung oder einer Insulininjektion, angewendet werden.

Yoga und **Tai Chi** sind ebenfalls sehr vorteilhaft für Diabetespatienten. Diese Praktiken, die langsame Bewegungen, kontrollierte Atmung und Meditation kombinieren, bauen Stress ab und fördern die Flexibilität und das Gleichgewicht. Durch die regelmäßige Ausübung dieser Aktivitäten können die Patienten nicht nur ihr körperliches Wohlbefinden verbessern, sondern auch ihren Blutzuckerspiegel besser kontrollieren, indem sie den täglichen Stress reduzieren. Yoga zum Beispiel hat sich als wirksames Mittel erwiesen, um den Cortisolspiegel, das wichtigste Stresshormon, zu senken und die Insulinempfindlichkeit zu verbessern. Es gibt heute viele Optionen, einschließlich Yoga-Sitzungen, die speziell auf Menschen mit chronischen Krankheiten zugeschnitten sind, so dass diese Praxis für ein breites Spektrum von Patienten, auch mit körperlichen Einschränkungen, zugänglich ist.

Regelmäßige körperliche Betätigung ist ein weiteres wirksames Mittel zur Stressbewältigung und zur Regulierung des Blutzuckerspiegels. Körperliche Aktivität hilft bei der Freisetzung von Endorphinen, den Hormonen des Wohlbefindens, und senkt gleichzeitig den Cortisolspiegel. Bei Diabetikern hilft selbst moderate Bewegung nicht nur, das Insulin besser zu verwerten, sondern auch, angesammelte Spannungen abzubauen. Ein täglicher Spaziergang kann zum Beispiel zu einem Moment der geistigen Entspannung werden und gleichzeitig eine gute Übung für die Blutzuckerregulierung sein. Der Pfleger kann die Patienten dazu ermutigen, regelmäßige körperliche Aktivität in ihren Tagesablauf einzubauen und ihnen zeigen, dass bereits 30 Minuten Gehen oder leichte Bewegung einen Unterschied im Umgang mit Stress und Diabetes machen können.

Achtsamkeit (mindfulness) ist eine weitere wirksame Methode, die Patienten bei der Stressbewältigung helfen kann. Achtsamkeit bedeutet, sich auf den gegenwärtigen Moment zu konzentrieren und seine Gedanken, Empfindungen und Emotionen zu beobachten, ohne zu urteilen. Diese Praxis kann Angst reduzieren, indem der Patient lernt, sich von negativen Gedanken oder Sorgen, die Stress verursachen können, zu lösen. Achtsamkeitsübungen können in Form von kurzen Meditationssitzungen angeboten werden, bei denen sich der Patient auf seine Atmung oder einfache Körperempfindungen konzentriert. Dies hilft, die Emotionen zu stabilisieren und damit auch den Blutzuckerspiegel.

Die Ernährung spielt auch eine Rolle bei der Bewältigung von Stress und Blutzuckerwerten. Stress kann oft dazu führen, dass Patienten ein unausgewogenes Essverhalten an den Tag legen, wie z.B. das Naschen von kohlenhydratreichen oder zuckerhaltigen Lebensmitteln, um die Angst zu kompensieren. Dies kann zu Blutzuckerspitzen führen und die Situation noch weiter verschlechtern. Der Pfleger kann dem Patienten in

Zusammenarbeit mit einem Ernährungsberater helfen, diese Verhaltensweisen zu erkennen und Strategien für eine ausgewogene Ernährung zu entwickeln, die reich an Ballaststoffen, Proteinen und guten komplexen Kohlenhydraten ist. Gesunde Snacks wie Obst mit niedrigem glykämischen Index oder Nüsse können vorgeschlagen werden, um den Blutzuckerspiegel zu regulieren, ohne eine Hyperglykämie zu verursachen.

Schließlich ist **die psychologische und emotionale Unterstützung** ein wesentlicher Bestandteil der Stressbewältigung bei Diabetespatienten. Der Stress, der mit dem täglichen Umgang mit der Krankheit, den Insulininjektionen, den Blutzuckermessungen und der Angst vor zukünftigen Komplikationen verbunden ist, kann zu einer großen psychischen Belastung werden. Der Krankenpfleger spielt hier eine wichtige Rolle als Ansprechpartner. Er kann sich die Sorgen des Patienten anhören, praktische Ratschläge geben, wie man mit den angstauslösenden Aspekten des Diabetes besser umgehen kann, und den Patienten an psychologische Hilfsdienste oder Gesprächsgruppen verweisen. Diese Gruppen, die sich aus Menschen mit ähnlichen Erfahrungen zusammensetzen, ermöglichen es dem Patienten, seine Sorgen zu teilen, sich weniger isoliert zu fühlen und Lösungen zu finden, um den mit der Krankheit verbundenen Stress besser zu bewältigen.

　　　° 　Entspannungs- und Meditationstechniken: umfassende Unterstützung
Entspannungs- und Meditationstechniken spielen eine entscheidende Rolle bei der allgemeinen Unterstützung von Patienten, insbesondere von Patienten mit chronischen Erkrankungen wie Diabetes, Herz-Kreislauf-Erkrankungen oder Angststörungen. Diese Praktiken wirken nicht nur auf Stress und Angstzustände, sondern auch auf das körperliche und emotionale Wohlbefinden, indem sie den Patienten helfen, sich wieder mit sich selbst und ihrem Körper zu verbinden. Durch die Reduzierung der Produktion von Stresshormonen wie Cortisol

und die Förderung der Entspannung bieten Entspannung und Meditation eine Reihe von Vorteilen: Sie verbessern den Umgang mit Emotionen, stärken das innere Gleichgewicht und fördern die allgemeine Gesundheit. Durch die Integration dieser Techniken in die therapeutische Begleitung bieten die Pflegekräfte den Patienten eine umfassende Unterstützung, die die traditionelle medizinische Versorgung ergänzt.

Die progressive Muskelentspannung, die von dem Arzt Edmund Jacobson in den 1920er Jahren entwickelt wurde, ist eine der am häufigsten verwendeten Techniken, um die Entspannung von Körper und Geist zu fördern. Bei dieser Methode werden verschiedene Muskelgruppen nach und nach angespannt und wieder entspannt, um die im Körper angesammelten Spannungen zu lösen. Der Patient wird gebeten, sich in eine bequeme Position zu begeben, die Augen zu schließen und sich auf jeden Teil seines Körpers zu konzentrieren, beginnend mit den Füßen und allmählich zum Kopf hinauf. Er spannt die Muskeln zunächst für einige Sekunden an und entspannt sie dann langsam, wobei er auf das Gefühl der Entspannung achtet, das sich daraus ergibt. Diese Methode ist besonders wirksam bei der Reduzierung von stress- oder schmerzbedingten körperlichen Spannungen und hilft Patienten, sich zu entspannen, insbesondere bei Angstzuständen oder chronischen Schmerzen.

Die tiefe Atmung, auch bekannt als Zwerchfell- oder Bauchatmung, ist eine weitere einfache, aber wirkungsvolle Entspannungstechnik. Sie besteht aus langsamen, tiefen Atemzügen, bei denen das Zwerchfell die Lungen mit Luft füllt und Sie langsam ausatmen, um Spannungen abzubauen. Im Gegensatz zur schnellen und flachen Atmung, die oft mit Stress und Angst einhergeht, stimuliert die tiefe Atmung das parasympathische Nervensystem, das für die Entspannung des Körpers verantwortlich ist. Wenn Patienten diese Atmung regelmäßig praktizieren, können sie nicht nur ihren Geist beruhigen, sondern auch ihre Herzfrequenz regulieren und den Blutdruck senken. Diese Technik kann den Patienten beigebracht werden, damit sie sie im Alltag anwenden, insbesondere vor stressigen Situationen wie einem Arzttermin, einer Blutentnahme oder einer Operation.

Die Achtsamkeitsmeditation oder **Mindfulness** ist eine Praxis, die darauf abzielt, die Aufmerksamkeit des Patienten auf den gegenwärtigen Moment zu lenken, indem sie ihn dazu auffordert, seine Gedanken, Gefühle und Körperempfindungen zu beobachten, ohne zu urteilen. Im Gegensatz zur traditionellen Meditation, die eine Konzentration auf ein einziges Objekt beinhalten kann, ermutigt die Achtsamkeit den Patienten, für alle Erfahrungen des gegenwärtigen Augenblicks offen zu bleiben und sie mit Wohlwollen und Neugier zu beobachten. Diese Technik hilft, den Kreislauf negativer oder belastender Gedanken zu durchbrechen, indem der Patient lernt, sich von diesen Gedanken zu lösen und sie als vorübergehende Ereignisse und nicht als Realität zu betrachten. Studien zeigen, dass die Achtsamkeitsmeditation besonders wirksam ist, um Stress, Angstzustände und Depressionen zu reduzieren und das allgemeine Wohlbefinden zu verbessern. Sie ist auch für Patienten mit chronischen Schmerzen von Vorteil, da sie ihnen ermöglicht, die Wahrnehmung von Schmerzen besser zu steuern, indem sie die Art und Weise, wie ihr Geist auf diese Empfindungen reagiert, verändert.

Body Scan ist eine aus der Achtsamkeit abgeleitete Entspannungstechnik, bei der die Aufmerksamkeit bewusst auf jeden Teil des Körpers gerichtet wird und Sie sich die Zeit nehmen, die vorhandenen Empfindungen zu spüren und zu erforschen. Der Patient wird gebeten, sich an einem ruhigen Ort hinzulegen und dann seine Aufmerksamkeit auf jeden Bereich des Körpers zu richten, angefangen bei den Füßen bis hin zum Kopf. Ziel ist es, sich der Spannungen, Schmerzen oder angenehmen Empfindungen, die vorhanden sein können, bewusst zu werden, ohne zu versuchen, sie zu ändern. Der Bodyscan hilft, ein Körperbewusstsein zu entwickeln, wodurch Patienten besser verstehen können, wie Stress oder Emotionen ihren Körper beeinflussen können. Diese Praxis ist besonders hilfreich für Patienten mit chronischen Schmerzen, da sie ihnen ermöglicht, sich auf beruhigende Weise wieder mit ihrem Körper zu verbinden, ohne vor dem Schmerz zu fliehen, sondern ihn mit Distanz und Wohlwollen zu beobachten.

Positive Visualisierung oder mentales Imaging ist eine weitere Entspannungstechnik, die auf der Nutzung der Vorstellungskraft beruht, um beruhigende mentale Bilder zu erzeugen. Der Patient wird aufgefordert, die Augen zu schließen und sich auf einen Ort oder eine Situation zu konzentrieren, die Ruhe, Gelassenheit und Wohlbefinden hervorruft. Dies kann ein Strand, ein Wald oder auch eine beruhigende Kindheitserinnerung sein. Durch das Eintauchen in dieses geistige Bild kann der Patient tiefe Entspannung und Stressabbau erfahren. Diese Technik ist besonders nützlich für ängstliche oder gestresste Patienten, da sie ihnen einen "mentalen Zufluchtsort" bietet, an dem sie sich erholen können. Die Visualisierung kann auch verwendet werden, um den Patienten auf bevorstehende stressige Ereignisse, wie z.B. einen medizinischen Eingriff, vorzubereiten, indem sie ihm hilft, sich ruhig und zuversichtlich zu visualisieren.

Yoga und Tai Chi sind Praktiken, die langsame Bewegungen, kontrollierte Atmung und geistige Konzentration miteinander verbinden und einen umfassenden Ansatz zur Entspannung und Meditation bieten. Diese Disziplinen verbessern nicht nur die Flexibilität und das Gleichgewicht, sondern auch den Stressabbau und die Konzentration. Bei Yoga oder Tai Chi lernen die Patienten, ihre Bewegungen mit ihrer Atmung zu synchronisieren, was zu einem Zustand tiefer Entspannung führt und hilft, das Nervensystem zu beruhigen. Diese Praktiken sind besonders vorteilhaft für Patienten mit chronischen Krankheiten, da sie eine sanfte, aber effektive Methode zur Schmerzlinderung und zur Verbesserung der Durchblutung darstellen und gleichzeitig Angstzustände reduzieren.

Die **Selbsthypnose** ist eine weitere Entspannungstechnik, die eingesetzt werden kann, um Patienten zu helfen, einen Zustand tiefer Ruhe zu erreichen und ihr geistiges und körperliches Wohlbefinden positiv zu beeinflussen. Indem sich der Patient auf positive Suggestionen konzentriert oder beruhigende Situationen visualisiert, gelangt er in einen hypnotischen Entspannungszustand, in dem er empfänglicher für Suggestionen ist, die Ruhe und Entspannung fördern. Diese Methode wird häufig eingesetzt, um chronische Schmerzen zu behandeln, den Schlaf zu verbessern oder den Patienten auf einen medizinischen Eingriff vorzubereiten, indem der präoperative Stress verringert wird.

Schließlich ist die Rolle des Pflegepersonals bei der Integration von Entspannungs- und Meditationstechniken in den Behandlungsablauf des Patienten von entscheidender Bedeutung. Insbesondere der Pfleger kann den Patienten bei der Anwendung dieser Techniken anleiten, indem er sie an seine spezifischen Bedürfnisse und seinen Gesundheitszustand anpasst. Beispielsweise kann er dem Patienten zeigen, wie er die Tiefenatmung oder den Bodyscan praktiziert, ihn bei einer Visualisierungssitzung begleiten oder ihn dazu ermutigen, Achtsamkeit in seinen Alltag zu integrieren. Diese persönliche Unterstützung hilft dem Patienten, sich bei der Stressbewältigung begleitet zu fühlen und gibt ihm gleichzeitig konkrete Werkzeuge zur Verbesserung seines allgemeinen Wohlbefindens an die Hand.

○ Förderung des psychologischen Gleichgewichts bei Diabetespatienten

Die Förderung des psychologischen Gleichgewichts bei Diabetespatienten ist ein wesentlicher Bestandteil eines umfassenden Managements der Krankheit. Diabetes, ob Typ 1 oder Typ 2, ist eine chronische Krankheit, die nicht nur die körperliche Gesundheit des Patienten beeinträchtigt, sondern auch sein geistiges und emotionales Wohlbefinden. Der tägliche Umgang mit den Blutzuckerwerten, der medikamentösen Behandlung, der Ernährung und der körperlichen Aktivität kann bei vielen Patienten zu Stress, Angst und sogar Depressionen führen. Die psychologischen Auswirkungen dieser Krankheit werden oft unterschätzt, obwohl sie einen direkten Einfluss auf die Therapietreue und die Lebensqualität der Patienten haben.

Aus diesem Grund ist die Förderung des psychologischen Gleichgewichts bei Diabetespatienten von entscheidender Bedeutung, um ihnen zu helfen, ihre Krankheit besser zu bewältigen und langfristigen Komplikationen vorzubeugen.

Eines der ersten Elemente, **die** bei der Förderung des psychologischen Gleichgewichts bei einem Diabetespatienten berücksichtigt werden müssen, ist das **Erkennen der** mit der Krankheit verbundenen **Emotionen.** Die Diagnose Diabetes kann für viele Patienten ein Schock sein, der Gefühle wie Frustration, Angst oder Ungerechtigkeit hervorruft. Diese Emotionen werden oft durch die täglichen Herausforderungen verstärkt, die mit dem Diabetesmanagement verbunden sind: regelmäßige Blutzuckermessungen, Insulininjektionen, Diätbeschränkungen und die Angst vor Komplikationen. Der Pfleger spielt hier eine Schlüsselrolle, indem er dem Patienten zuhört, die emotionale Belastung durch die Krankheit anerkennt und ihn ermutigt, seine Gefühle auszudrücken, ohne Angst vor Verurteilung zu haben. Indem er einen Raum für wohlwollendes Zuhören schafft, trägt der Pfleger dazu bei, die emotionale Belastung des Patienten zu verringern und eine Vertrauensbeziehung aufzubauen, die für die Behandlung des Patienten von entscheidender Bedeutung ist.

Die therapeutische Ausbildung ist auch ein wirksames Instrument zur Förderung des psychologischen Gleichgewichts bei Diabetespatienten. Unsicherheit und Angst im Umgang mit der Krankheit resultieren oft aus einem Mangel an Verständnis oder Wissen über Diabetes. Durch die Schulung des Patienten über die Mechanismen der Krankheit, die Auswirkungen der Ernährung auf den Blutzuckerspiegel, die Bedeutung der Insulintherapie und die Vorteile von körperlicher Bewegung, befähigen der Betreuer und die Angehörigen der Gesundheitsberufe den Patienten, die Kontrolle wieder zu erlangen. Ein Patient, der seinen Diabetes gut versteht, ist eher in der Lage, informierte Entscheidungen zu treffen, sich besser an die Behandlung zu halten und Blutzuckerschwankungen zu bewältigen, ohne von Ängsten überwältigt zu werden. Durch die Verringerung der Unsicherheit im täglichen Umgang mit dem

Diabetes stärkt die therapeutische Schulung das Selbstvertrauen und fördert ein besseres psychologisches Gleichgewicht.

Die Integration von Techniken zur Stressbewältigung ist eine weitere Schlüsselkomponente zur Förderung des psychologischen Gleichgewichts bei Diabetespatienten. Stress hat einen direkten Einfluss auf den Blutzuckerspiegel, indem er die Freisetzung von Hormonen wie Cortisol fördert, die zu Blutzuckerspitzen führen können. Stress im Zusammenhang mit dem Umgang mit der Krankheit selbst, aber auch mit externen Faktoren wie Arbeit oder Familienleben, kann den Diabetes verschlimmern und die Lebensqualität des Patienten verringern. Techniken wie **tiefes Atmen**, **Achtsamkeitsmeditation** oder **Yoga** können helfen, diese negativen Auswirkungen zu reduzieren, indem sie dem Patienten Werkzeuge an die Hand geben, um sich zu zentrieren und seinen Geist zu beruhigen. Der Pfleger kann den Patienten ermutigen, diese Techniken regelmäßig zu praktizieren und sie in seine tägliche Routine zu integrieren, um den Stress besser zu bewältigen und dadurch den Blutzuckerspiegel besser zu stabilisieren.

Ein weiterer wichtiger Aspekt bei der Förderung des psychologischen Gleichgewichts ist es, dem Patienten zu helfen, **seine Sicht auf Diabetes umzustrukturieren**, indem er aufgefordert wird, den Umgang mit der Krankheit als eine Reihe von Möglichkeiten zu sehen, sich um sich selbst zu kümmern, anstatt als eine unüberwindbare Belastung. Es ist entscheidend zu vermeiden, dass Diabetes als eine ständige Quelle von Einschränkungen und Begrenzungen wahrgenommen wird, da dies zu Demotivation, psychischer Erschöpfung und Vernachlässigung der Pflege führen kann. Der Pfleger kann dem Patienten helfen, Strategien zu entwickeln, um diese negativen Gedanken zu überwinden, indem er selbst kleine Erfolgsmomente im Umgang mit seiner Krankheit hervorhebt. Dies kann durch regelmäßige Ermutigung, das Setzen von erreichbaren Zielen oder das Feiern von Fortschritten, wie die Stabilisierung des Blutzuckerspiegels oder die Einführung eines gesünderen Lebensstils, erreicht werden. Indem der Patient ermutigt wird, sich auf die positiven Aspekte seiner Behandlung zu konzentrieren, wird seine Resilienz gegenüber den täglichen Herausforderungen des Diabetes gestärkt.

Die soziale Unterstützung ist ebenfalls ein entscheidender Faktor für das psychologische Gleichgewicht des Diabetespatienten. Das Gefühl der Isolation kann bei diesen Patienten sehr stark ausgeprägt sein, insbesondere wenn ihre Umgebung die Auswirkungen der Krankheit nicht immer versteht. Der Pfleger kann eine zentrale Rolle spielen, indem er den Patienten ermutigt, sich seinen Angehörigen zu öffnen, seine Bedürfnisse zu erklären und sie um Unterstützung zu bitten. Die Teilnahme an Selbsthilfegruppen oder Diabetes-Patientenvereinigungen kann ebenfalls sehr hilfreich sein, da sie es dem Patienten ermöglicht, seine Erfahrungen auszutauschen, Trost bei Menschen zu finden, die sich in ähnlichen Situationen befinden, und neue Strategien für den Umgang mit Diabetes zu entdecken. Dieses Gefühl der Zugehörigkeit und des Verständnisses kann die Moral des Patienten erheblich verbessern und sein Engagement für das Management seiner Gesundheit stärken.

Es ist auch wichtig, bei Diabetespatienten **auf Anzeichen von Depressionen oder geistiger Erschöpfung zu achten**. Diabetes wird häufig mit einem erhöhten Risiko für Depressionen in Verbindung gebracht, da der ständige Umgang mit der Krankheit eine große emotionale Belastung darstellt. Symptome einer Depression, wie z.B. der Verlust des Interesses an Aktivitäten, übermäßige Müdigkeit oder ein Gefühl der Hilflosigkeit, können die Einhaltung der Behandlung beeinträchtigen und das Diabetesmanagement verschlechtern. Der Pfleger muss als Fachmann in der Nähe des Patienten auf diese Anzeichen achten und den Patienten gegebenenfalls an eine psychologische Betreuung verweisen. Eine regelmäßige psychologische Betreuung, sei es durch einen Psychologen oder eine kognitive Verhaltenstherapie (KVT), kann dem Patienten helfen, die Depression zu überwinden und ein stabileres psychologisches Gleichgewicht zu finden.

Die Förderung des psychologischen Gleichgewichts bei Diabetespatienten erfordert auch die Einführung eines **gesunden und ausgewogenen Lebensstils**, der regelmäßige körperliche Aktivität, eine angemessene Ernährung und einen guten Schlaf umfasst. Diese Elemente haben einen direkten Einfluss auf den mentalen und emotionalen Zustand des Patienten, und der Pfleger kann bei der Umsetzung dieser Gewohnheiten eine begleitende Rolle spielen. Körperliche Aktivität ist beispielsweise nicht nur für die Blutzuckerkontrolle wichtig, sondern fördert auch die Freisetzung von Endorphinen, den Hormonen des Wohlbefindens, die die Stimmung verbessern und Stress abbauen. Eine ausgewogene Ernährung, die reich an essentiellen Nährstoffen ist, kann sich ebenfalls positiv auf die Energie und die emotionale Stabilität des Patienten auswirken. Ebenso ist guter Schlaf wichtig, um Stresshormone zu regulieren und eine bessere emotionale Verarbeitung zu fördern.

- **Unterabschnitt 3: Funktionelle Ernährung und Diätalternativen**
  - Personalisierter Ernährungsansatz: mehr als herkömmliche Diäten für Diabetiker

Der personalisierte Ernährungsansatz für Diabetespatienten geht weit über die häufig verschriebenen klassischen Diäten hinaus, die restriktiv und uniform erscheinen können. Dieser moderne und individualisierte Ansatz berücksichtigt die spezifischen Bedürfnisse jedes Patienten, seine Ernährungsvorlieben, seinen Lebensstil, seine Gesundheitsziele und sogar seine psychologischen und sozialen Faktoren. Anstatt sich auf allgemeine Empfehlungen wie die Reduzierung von Kohlenhydraten oder den Verzicht auf schnelle Zucker zu beschränken, versucht er, die Ernährung so anzupassen, dass sie zu einem wirksamen Instrument für das Blutzuckermanagement wird, während gleichzeitig die Vielfalt der Essgewohnheiten respektiert und eine bessere Lebensqualität gefördert wird. Ein personalisierter Ernährungsansatz ermöglicht eine realistische, nachhaltige und für den Patienten verbindlichere Strategie, die auch die medizinischen Einschränkungen des Diabetes berücksichtigt.

Bei einem personalisierten Ansatz ist **die Bewertung der individuellen Bedürfnisse der** erste Schritt. Jeder Diabetespatient ist anders und die Ernährungsempfehlungen müssen diese Verschiedenheit widerspiegeln. Ein Typ-1-Diabetiker hat beispielsweise andere Ernährungsbedürfnisse als ein übergewichtiger Typ-2-Diabetiker. Ebenso spielen das Alter, das Niveau der körperlichen Aktivität, Komorbiditäten (wie Bluthochdruck oder Nierenerkrankungen) sowie kulturelle und Ernährungspräferenzen eine wesentliche Rolle bei der Erstellung eines Ernährungsplans. Daher ist es von grundlegender Bedeutung, von den aktuellen Ernährungsgewohnheiten und Zielen des Patienten auszugehen und den Ernährungsplan schrittweise anzupassen, anstatt ihm radikale Änderungen aufzuzwingen, die möglicherweise schlecht aufgenommen werden und langfristig schwer durchzuhalten sind.

Die Modulation der Kohlenhydratzufuhr ist **das** Herzstück des Ernährungsmanagements bei Diabetes, muss aber auf jeden einzelnen Patienten zugeschnitten werden. Im Gegensatz zur allgemeinen Empfehlung, die Kohlenhydrate zu reduzieren, konzentriert sich der personalisierte Ansatz auf die **Qualität der Kohlenhydrate** und ihre Verteilung über den Tag. Anstatt bestimmte Nahrungsmittel systematisch zu eliminieren, soll der Patient lernen, intelligentere Entscheidungen zu treffen und die Kohlenhydratzufuhr mit seinem Bedarf an Insulin oder Medikamenten in Einklang zu bringen. Beispielsweise kann der Patient angeleitet werden, Kohlenhydrate mit einem niedrigen glykämischen Index zu wählen, wie Hülsenfrüchte, Gemüse oder Vollkornprodukte, die eine mäßigere Wirkung auf den Blutzuckerspiegel haben als raffinierte Kohlenhydrate. Darüber hinaus ist es wichtig, **Flexibilität** zu ermöglichen, insbesondere bei gesellschaftlichen Anlässen, damit der Patient lernt, mit gelegentlichen Abweichungen umzugehen, ohne sich eingeschränkt zu fühlen.

Der personalisierte Ernährungsansatz berücksichtigt auch **die Chrononutrition**, d.h. die Bedeutung der Essenszeiten und der Verteilung der Nährstoffzufuhr über den Tag. Anstatt sich nur auf den Inhalt der Mahlzeiten zu konzentrieren, ist es sinnvoll, die Auswirkungen der Zeitpunkte zu berücksichtigen, zu denen die Mahlzeiten eingenommen werden. Einige Patienten können von einer anderen Verteilung der Kohlenhydrataufnahme über den Tag profitieren, um ihren Blutzuckerspiegel besser zu regulieren. Zum Beispiel könnte es für einen Patienten mit Blutzuckerspitzen am Morgen sinnvoll sein, die Kohlenhydrate beim Frühstück einzuschränken und stattdessen Proteine und Fette zu sich zu nehmen, während die Kohlenhydrate über den Rest des Tages ausgeglichen werden. Auf diese Weise können Blutzuckerschwankungen besser bewältigt werden, ohne die Gesamtenergiezufuhr zu beeinträchtigen.

Fette und Proteine sind bei diesem Ansatz nicht zu vernachlässigen. Während das Kohlenhydratmanagement im Mittelpunkt des Diabetesmanagements steht, ist es auch wichtig, dass der Patient **hochwertige Proteine und Fette** zu sich nimmt, die eine entscheidende Rolle für die Sättigung, das Gewichtsmanagement und die Blutzuckerstabilität spielen. So verlangsamen Proteine, die in magerem Fleisch, Fisch, Hülsenfrüchten und Milchprodukten enthalten sind, die Aufnahme von Kohlenhydraten und stabilisieren den Blutzuckerspiegel nach den Mahlzeiten. Ungesättigte Fette, die in pflanzlichen Ölen wie Olivenöl, Nüssen, Avocados oder fettem Fisch enthalten sind, können die Insulinempfindlichkeit verbessern und Herz-Kreislauf-Erkrankungen, die bei Diabetikern häufig auftreten, vorbeugen.

Es ist auch von entscheidender Bedeutung, dass **die therapeutische Ausbildung** in den personalisierten Ernährungsansatz integriert wird. Der Patient muss verstehen, wie verschiedene Nahrungsmittel seinen Blutzuckerspiegel beeinflussen und lernen, seine Insulin- oder Medikamentendosis entsprechend seiner Ernährung anzupassen. Ein Schlüssel zum Erfolg dieses Ansatzes ist es, den Patienten zu einem Akteur seiner eigenen Behandlung zu machen. Beispielsweise kann es hilfreich sein, die Methode des Kohlenhydratzählens zu lehren, die es dem Patienten ermöglicht, die Menge der aufgenommenen Kohlenhydrate genau zu berechnen und seine Behandlung entsprechend anzupassen. Diese Methode ermöglicht eine größere Autonomie und ein besseres Management des Diabetes im Alltag, insbesondere für Patienten, die Insulin verwenden.

Der psychologische Aspekt der Ernährung darf nicht vernachlässigt werden. Viele Diabetespatienten erleben ihre Ernährung als Zwang, was zu Stress und ungeordnetem Essverhalten führen kann, wie z.B. Naschen oder übermäßiger Verzehr von zuckerhaltigen Lebensmitteln. Der personalisierte Ansatz zielt darauf ab, diese negative Beziehung zum Essen zu durchbrechen, indem der Patient wieder Freude am Essen findet. Es ist möglich, Nahrungsmittel, die dem Patienten schmecken, in seine Ernährung zu integrieren und gleichzeitig die Gesundheitsempfehlungen einzuhalten, z.B. durch eine Anpassung der Portionen oder eine ausgewogene Mahlzeit mit Nahrungsmitteln mit einem niedrigen glykämischen Index. Das Ziel ist es, die Ernährung zu einer Unterstützung zu machen, anstatt zu einer Quelle von Frustration oder Schuldgefühlen.

Ein weiterer zentraler Aspekt ist die **Berücksichtigung der kulturellen Besonderheiten** und der persönlichen Vorlieben des Patienten. Standardisierte Ernährungsempfehlungen berücksichtigen nicht immer die Vielfalt der Esskulturen. Ein asiatischer Patient, dessen Ernährung reich an Reis ist, wird beispielsweise eher spezifische Anpassungen benötigen, als dass er ein Grundnahrungsmittel aus seiner Kultur streichen muss. Ebenso können Mahlzeiten, die im Familienkreis oder bei Feiern eingenommen werden, für Diabetespatienten eine Quelle der Angst sein. Der personalisierte Ansatz bietet konkrete Lösungen, damit der Patient an diesen Momenten teilnehmen kann, ohne sich ausgeschlossen zu fühlen, und gleichzeitig eine gute Blutzuckereinstellung beibehalten kann.

Die regelmäßige Betreuung durch einen Ernährungsberater oder einen Angehörigen der Gesundheitsberufe ist ebenfalls ein wesentlicher Bestandteil des personalisierten Ernährungskonzepts. Die Bedürfnisse des Patienten ändern sich im Laufe der Zeit, abhängig von der Entwicklung seiner Krankheit, seinen gesundheitlichen Zielen oder seinem Lebensstil. Wenn ein Patient beispielsweise erfolgreich Gewicht verliert oder seine körperliche Aktivität steigert, können sich seine Ernährungsbedürfnisse ändern und seine Ernährung muss entsprechend angepasst werden. Ebenso können Lebensereignisse wie eine Schwangerschaft, ein Arbeitsplatzwechsel oder eine interkurrente Krankheit eine Neubewertung des Ernährungskonzepts erforderlich machen. Eine regelmäßige Überwachung ermöglicht es, diese Anpassungen proaktiv vorzunehmen und Frustrationen oder Unausgewogenheiten zu vermeiden.

◦ Die Integration der funktionellen Diätetik: Superfoods und Mikronährstoffe

Die Integration der funktionellen Diätetik, die sich auf die gezielte Aufnahme von Superfoods und Mikronährstoffen konzentriert, ist ein innovativer Ansatz für die Behandlung von Diabetes und anderen chronischen Krankheiten. Sie geht über einfache Ernährungsempfehlungen hinaus und zielt darauf ab, die Gesundheit durch eine strategische Nahrungsmittelauswahl zu optimieren, die darauf ausgerichtet ist, die wesentlichen biologischen Funktionen des Körpers zu stärken. Durch die Kombination von Nahrungsmitteln, die reich an spezifischen Nährstoffen sind, und natürlichen Nahrungsergänzungsmitteln kann dieser Ansatz die individuellen Bedürfnisse der Patienten erfüllen und gleichzeitig ihr allgemeines Wohlbefinden verbessern. Superfoods und Mikronährstoffe spielen in diesem Zusammenhang eine Schlüsselrolle, da sie positive Eigenschaften zur Regulierung des Blutzuckerspiegels, zur Verringerung von Entzündungen und zur Vermeidung von diabetesbedingten Komplikationen besitzen.

Superfoods sind Lebensmittel mit einer außergewöhnlichen Konzentration an Nährstoffen, Vitaminen, Mineralien, Antioxidantien oder Ballaststoffen, die eine positive Wirkung auf die allgemeine Gesundheit haben. Bei Diabetikern kann die Aufnahme dieser Lebensmittel in die Ernährung dazu beitragen, den Blutzuckerspiegel zu regulieren, die Insulinempfindlichkeit zu verbessern und kardiovaskulären Komplikationen vorzubeugen, die häufig mit der Krankheit einhergehen. Zu den Superfoods, die für Diabetiker besonders geeignet sind, gehören **Chiasamen**, **Beeren**, **Nüsse** und **grünes Blattgemüse**.

Chiasamen sind eine ausgezeichnete Quelle für lösliche Ballaststoffe, die die Aufnahme von Kohlenhydraten verlangsamen und einen stabilen Blutzuckerspiegel nach den Mahlzeiten fördern. Sie sind reich an Omega-3-Fettsäuren, die Entzündungen hemmen und die kardiovaskuläre Gesundheit verbessern, was für Diabetiker von entscheidender Bedeutung ist. Wenn Sie Chiasamen in Ihre Mahlzeiten einbauen, z. B. in Joghurt, Smoothies oder Salaten, können Sie die Vorteile nutzen, ohne den Geschmack der Speisen zu beeinträchtigen.

Beeren wie Heidelbeeren, Himbeeren oder Erdbeeren sind Lebensmittel, die reich an Antioxidantien und Ballaststoffen sind, aber wenig Kohlenhydrate enthalten. Diese Früchte helfen, freie Radikale zu neutralisieren, die für die Oxidation der Zellen verantwortlich sind, und werden mit einer Verbesserung der Insulinempfindlichkeit in Verbindung gebracht. Ihr niedriger glykämischer Index macht sie zu einer idealen Wahl für Snacks oder Desserts, da sie keine glykämischen Spitzen verursachen.

Nüsse, wie Mandeln und Pekannüsse, sind reich an gesunden Fetten und Ballaststoffen, die eine bessere Kontrolle des Blutzuckerspiegels ermöglichen und das Lipidprofil des Diabetikers verbessern. Eine Handvoll Walnüsse pro Tag hilft, das Risiko von Herz-Kreislauf-Erkrankungen zu reduzieren und fördert ein Sättigungsgefühl, wodurch das Naschen zwischen den Mahlzeiten reduziert wird.

Grünes Blattgemüse wie Spinat, Grünkohl und Mangold sind ausgezeichnete Quellen für Magnesium, einem Mikronährstoff, der für die Blutzuckerkontrolle und die Regulierung von Nerven- und Muskelfunktionen wichtig ist. Ein Magnesiummangel ist bei Menschen mit Diabetes häufig, und die Aufnahme dieser Gemüsesorten in die tägliche Ernährung hilft, diesen Mangel zu beheben und gleichzeitig Ballaststoffe und Vitamine zu liefern, die für die allgemeine Gesundheit wertvoll sind.

Neben den Superfoods legt der Ansatz der funktionellen Diätetik großen Wert auf **Mikronährstoffe** wie Vitamine, Mineralstoffe und Spurenelemente, die eine Schlüsselrolle im Stoffwechsel und bei der Aufrechterhaltung des Gleichgewichts der Körperfunktionen spielen. Für Diabetiker sind bestimmte Mikronährstoffe besonders vorteilhaft.

Chrom zum Beispiel ist ein Spurenelement, das für die Verbesserung der Insulinwirkung im Körper unerlässlich ist. Es trägt zur Regulierung des Blutzuckerspiegels bei, indem es eine bessere Verwertung von Glukose durch die Zellen fördert. Chromreiche Lebensmittel wie Brokkoli, grüne Bohnen, Äpfel und Eier können in die tägliche Ernährung integriert werden, um diese Stoffwechselfunktion zu stärken. Chromergänzungen können auch für Patienten mit einem Mangel unter ärztlicher Aufsicht in Betracht gezogen werden.

Magnesium ist ein weiterer wichtiger Mikronährstoff, der bei Menschen mit Typ-2-Diabetes häufig nicht ausreichend vorhanden ist. Magnesium spielt eine Rolle in mehr als 300 enzymatischen Reaktionen, einschließlich derer, die den Blutzuckerspiegel und den Blutdruck regulieren. Magnesiumreiche Lebensmittel wie Hülsenfrüchte, Nüsse, Samen und grünes Blattgemüse sollten in einem personalisierten Ernährungskonzept an erster Stelle stehen. Neben der Regulierung des Blutzuckerspiegels hilft Magnesium auch, Muskelkrämpfe und Müdigkeit zu verhindern, zwei häufige Symptome bei Diabetikern.

Zink ist ein weiteres wichtiges Spurenelement bei Diabetes, da es eine Rolle bei der Produktion und Speicherung von Insulin spielt. Es hilft auch bei der Stärkung des Immunsystems, das bei Menschen mit chronischen Krankheiten wie Diabetes oft geschwächt ist. Zinkreiche Lebensmittel wie Meeresfrüchte, Kürbiskerne, Cashewnüsse und Kichererbsen können zur Verbesserung der Stoffwechsel- und Immunfunktion aufgenommen werden.

Neben den Mikronährstoffen spielen **Antioxidantien** wie die Vitamine C und E eine entscheidende Rolle bei der Prävention von diabetischen Komplikationen. Oxidativer Stress, der entsteht, wenn freie Radikale die Zellen schädigen, ist bei Diabetikern besonders besorgniserregend, da er zur Entwicklung von mikrovaskulären Komplikationen wie Retinopathie, Neuropathie und Nierenerkrankungen beiträgt. Antioxidantien neutralisieren diese freien Radikale und schützen die Zellen. Zum Beispiel sind Zitrusfrüchte, rote Paprika und Beeren reich an Vitamin C, während Mandeln, Sonnenblumenkerne und Avocados Vitamin E liefern. Wenn Sie diese Lebensmittel regelmäßig in Ihre Ernährung integrieren, können Sie die schädlichen Auswirkungen von oxidativem Stress begrenzen.

Die Integration der funktionellen Diätetik umfasst auch das Management von **Probiotika** und **Präbiotika**, die eine Rolle für die Darmgesundheit spielen. Der Darm, der oft als "zweites Gehirn" bezeichnet wird, hat einen direkten Einfluss auf den Stoffwechsel und die Regulierung des Blutzuckerspiegels. Eine unausgewogene Darmflora kann die Aufnahme von Nährstoffen und die Wirksamkeit von Insulin beeinträchtigen. Probiotika, die in fermentierten Lebensmitteln wie Joghurt, Kefir, Sauerkraut und Kimchi enthalten sind, helfen, dieses Gleichgewicht wiederherzustellen. Präbiotika, wie die Ballaststoffe in Spargel, Lauch, Knoblauch und Zwiebeln, ernähren diese guten Bakterien und fördern eine gesunde Mikrobiota, die für die Steuerung des Stoffwechsels und des Immunsystems wichtig ist.

Ein Ernährungsansatz, der auf funktioneller Diätetik und Superfoods basiert, zielt auch auf die Reduzierung **chronischer Entzündungen** ab, die bei Diabetespatienten häufig auftreten. Lebensmittel, die reich an Omega-3-Fettsäuren sind, wie fetter Fisch (Lachs, Makrele, Sardinen), Leinsamen und Walnüsse, sind für ihre entzündungshemmenden Eigenschaften bekannt. Durch die Verringerung der systemischen Entzündung helfen diese Nahrungsmittel, die Insulinempfindlichkeit zu verbessern und kardiovaskulären Komplikationen vorzubeugen. Sie können mit anderen Lebensmitteln mit entzündungshemmenden Eigenschaften wie Kurkuma, Knoblauch und Ingwer kombiniert werden, die leicht in die Mahlzeiten eingearbeitet werden können, um den Geschmack und die gesundheitlichen Vorteile zu verbessern.

○ Nutzung von Ernährungsalternativen zur Verbesserung des Blutzuckermanagements

Die Verwendung von Ernährungsalternativen beim Blutzuckermanagement ist ein innovativer und effektiver Ansatz zur Verbesserung der Diabeteskontrolle, der es den Patienten ermöglicht, eine abwechslungsreiche und genussvolle Ernährung beizubehalten. Im Gegensatz zu strengen und manchmal frustrierenden Diäten bietet diese Strategie intelligente Alternativen, die abrupte Schwankungen des Blutzuckerspiegels begrenzen und gleichzeitig eine ausgewogene Ernährung mit vielen wichtigen Nährstoffen beibehalten. Diese Alternativen passen sich dem Geschmack, den Gewohnheiten und den spezifischen Bedürfnissen jedes Patienten an und bieten so eine flexiblere Möglichkeit, den Diabetes im Alltag zu bewältigen.

Eine der ersten Ernährungsalternativen, **die** Sie in Betracht ziehen sollten, ist der **Ersatz von raffinierten Kohlenhydraten** durch **komplexe Kohlenhydrate** oder **Kohlenhydrate** mit einem niedrigen glykämischen Index. Raffinierte Kohlenhydrate, wie sie in Weißbrot, herkömmlichen Nudeln oder weißem Reis enthalten sind, werden schnell verdaut und absorbiert, was zu einem schnellen Anstieg des Blutzuckerspiegels führt. Komplexe

Kohlenhydrate hingegen, wie Vollkornprodukte, Hülsenfrüchte und Wurzelgemüse, werden langsamer verdaut, wodurch der Blutzuckerspiegel stabiler gehalten werden kann. Wenn Sie beispielsweise weißen Reis durch braunen Reis oder Quinoa ersetzen, wird nicht nur die glykämische Wirkung reduziert, sondern es werden auch zusätzliche Ballaststoffe und Nährstoffe zugeführt. **Hülsenfrüchte** wie Linsen, Kichererbsen oder Bohnen sind besonders interessant, da sie pflanzliche Proteine und Ballaststoffe kombinieren, die die Aufnahme von Kohlenhydraten verlangsamen und das Sättigungsgefühl fördern.

Beim **Brot** wird Brot aus Mehl mit einem niedrigen glykämischen Index wie Hafer-, Roggen- oder Kichererbsenmehl immer beliebter, da es mehr Ballaststoffe und Proteine enthält als raffiniertes Weizenmehl. **Vollkornbrot** oder **Brot** aus Dinkelmehl ist ebenfalls eine Option, die den Vorteil hat, dass sie langsamer verdaut wird und so zu einer besseren Kontrolle des Blutzuckerspiegels beiträgt. Für Patienten, die die Kohlenhydrate einschränken möchten, ohne auf Brot zu verzichten, gibt es Alternativen wie **Leinsamenbrot** oder **ketogenes Brot**, die reich an Ballaststoffen und gesunden Fetten sind, aber nur wenig Kohlenhydrate enthalten.

Auch **Gemüse** ist eine ausgezeichnete Alternative zu herkömmlichen Kohlenhydratquellen. **Blumenkohl** kann zum Beispiel als Ersatz für Reis verwendet werden, indem er gerieben und leicht gekocht wird, um eine ähnliche Textur zu erhalten. Dies reduziert die Aufnahme von Kohlenhydraten und erhöht gleichzeitig den Verzehr von Gemüse, das reich an Ballaststoffen und Nährstoffen ist. Ebenso können **Zucchini-** oder Kürbisspaghetti die traditionellen Nudeln ersetzen und bieten eine kohlenhydratarme und besonders nahrhafte Option. Diese Alternativen ermöglichen es, die Vielfalt in den Mahlzeiten zu erhalten und helfen dabei, den Blutzuckerspiegel effektiver zu kontrollieren.

Bei Desserts und Snacks ist das Management von Kohlenhydraten und Zucker von entscheidender Bedeutung. Eine sehr effektive

Möglichkeit für Diabetiker ist es, **raffinierten Zucker** durch **natürliche Süßstoffe** mit niedrigem glykämischen Index zu **ersetzen**. **Stevia** zum Beispiel ist eine natürliche Pflanze, die einen süßen Geschmack verleiht, ohne den Blutzuckerspiegel zu beeinflussen. Im Gegensatz zu Zucker verursacht Stevia keine glykämischen Spitzenwerte, was es zu einer ausgezeichneten Alternative zum Süßen von Getränken, Desserts oder sogar Gebäck macht. Alternativen wie **Erythritol** oder **Xylitol**, Zuckeralkohole, werden ebenfalls zum Backen oder Süßen verwendet, ohne den Blutzuckerspiegel zu erhöhen, während die Textur und der Geschmack dem traditionellen Zucker ähneln.

Bei **Milchprodukten** besteht eine interessante Alternative zur Verbesserung des Blutzuckermanagements darin, **ungesüßte pflanzliche Milch** wie Mandel-, Soja- oder Kokosmilch anstelle von Kuhmilch zu verwenden. Diese Milchsorten enthalten in der Regel weniger Kohlenhydrate, was die Auswirkungen auf den Blutzuckerspiegel verringert, während sie gleichzeitig gesunde Fette und manchmal auch Proteine liefern. **Griechischer** Naturjoghurt, der reich an Protein ist und weniger Kohlenhydrate als herkömmlicher Joghurt enthält, ist ebenfalls eine ausgezeichnete Option. Er kann mit Früchten mit niedrigem glykämischen Index, wie Beeren, für ein Frühstück oder einen Snack verzehrt werden, der die Regulierung des Blutzuckerspiegels unterstützt.

Fette spielen auch eine wichtige Rolle beim glykämischen Management, da sie die Aufnahme von Kohlenhydraten verlangsamen. Der Ersatz von gesättigten Fetten (wie Butter oder Öle, die reich an Transfettsäuren sind) durch ungesättigte Fette, die in Lebensmitteln wie Olivenöl, Avocados, Nüssen oder fettem Fisch enthalten sind, hilft, die Insulinempfindlichkeit zu verbessern. **Avocados** sind beispielsweise reich an einfach ungesättigten Fettsäuren, die nicht nur den Blutzuckerspiegel regulieren, sondern auch den Cholesterinspiegel senken, der ein weiterer Risikofaktor für Diabetespatienten ist. **Chiasamen** und **Leinsamen** sind ebenfalls ausgezeichnete Quellen für Omega-3-

Fettsäuren und Ballaststoffe, die den Blutzuckerspiegel stabilisieren und entzündungshemmende Vorteile bieten.

Für Patienten, die ihre Proteinzufuhr verbessern möchten, sind pflanzliche **Fleischersatzprodukte** oder pflanzliche Proteine eine interessante Alternative. Beispielsweise können **Tofu**, **Tempeh** oder **Erbsenprotein** als Proteinquelle in die Mahlzeiten integriert werden, ohne Kohlenhydrate hinzuzufügen. Eiweiß hilft bei der Stabilisierung des Blutzuckerspiegels, indem es die Aufnahme von Kohlenhydraten verlangsamt und das Sättigungsgefühl fördert. Darüber hinaus enthalten diese pflanzlichen Optionen nützliche Nährstoffe und Ballaststoffe, die das Diabetesmanagement unterstützen.

Getränke sind oft eine nicht zu unterschätzende Quelle von Kohlenhydraten und versteckten Zuckern, die den Blutzuckerspiegel schnell ansteigen lassen können. Eine effektive Alternative zu zuckerhaltigen Getränken ist **Wasser** mit **natürlichen Aromen**, mit frischen Fruchtscheiben, Kräutern wie Minze oder Basilikum oder auch mit kaltem, zuckerfreiem Kräutertee. Ungesüßter **grüner Tee** ist eine weitere interessante Option, da er Antioxidantien enthält, die helfen, Entzündungen zu reduzieren und die Insulinempfindlichkeit verbessern können. Wenn Sie zuckerhaltige Fruchtsäfte oder Limonaden durch diese Alternativen ersetzen, können Sie nicht nur Blutzuckerspitzen reduzieren, sondern auch eine bessere Hydratation fördern, die für die allgemeine Gesundheit wichtig ist.

Bei den Mahlzeiten und Zwischenmahlzeiten können Sie die Schwankungen des Blutzuckerspiegels verringern, wenn Sie **verarbeitete Snacks** mit hohem Zuckergehalt und schnellen Kohlenhydraten durch Optionen mit niedrigem glykämischen Index ersetzen. Beispielsweise sind Gemüsesticks mit Hummus, Mandeln oder Nüssen oder ein Apfel mit Erdnussbutter nahrhaftere Alternativen, die eine bessere Kontrolle des Blutzuckerspiegels ermöglichen. Diese Snacks liefern Ballaststoffe, gesunde Fette und Proteine, die helfen, den Blutzuckerspiegel zwischen den Mahlzeiten stabil zu halten.

Kapitel 11

Die Behandlung von Multimorbid - Patienten

- **Unterabschnitt 1: Diabetes und Herz-Kreislauf-Erkrankungen**
  - ◦ Gemeinsame Behandlung von Diabetes und Bluthochdruck

Die gemeinsame Behandlung von Diabetes und Bluthochdruck ist eine große Herausforderung bei der Behandlung chronischer Krankheiten, da diese beiden Erkrankungen häufig miteinander verbunden sind und sich gegenseitig verstärken. Typ-2-Diabetes und Bluthochdruck haben gemeinsame Risikofaktoren wie Fettleibigkeit, Bewegungsmangel und schlechte Ernährung und erhöhen das Risiko für schwere Komplikationen wie Herz-Kreislauf-Erkrankungen, Nierenversagen und Schlaganfälle erheblich. Ein umfassendes Management, das Änderungen des Lebensstils, medizinische Eingriffe und eine strenge Nachsorge umfasst, ist für die wirksame Kontrolle dieser beiden Krankheiten und die Vermeidung langfristiger Komplikationen von entscheidender Bedeutung.

Zunächst einmal ist es wichtig zu verstehen, dass die **gemeinsame Kontrolle von Blutzucker und Blutdruck** unerlässlich ist, um die schädlichen Auswirkungen dieser beiden Krankheiten auf die Zielorgane wie Herz, Nieren und Blutgefäße zu begrenzen. Diabetes verursacht hohe Glukosespiegel im Blut und schädigt nach und nach die Blutgefäße, was wiederum das Risiko für Bluthochdruck erhöht. Bluthochdruck wiederum übt einen übermäßigen Druck auf die Wände der Arterien aus, was die mit Diabetes verbundenen Gefäß- und Herzkomplikationen verschlimmert. Eines der Hauptziele des gemeinsamen Managements ist es daher, den Blutzuckerspiegel im Normalbereich zu halten und gleichzeitig den Blutdruck auf optimale Werte zu senken und zu stabilisieren (idealerweise unter 130/80 mmHg).

Änderungen des Lebensstils sind der Schlüssel für die gemeinsame Behandlung von Diabetes und Bluthochdruck. Eine ausgewogene Ernährung mit wenig Salz, raffiniertem Zucker und gesättigten Fetten ist entscheidend für die Kontrolle des Blutzuckerspiegels und des Blutdrucks. Es wird eine **DASH-Diät**

(**Dietary Approaches to Stop Hypertension**) empfohlen, die nachweislich den Bluthochdruck senkt und auch für Diabetiker von Vorteil ist. Diese Diät fördert den Verzehr von Obst, Gemüse, Vollkornprodukten, fettarmen Milchprodukten und mageren Proteinen und schränkt gleichzeitig Lebensmittel ein, die reich an Natrium, Zucker und gesättigten Fetten sind. Zum Beispiel kann der Ersatz von Salz durch Kräuter und Gewürze die Natriumaufnahme reduzieren und gleichzeitig den Geschmack der Speisen verbessern. Auch die Erhöhung der **Kaliumzufuhr** durch Lebensmittel wie Bananen, Spinat oder Avocados hilft, die negativen Auswirkungen von Natrium auf den Blutdruck auszugleichen.

Neben der Ernährung spielt auch **regelmäßige körperliche Aktivität** eine wichtige Rolle bei der Reduzierung beider Krankheiten. Mäßige körperliche Betätigung, wie zügiges Gehen, Schwimmen oder Radfahren, senkt den Blutdruck und verbessert die Insulinempfindlichkeit, was zu einer besseren Blutzuckerkontrolle beiträgt. Es wird empfohlen, sich mindestens 150 Minuten pro Woche mit mäßiger Intensität körperlich zu betätigen. Bewegung fördert die kardiovaskuläre Gesundheit, indem sie das Herz stärkt und die Blutzirkulation verbessert, und hilft dabei, das Gewicht zu kontrollieren.

Das Gewichtsmanagement ist ebenfalls ein wichtiger Pfeiler in der gemeinsamen Behandlung. Fettleibigkeit, insbesondere Bauchfett, ist ein Hauptrisikofaktor für beide Krankheiten. Ein mäßiger Gewichtsverlust (5-10% des Körpergewichts) kann erhebliche Auswirkungen auf die Senkung des Blutdrucks und die Verbesserung des Blutzuckerspiegels haben. Diabetespatienten mit Bluthochdruck sollten daher zu einem schrittweisen und dauerhaften Gewichtsverlustprogramm ermutigt werden, das eine gesunde Ernährung und regelmäßige körperliche Aktivität kombiniert.

Neben der Änderung des Lebensstils ist häufig auch **eine medizinische Behandlung** erforderlich, um Diabetes und Bluthochdruck wirksam zu behandeln. Bei Typ-2-Diabetes werden häufig Medikamente wie **Metformin** verschrieben, das die Insulinempfindlichkeit verbessert und die Glukoseproduktion in der Leber reduziert. Andere Medikamente wie DPP-4-Hemmer oder GLP-1-Analoga können ebenfalls zur Stabilisierung des Blutzuckerspiegels eingesetzt werden. Es ist jedoch wichtig, dass diese Medikamente unter Berücksichtigung ihrer Wirkung auf den Blutdruck ausgewählt werden. Einige Diabetesbehandlungen, wie die SGLT-2-Hemmer, haben den zusätzlichen Vorteil, dass sie den Blutdruck senken, indem sie die Ausscheidung von Glukose und Natrium über die Nieren fördern.

Bei Bluthochdruck können mehrere Klassen von Medikamenten verschrieben werden, oft in Kombination, um die Blutdruckziele zu erreichen. **ACE-Hemmer (Angiotensin Converting Enzyme)** und **Angiotensin-Rezeptorblocker (ARA-II)** werden bei Diabetespatienten häufig bevorzugt, da sie eine schützende Wirkung auf die Nieren haben, die bei diesen Patienten besonders gefährdet sind. **Thiaziddiuretika**, die helfen, die Natrium- und Wasserretention zu reduzieren, sowie **Beta-Blocker** und **Kalziumantagonisten** können ebenfalls je nach individuellem Bedarf eingesetzt werden. Es ist jedoch entscheidend, die Auswirkungen dieser Medikamente auf den Blutzuckerspiegel regelmäßig zu überwachen, da einige blutdrucksenkende Behandlungen die Glukosekontrolle beeinträchtigen können.

Die **regelmäßige Überwachung** der Gesundheitsparameter ist entscheidend für eine effektive Nachsorge und die Anpassung der Behandlung an die Ergebnisse. Die Patienten sollten regelmäßig ihren Blutzucker und Blutdruck zu Hause messen, um ein Ungleichgewicht frühzeitig zu erkennen. Ärzte und Pflegepersonal müssen auch regelmäßige Blutuntersuchungen durchführen, um den Cholesterinspiegel, die Nierenfunktion und andere Gesundheitsmarker zu überwachen. Dies ermöglicht die Anpassung der Medikamente und die Vermeidung von Komplikationen, die mit beiden Erkrankungen verbunden sind, wie Nierenerkrankungen, Nervenschäden (Neuropathie) oder Herzerkrankungen.

Ein weiterer entscheidender Aspekt der gemeinsamen Behandlung ist **die Stressbewältigung**, da chronischer Stress sowohl Bluthochdruck als auch Diabetes verschlimmern kann. Stress führt zu einer erhöhten Produktion von Cortisol und Adrenalin, Hormone, die den Anstieg des Blutzuckerspiegels und des Blutdrucks begünstigen. Stressbewältigungstechniken wie Meditation, Entspannung, tiefes Atmen oder Yoga können in den Alltag der Patienten integriert werden, um das Nervensystem zu beruhigen und die Kontrolle des Blutdrucks und des Diabetes zu verbessern. Professionelle Hilfe, wie z.B. durch einen Psychologen oder Therapeuten, kann ebenfalls hilfreich sein, um zu lernen, mit stressigen Situationen besser umzugehen.

Schließlich ist **die multidisziplinäre Betreuung** bei der gemeinsamen Behandlung von Diabetes und Bluthochdruck von entscheidender Bedeutung. Der Patient erhält eine koordinierte Betreuung durch verschiedene Gesundheitsfachkräfte, einschließlich des Hausarztes, des Endokrinologen, des Kardiologen, des Ernährungsberaters und des Krankenpflegers oder Pflegers. Dieser integrierte Ansatz deckt alle Aspekte der Behandlung ab, von der Ernährung über die Verwaltung der Medikamente bis hin zur Überwachung von Komplikationen und der psychologischen Betreuung.

○ Besondere Überwachung und Pflege von Patienten mit einem Risiko für Herzinfarkt oder Schlaganfall

Die Überwachung und spezielle Pflege von Patienten mit einem Risiko für Herzinfarkt oder Schlaganfall ist ein wesentlicher Bestandteil der Behandlung von Herz-Kreislauf-Erkrankungen. Diese Patienten bedürfen besonderer Aufmerksamkeit, da sie anfälliger für schwere kardiovaskuläre Ereignisse sind, die zu irreversiblen Folgen führen können, wenn sie nicht schnell erkannt und behandelt werden. Ein rigoroser Ansatz, der medizinische Überwachung, präventive Pflege und Patientenschulung kombiniert, kann das Risiko eines Herzinfarkts oder Schlaganfalls erheblich reduzieren und ihre Lebensqualität verbessern.

Zunächst ist es entscheidend, **Risikopatienten zu identifizieren**, indem die wichtigsten **kardiovaskulären Risikofaktoren** wie Bluthochdruck, Diabetes, hoher Cholesterinspiegel, Fettleibigkeit, Bewegungsmangel, Rauchen und eine Familiengeschichte von kardiovaskulären Erkrankungen berücksichtigt werden. Diese Faktoren, die oft miteinander verbunden sind, erhöhen das Risiko der Bildung von Blutgerinnseln oder Plaqueablagerungen in den Arterien, die einen Herzinfarkt oder einen ischämischen Schlaganfall verursachen können, erheblich. Der erste Schritt ist daher die Bewertung dieser Risiken durch eine umfassende medizinische Untersuchung, die Bluttests, Blutdruckmessungen, Blutzuckertests und die Überwachung des Cholesterinspiegels einschließt.

Die Überwachung der Warnzeichen ist ein Schlüsselelement für Patienten mit einem Risiko für Herzinfarkt oder Schlaganfall. Die Patienten müssen informiert und sensibilisiert werden, um die **Warnsymptome** zu erkennen, damit sie im Notfall schnell handeln können. Zu den Anzeichen, auf die Sie bei einem Herzinfarkt achten sollten, gehören Schmerzen in der Brust, die oft als ein Gewicht oder ein Gefühl wie ein Schraubstock beschrieben werden und manchmal in den linken Arm, den Kiefer oder den Rücken ausstrahlen. Anhaltende Schmerzen, die nach einigen Minuten nicht verschwinden, sollten als ernsthaftes Zeichen angesehen werden, insbesondere wenn sie mit Schweißausbrüchen, Übelkeit, Schwindel oder Atemnot einhergehen. Typische Symptome für einen **Schlaganfall** sind eine **plötzliche Lähmung einer Körperseite**, Sprachverlust oder Artikulationsschwierigkeiten, geistige Verwirrung, starke Kopfschmerzen oder verschwommenes Sehen. Die "FAST"-Regel (Face, Arm, Speech, Time) ist ein einfaches Hilfsmittel, das Patienten und ihren Angehörigen hilft, einen Schlaganfall zu erkennen: ein eingefallenes Gesicht (Face), die Unfähigkeit, einen Arm zu heben (Arm), Sprachstörungen (Speech) und die Dringlichkeit, schnell zu reagieren (Time), indem man sofort den Notruf absetzt.

Die Kontrolle der Vitalparameter ist bei der Überwachung von Risikopatienten unerlässlich. Die regelmäßige Überwachung des Blutdrucks ist von entscheidender Bedeutung, da Bluthochdruck einer der Hauptrisikofaktoren für Herzinfarkt und Schlaganfall ist. Häufige Messungen, sei es in der Sprechstunde oder zu Hause mit einem Blutdruckmessgerät, ermöglichen es, Schwankungen zu erkennen und die Behandlung gegebenenfalls anzupassen. Ein häufig angestrebtes Behandlungsziel ist die Aufrechterhaltung eines Blutdrucks von unter 130/80 mmHg. Die **Überwachung des Cholesterinspiegels**, insbesondere des LDL-Spiegels (das "schlechte" Cholesterin), ist ebenfalls von entscheidender Bedeutung. Eine übermäßige Ansammlung von LDL in den Arterien fördert die Bildung von atherosklerotischen Plaques und erhöht das Risiko einer Verstopfung und damit eines Herzinfarkts oder Schlaganfalls. Um diese Werte zu kontrollieren, können lipidsenkende Medikamente wie Statine verschrieben werden.

Für **Diabetespatienten** ist eine **strenge Blutzuckerkontrolle** ebenso entscheidend, da chronisch hoher Blutzucker die Blutgefäße schädigt und die Atherosklerose beschleunigt. Schlecht kontrollierte Blutzuckerwerte erhöhen nicht nur das kardiovaskuläre Risiko, sondern verschlimmern auch die Auswirkungen eines Herzinfarkts oder Schlaganfalls im Falle eines akuten Ereignisses. Die Überwachung des Blutzuckers zu Hause und regelmäßige Untersuchungen des glykierten Hämoglobins (HbA1c) ermöglichen es, die Entwicklung des Diabetes zu verfolgen und Gefäßkomplikationen zu verhindern.

Neben der medizinischen Überwachung ist die **Behandlung der veränderbaren Risikofaktoren** durch gezielte Interventionen unerlässlich. **Die Aufgabe des Rauchens** ist eine der Prioritäten bei der Prävention von Herzinfarkten und Schlaganfällen, da Rauchen die Arterienwände schädigt, die Bildung von Blutgerinnseln begünstigt und den Blutdruck erhöht. Die Unterstützung bei der Raucherentwöhnung mit Hilfe von Nikotinersatztherapien oder spezialisierten Beratungen kann das Risiko eines erneuten kardiovaskulären Ereignisses deutlich verringern.

Die Ernährung spielt auch eine zentrale Rolle bei der Prävention von Herz-Kreislauf-Erkrankungen. Eine ausgewogene Ernährung mit wenig gesättigten Fetten und Natrium wird empfohlen, um das Herz-Kreislauf-System zu schützen. Diäten wie die **Mittelmeerdiät**, die reich an Obst, Gemüse, fettem Fisch, Nüssen, Hülsenfrüchten und Olivenöl ist, haben sich als vorteilhaft erwiesen, um das Risiko von Herzinfarkten und Schlaganfällen zu verringern. Diese Lebensmittel enthalten Omega-3-Fettsäuren, Ballaststoffe und Antioxidantien, die zur Verbesserung der Herzgesundheit beitragen, indem sie Entzündungen, LDL-Cholesterin und den Blutdruck senken. Ein übermäßiger Salzkonsum kann den Bluthochdruck verschlimmern und somit das Risiko eines Herzinfarkts oder Schlaganfalls erhöhen.

Regelmäßige körperliche Aktivität ist eine weitere Säule der Behandlung von Risikopatienten. Bewegung hilft, den Blutdruck zu senken, das Lipidprofil zu verbessern und den Blutzuckerspiegel zu regulieren. Es wird empfohlen, sich mindestens 150 Minuten pro Woche mit mäßiger Intensität zu bewegen, wie z.B. zügiges Gehen, Schwimmen oder Radfahren. Körperliche Aktivität trägt auch zur Verbesserung der Blutzirkulation, zur Stärkung des Herzens und zum Abbau von Stress bei, einem Faktor, der Herz-Kreislauf-Erkrankungen verschlimmert.

Die medikamentöse Behandlung, die vom Arzt verschrieben wird, ist ein wesentlicher Bestandteil der Vorbeugung von Herzinfarkten und Schlaganfällen bei Risikopatienten. Neben blutdruck- und blutfettsenkenden Medikamenten können die Patienten auch **Antikoagulantien** oder **Thrombozytenaggregationshemmer** (wie Aspirin) erhalten, die die Bildung von Blutgerinnseln reduzieren und vor einer Verstopfung der Arterien schützen. Diese Behandlungen erfordern eine regelmäßige Überwachung, um die Dosis anzupassen und das Risiko von Nebenwirkungen wie Blutungen zu minimieren. Es ist auch wichtig, die Patienten an die Bedeutung der Therapietreue zu erinnern, d.h. die strikte Einhaltung der ärztlichen Verordnungen. Wenn Sie die Behandlung vergessen oder abbrechen, erhöht sich das Risiko schwerwiegender Komplikationen erheblich.

Die therapeutische Ausbildung der Patienten ist ein unverzichtbarer Bestandteil der langfristigen Behandlung. Die Patienten müssen über die Bedeutung des Managements ihrer Risikofaktoren informiert werden, aber auch darin geschult werden, einen gesünderen Lebensstil zu führen. Die Programme zur therapeutischen Erziehung zielen darauf ab, die Patienten zu befähigen und sie zu Akteuren ihrer eigenen Gesundheit zu machen. Die Schulungen können Ratschläge zum Stressmanagement, zur Ernährung, zur körperlichen Aktivität und zum Verständnis der Behandlung beinhalten. Diese Programme können auch dazu beitragen, auf die Sorgen der Patienten einzugehen und ihr Engagement für die medizinische Betreuung zu stärken.

Schließlich darf die psychologische Betreuung von Patienten mit einem Risiko für Herzinfarkt oder Schlaganfall nicht vernachlässigt werden. Die Angst vor einem neuen kardiovaskulären Ereignis oder die Folgen eines ersten Herzinfarkts oder Schlaganfalls können zu Ängsten oder sogar Depressionen führen. Psychologische Unterstützung, z.B. durch die Konsultation eines Psychologen oder eine Verhaltenstherapie, kann helfen, mit diesen Emotionen besser umzugehen und Risikoverhalten wie Rauchen oder Inaktivität zu reduzieren. Stressmanagement durch Entspannungs- oder Achtsamkeitstechniken kann ebenfalls dazu beitragen, das allgemeine Wohlbefinden der Patienten zu verbessern und Rückfälle zu verhindern.

      °   Prävention von kardiovaskulären Ereignissen bei Diabetikern

Die Prävention von Herz-Kreislauf-Erkrankungen bei Diabetikern ist ein wichtiges Gesundheitsthema, da Diabetes, insbesondere Typ 2, das Risiko für die Entwicklung von Herz-Kreislauf-

Erkrankungen um das Zwei- bis Vierfache erhöht. Zu diesen Komplikationen gehören schwere Erkrankungen wie Herzinfarkt, Schlaganfall und Herzinsuffizienz. Diese Krankheiten treten häufig aufgrund der schädlichen Auswirkungen von Diabetes auf die Blutgefäße und das Herz auf, die durch die damit verbundenen Risikofaktoren wie Bluthochdruck, hoher Cholesterinspiegel und Fettleibigkeit noch verstärkt werden. Die Prävention von kardiovaskulären Ereignissen bei Diabetikern beruht auf einem umfassenden Ansatz, der Änderungen des Lebensstils, eine strenge Blutzuckerkontrolle und geeignete medizinische Maßnahmen umfasst.

Der erste Pfeiler dieser Prävention ist die **optimale Einstellung des Blutzuckerspiegels**. Die chronische Hyperglykämie, die für einen schlecht kontrollierten Diabetes typisch ist, schädigt die Wände der Blutgefäße, fördert die Atherosklerose (Ablagerung von Plaques in den Arterien) und erhöht damit das Risiko einer Gefäßverstopfung. Die Aufrechterhaltung eines angemessenen Blutzuckerspiegels verringert das Fortschreiten dieser Gefäßschäden. Dies erfordert eine strenge Überwachung des täglichen Blutzuckerspiegels und regelmäßige Untersuchungen des glykierten Hämoglobins (HbA1c), das den durchschnittlichen Blutzuckerspiegel über mehrere Monate hinweg misst. Ein HbA1c-Ziel von unter 7% wird für Diabetiker allgemein empfohlen, um kardiovaskuläre Komplikationen zu verhindern. Die **Anpassung der medikamentösen Behandlung**, wie Insulin oder orale Antidiabetika (wie Metformin oder SGLT-2-Hemmer), ist entscheidend für die Aufrechterhaltung dieses Ziels. Darüber hinaus haben einige Behandlungen, wie SGLT-2-Hemmer und GLP-1-Rezeptoragonisten, zusätzliche positive Auswirkungen auf die Reduzierung des kardiovaskulären Risikos gezeigt, indem sie die Herz- und Nierenfunktion verbessern.

Die Kontrolle der damit verbundenen **kardiovaskulären Risikofaktoren** ist eine weitere entscheidende Komponente der Prävention. Diabetes tritt nur selten allein auf, sondern wird häufig von Krankheiten wie Bluthochdruck und hohem Cholesterinspiegel begleitet, die das Risiko für kardiovaskuläre

Komplikationen erhöhen. Für Diabetespatienten ist die Behandlung des Bluthochdrucks eine Priorität. Bluthochdruck beschleunigt Gefäßschäden und erhöht die Arbeitsbelastung des Herzens, was zu Herzversagen oder einem Herzinfarkt führen kann. Es wird empfohlen, den Blutdruck bei Diabetikern unter 130/80 mmHg zu halten. Dies kann die Verschreibung von blutdrucksenkenden Medikamenten wie ACE-Hemmern (Angiotensin Converting Enzyme), Angiotensin-Rezeptorblockern (ARA-II) oder Diuretika erforderlich machen, die auch eine schützende Wirkung auf die Nieren haben.

Die Kontrolle des Cholesterinspiegels ist ebenso wichtig, da ein Überschuss an LDL-Cholesterin ("schlechtes" Cholesterin) die Ablagerung von Plaques in den Arterien begünstigt, was das Risiko von Herzinfarkten und Schlaganfällen erhöht. Statine, lipidsenkende Medikamente, werden Diabetespatienten häufig verschrieben, um den LDL-Cholesterinspiegel zu senken und gleichzeitig das HDL-Cholesterin ("gutes" Cholesterin) zu erhöhen, was die Arterien schützt. Die Patienten sollten auch ihre Triglyceride überwachen, da hohe Triglyceridwerte bei Diabetikern mit einem erhöhten Risiko für kardiovaskuläre Komplikationen verbunden sind. Eine Diät mit wenig gesättigten Fettsäuren in Kombination mit regelmäßiger körperlicher Aktivität trägt zur Aufrechterhaltung eines gesunden Cholesterinspiegels und zur Verbesserung der kardiovaskulären Gesundheit bei.

Änderungen des Lebensstils sind ein grundlegendes Element der Prävention von Herz-Kreislauf-Erkrankungen. Ein sitzender Lebensstil in Kombination mit einer unausgewogenen Ernährung verschlimmert Diabetes und das Risiko für Herz-Kreislauf-Erkrankungen. Eine der ersten Veränderungen, die es zu fördern gilt, ist **eine ausgewogene Ernährung**, die sich an Diäten wie der Mittelmeerdiät oder der DASH-Diät (Dietary Approaches to Stop Hypertension) orientiert. Diese Diäten bevorzugen Obst, Gemüse, Vollkornprodukte, Nüsse, Hülsenfrüchte und fetten Fisch, der reich an Omega-3-Fettsäuren ist, während gesättigte Fettsäuren, Zuckerzusatz und verarbeitete Lebensmittel eingeschränkt werden. Die Aufnahme von **Ballaststoffen** in die Ernährung, die in Gemüse, Hülsenfrüchten und Vollkorngetreide enthalten sind, ist für Diabetiker besonders vorteilhaft, da sie helfen, den Blutzuckerspiegel zu regulieren und den Cholesterinspiegel zu senken. Die Reduzierung des Salzkonsums ist für Patienten mit Bluthochdruck wichtig.

Regelmäßige körperliche Aktivität ist ein weiterer wichtiger Hebel zur Vorbeugung von Herz-Kreislauf-Komplikationen. Sport hilft nicht nur, die Insulinempfindlichkeit zu verbessern, was zu einer besseren Blutzuckerkontrolle führt, sondern auch den Blutdruck zu senken, den LDL-Cholesterinspiegel zu reduzieren und das Herz zu stärken. Diabetespatienten wird empfohlen, sich mindestens 150 Minuten pro Woche mäßig körperlich zu betätigen, wie z.B. zügiges Gehen, Schwimmen oder Radfahren. Körperliche Aktivität hilft auch bei der **Gewichtskontrolle**, einem Schlüsselfaktor in der kardiovaskulären Prävention. Selbst eine moderate Gewichtsabnahme (5-10% des Körpergewichts) kann das Risiko von Herzinfarkten und Schlaganfällen erheblich reduzieren, indem die Stoffwechselparameter des Patienten verbessert werden.

Die **Raucherentwöhnung** ist für die Reduzierung des kardiovaskulären Risikos bei Diabetikern unerlässlich. Rauchen schädigt die Arterienwände, fördert die Bildung von Blutgerinnseln und verschlimmert die kardiovaskulären Komplikationen. Die Raucherentwöhnung in Kombination mit ärztlicher Betreuung, Verhaltenstherapie und ggf. Nikotinersatzpräparaten ist eine der wirksamsten Maßnahmen zur Verringerung des Risikos von Herzinfarkten und Schlaganfällen.

Die Stressbewältigung spielt auch eine wichtige Rolle bei der Prävention von Herz-Kreislauf-Erkrankungen bei Diabetikern. Chronischer Stress kann zu einem Anstieg des Blutzuckerspiegels und des Blutdrucks führen und damit das kardiovaskuläre Risiko erhöhen. Es ist wichtig, Stressbewältigungstechniken wie Meditation, Tiefenatmung oder Yoga in die Routine der Patienten zu integrieren, um diese emotionalen Faktoren zu kontrollieren.

Psychologische Unterstützung durch kognitive Verhaltenstherapien oder regelmäßige Besuche bei einem Psychologen können ebenfalls dazu beitragen, die mit dem Umgang mit einer chronischen Krankheit wie Diabetes verbundenen Emotionen besser zu bewältigen.

Die Prävention von kardiovaskulären Ereignissen bei Diabetikern hängt schließlich von **einer regelmäßigen medizinischen Betreuung** und einer kontinuierlichen Überwachung der Gesundheitsparameter ab. Die Patienten sollten ermutigt werden, ihren Blutzucker zu Hause zu messen, ihren Blutdruck zu messen und regelmäßige Blutuntersuchungen durchzuführen, um den Cholesterinspiegel und andere Marker für kardiovaskuläre Risiken zu kontrollieren. Die Angehörigen der Gesundheitsberufe spielen eine zentrale Rolle bei der Aufklärung der Patienten, indem sie ihnen klare Informationen über die Bedeutung der Prävention geben und ihnen helfen zu verstehen, wie sie ihre Behandlung an die Veränderungen ihres Gesundheitszustands anpassen können. Eine **multidisziplinäre Betreuung** durch Allgemeinmediziner, Endokrinologen, Kardiologen und Diätassistenten ermöglicht eine koordinierte Behandlung und eine umfassende und individuelle Betreuung.

- **Teil 2: Diabetes und Nierenversagen**
  - Management von Diabetespatienten in der Dialyse: spezielle Pflege und Ernährung

Die Behandlung von Diabetespatienten in der Dialyse stellt eine komplexe Herausforderung dar, die aufgrund der Kombination der Auswirkungen von Diabetes und Nierenversagen besondere Aufmerksamkeit erfordert. Diabetes ist eine der Hauptursachen für chronisches Nierenversagen und sobald die Nieren nicht mehr in der Lage sind, das Blut effizient zu filtern, wird die Dialyse zu einer Notwendigkeit, um das Gleichgewicht von Flüssigkeiten, Elektrolyten und Abfallstoffen im Körper aufrechtzuerhalten. Die Koexistenz von Diabetes und Niereninsuffizienz erfordert jedoch eine spezielle Pflege und eine sorgfältige Anpassung der Ernährung, um Komplikationen zu verhindern und die Lebensqualität des Patienten zu verbessern. Der multidisziplinäre Ansatz, der die Teams der Nephrologie, Diabetologie und Diätetik einschließt, ist für die Optimierung dieser Behandlung von entscheidender Bedeutung.

Die erste Priorität bei der Behandlung eines dialysepflichtigen **Diabetespatienten** ist die **strenge Kontrolle des Blutzuckerspiegels**, die in diesem Zusammenhang besonders heikel ist. Die Niereninsuffizienz verändert den Stoffwechsel von Insulin und blutzuckersenkenden Medikamenten, was zu starken Schwankungen des Blutzuckerspiegels führen kann. Dialysepatienten haben oft einen verlängerten Insulinstoffwechsel, da die Nieren das Insulin nicht mehr richtig abbauen, was das Risiko einer Hypoglykämie erhöht. Daher ist es entscheidend, die Dosis von Insulin oder oralen Antidiabetika an die Veränderungen der Nierenfunktion und die Häufigkeit der Dialysebehandlungen anzupassen. Darüber hinaus kann die Dialyse selbst zu Blutzuckerschwankungen führen, insbesondere aufgrund der bei der Peritonealdialyse verwendeten Lösungen, die Glukose enthalten und Hyperglykämien auslösen können. Die Blutzuckerüberwachung muss daher intensiviert werden, mit regelmäßigen Messungen vor, während und nach den Dialysebehandlungen, um die Behandlung in Echtzeit anzupassen.

Die Behandlung von kardiovaskulären Komplikationen ist ein weiterer wichtiger Aspekt der Behandlung von dialysepflichtigen Diabetespatienten. Diabetes und Niereninsuffizienz erhöhen das Risiko von Herz-Kreislauf-Erkrankungen erheblich, die die häufigste Todesursache bei diesen Patienten darstellen. Es ist wichtig, den Blutdruck genau zu überwachen, da dieser bei Dialysepatienten besonders instabil sein kann. Bluthochdruck, der bereits bei Diabetikern häufig auftritt, kann durch die Flüssigkeitsretention und die Anhäufung von Stoffwechselabfallprodukten aufgrund des Nierenversagens noch verschlimmert werden. Daher ist eine strenge Kontrolle des

Blutdrucks erforderlich, oft mit Hilfe von blutdrucksenkenden Medikamenten, die an den Verlauf des Patienten und seine Dialysebedürfnisse angepasst werden.

Das **Elektrolytgleichgewicht** ist eine weitere große Schwierigkeit bei dialysepflichtigen Diabetikern. Die Niereninsuffizienz verändert das Gleichgewicht von essentiellen Mineralien wie Kalium, Phosphor und Kalzium. Hohe Kaliumwerte (Hyperkaliämie) können besonders gefährlich sein, da sie das Risiko von lebensbedrohlichen Herzrhythmusstörungen erhöhen. Die Dialyse hilft, das überschüssige Kalium zu entfernen, aber eine regelmäßige Überwachung der Kaliumwerte und eine eingeschränkte Nahrungsaufnahme sind notwendig, um Komplikationen zwischen den Sitzungen zu vermeiden. Der **Phosphor**, der bei Dialysepatienten häufig erhöht ist, muss ebenfalls kontrolliert werden, um Knochen- und Gefäßerkrankungen zu vermeiden. Dies erfordert nicht nur eine Anpassung der Ernährung, sondern auch die Einnahme von **Phosphorchelatbildnern**, die helfen, **Phosphor** aus dem Körper zu entfernen. Gleichzeitig muss der **Kalziumspiegel** in einem normalen Bereich gehalten werden, um eine renale Osteodystrophie zu verhindern, eine häufige Komplikation bei Niereninsuffizienz.

Die **Ernährung** spielt eine zentrale Rolle bei der Behandlung eines dialysepflichtigen Diabetespatienten, da sie den spezifischen Bedürfnissen sowohl des Diabetes als auch der Niereninsuffizienz gerecht werden muss. Es muss ein sensibles Gleichgewicht gefunden werden, um ausreichend Nährstoffe zu liefern, ohne die Komplikationen beider Krankheiten zu verschlimmern. Die **Proteinzufuhr** ist ein besonders heikles Thema. Vor der Dialyse werden Patienten mit Niereninsuffizienz häufig einer Proteinrestriktion unterzogen, um die Ansammlung von stickstoffhaltigen Abfallstoffen zu begrenzen. Sobald jedoch die Dialyse beginnt, muss die Proteinzufuhr erhöht werden, da die Dialysesitzungen zu einem erheblichen Proteinverlust führen. Die Herausforderung besteht darin, die Zufuhr zu erhöhen, ohne die noch funktionierenden Nieren zu überlasten und gleichzeitig

Nahrungsmittel mit hohem Phosphor- und Kaliumgehalt, die häufig in Proteinquellen enthalten sind, einzuschränken. Hochwertige Proteine wie Eier, Fisch und mageres Fleisch sollten bevorzugt werden, während Milchprodukte, die reich an Phosphor sind, eingeschränkt oder durch Alternativen mit niedrigem Phosphorgehalt ersetzt werden sollten.

Die **Kontrolle der Kohlenhydrate** ist weiterhin wichtig, um den Blutzuckerspiegel unter Kontrolle zu halten. Die Dialyse führt jedoch oft zu einer Änderung des Energiebedarfs, und es ist wichtig, dass der Patient genügend Kalorien zu sich nimmt, um eine Unterernährung zu vermeiden, und gleichzeitig schnelle Zucker, die Blutzuckerspitzen verursachen, einschränkt. **Komplexe Kohlenhydrate** mit niedrigem glykämischen Index wie Vollkornprodukte, Gemüse und Hülsenfrüchte sollten bevorzugt werden, da sie die Glukose allmählich in das Blut abgeben. Außerdem sollten Sie auf versteckte Kohlenhydrate achten, insbesondere in glukosehaltigen Peritonealdialyselösungen, die einen nicht unerheblichen Kalorienüberschuss liefern können.

Die **Flüssigkeitsaufnahme** muss ebenfalls sorgfältig kontrolliert werden. Bei Dialysepatienten ist die Fähigkeit der Nieren, überschüssige Flüssigkeit auszuscheiden, stark eingeschränkt, was zu einer Überwässerung führen kann, die das Risiko von Ödemen, Bluthochdruck und Herzinsuffizienz erhöht. Die täglich zu konsumierende Flüssigkeitsmenge muss an das Restharnvolumen des Patienten und an die Verluste durch die Dialyse angepasst werden. Das Pflegeteam arbeitet mit dem Patienten zusammen, um ein Limit für die Flüssigkeitsaufnahme festzulegen und Strategien zu finden, um das Durstgefühl zu lindern, wie z.B. das Lutschen von Eiswürfeln oder das Vermeiden von salzigen Speisen.

Die Überwachung von diabetesbedingten Komplikationen ist auch bei Dialysepatienten von entscheidender Bedeutung, da sie für Erkrankungen wie diabetische Neuropathie, Retinopathie und diabetischen Fuß anfällig bleiben. Die Neuropathie, die zu einem

Verlust der Sensibilität in den Gliedmaßen führt, ist besonders besorgniserregend, da sie dazu führen kann, dass der Patient Verletzungen oder Infektionen weniger wahrnimmt, was das Risiko von Geschwüren und Amputationen erhöht. Eine regelmäßige Fußpflege sowie Augenuntersuchungen zur Überwachung der Retinopathie müssen in den Pflegeplan des Patienten integriert werden.

Die therapeutische Ausbildung ist bei der Behandlung von Diabetespatienten in der Dialyse von entscheidender Bedeutung. Diese Patienten müssen über die Bedeutung der Therapietreue informiert werden, insbesondere in Bezug auf die Einnahme von Medikamenten (Antidiabetika, Antihypertensiva, Phosphorchelatbildner usw.) und das Management ihrer Ernährung. Die Schulung ermöglicht es dem Patienten, die Auswirkungen der Dialyse auf seinen Diabetes besser zu verstehen und sich aktiv an seiner Behandlung zu beteiligen. Es ist wichtig, dass der Patient den Umgang mit Flüssigkeiten und Salzzufuhr beherrscht und in der Lage ist, seinen Blutzuckerspiegel regelmäßig zu überwachen, um die Behandlung an Veränderungen anzupassen. Das Pflegepersonal spielt eine Schlüsselrolle bei der Begleitung des Patienten, indem es ihm hilft, sich an die zahlreichen Anpassungen anzupassen und gleichzeitig eine optimale Lebensqualität zu erhalten.

- ◦ Vorbeugung und Überwachung der diabetischen Nephropathie

Die diabetische Nephropathie ist eine der am meisten gefürchteten Komplikationen von Diabetes, sowohl wegen ihrer schwerwiegenden Folgen für die Nierengesundheit als auch wegen ihrer Auswirkungen auf das Herz-Kreislauf-System. Sie ist die Hauptursache für chronische Niereninsuffizienz in den entwickelten Ländern und kann zur Dialyse oder Nierentransplantation führen, wenn sie nicht rechtzeitig behandelt wird. Die Prävention und Überwachung der diabetischen Nephropathie ist daher von entscheidender Bedeutung für die Erhaltung der Nierenfunktion, die Verbesserung der

Lebensqualität der Patienten und die Vermeidung schwerer Komplikationen. Eine wirksame Behandlung dieser Krankheit beruht auf einer sorgfältigen Überwachung der Risikofaktoren, einer multidisziplinären Behandlung und einer angemessenen Änderung des Lebensstils.

Die Prävention der diabetischen Nephropathie beginnt mit einer **strengen Kontrolle des Blutzuckerspiegels**. Chronische Hyperglykämie ist die Ursache für mikrovaskuläre Schäden in der Niere, da ein anhaltender Überschuss an Glukose die Kapillaren der Glomeruli, die wichtigen Filtereinheiten der Niere, schädigt. Wenn der Blutzuckerspiegel innerhalb der Zielwerte gehalten wird, kann das Auftreten der ersten Anzeichen einer Nephropathie verzögert oder ihr Fortschreiten verlangsamt werden. Die Überwachung des glykierten Hämoglobins (HbA1c) stellt sicher, dass die Blutzuckerkontrolle optimal ist. Das empfohlene Ziel ist im Allgemeinen ein HbA1c-Wert von unter 7%, obwohl dieses Ziel je nach Alter, Vorhandensein anderer Komorbiditäten und den Präferenzen des Patienten individuell angepasst werden kann. Medikamente wie Metformin, DPP-4-Hemmer oder GLP-1-Agonisten helfen, den Blutzuckerspiegel zu stabilisieren, und einige von ihnen, wie die SGLT-2-Hemmer, haben auch eine schützende Wirkung auf die Nieren und verringern das Risiko einer fortschreitenden Nephropathie.

Die **Kontrolle des Blutdrucks** ist ein weiteres Schlüsselelement bei der Vorbeugung der diabetischen Nephropathie. Bluthochdruck, der häufig mit Diabetes einhergeht, übt einen übermäßigen Druck auf die kleinen Blutgefäße in den Nieren aus und beschleunigt die Schädigung der Nieren. Daher ist es wichtig, den Blutdruck unter Kontrolle zu halten, wobei der Zielwert bei Diabetespatienten in der Regel unter 130/80 mmHg liegt. Hemmer des Angiotensin-umwandelnden Enzyms (ACE) und Angiotensin-Rezeptorblocker (ARA-II) werden häufig verschrieben, da sie den Vorteil haben, die Nieren zu schützen und gleichzeitig den Blutdruck zu senken. Diese Medikamente sind besonders wirksam, um das Fortschreiten der diabetischen Nephropathie zu verhindern, da sie den Druck in den Glomeruli senken und so den Austritt von Proteinen in den Urin einschränken.

Die **Überwachung der frühen Anzeichen einer Nephropathie** ist entscheidend, um schnell eingreifen zu können. Einer der ersten Indikatoren für eine Nierenschädigung bei Diabetikern ist das Vorhandensein von Proteinen im Urin, die sogenannte Mikroalbuminurie. Dieses Phänomen weist auf eine Beeinträchtigung der Filterfunktion der Nieren hin und muss bei allen Diabetespatienten regelmäßig, mindestens einmal pro Jahr, untersucht werden. Die Feststellung der Mikroalbuminurie ermöglicht eine frühzeitige Behandlung und eine Verstärkung der vorbeugenden Maßnahmen. Wenn die Mikroalbuminurie in eine Makroalbuminurie übergeht, deutet dies auf eine Verschlechterung der Nephropathie hin, die eine intensivere Überwachung und Behandlung erforderlich macht.

Neben der Überwachung der Proteinurie ist es wichtig, die **Marker der Nierenfunktion** wie den Serumkreatininspiegel und die glomeruläre Filtrationsrate (GFR) zu überwachen. Ein Anstieg des Kreatininspiegels und ein Rückgang der GFR sind Anzeichen für eine Verschlechterung der Nierenfunktion. Die GFR ist ein Maß für die Fähigkeit der Nieren, Abfallstoffe zu filtern und das Gleichgewicht der Elektrolyte im Blut aufrechtzuerhalten. Eine regelmäßige Überwachung dieser Parameter ermöglicht die Anpassung der Behandlung an das Fortschreiten der Krankheit und die Verzögerung der terminalen Niereninsuffizienz.

Die Behandlung der kardiovaskulären Risikofaktoren ist ebenfalls untrennbar mit der Prävention der diabetischen Nephropathie verbunden. Diabetes und Nephropathie erhöhen das Risiko für kardiovaskuläre Komplikationen, einschließlich Herzinfarkt und Schlaganfall, erheblich. Eine strenge Kontrolle des Cholesterinspiegels, insbesondere durch die Verwendung von Statinen, kann die Atherosklerose eindämmen und die Blutgefäße schützen. Die Patienten sollten ermutigt werden, eine Ernährung mit wenig gesättigten Fetten zu sich zu nehmen und sich regelmäßig körperlich zu betätigen, um ihr Lipidprofil zu verbessern und den Blutdruck zu senken.

Die **richtige Ernährung** spielt eine zentrale Rolle bei der Vorbeugung und Behandlung der diabetischen Nephropathie. Die Proteinzufuhr muss moderat sein, da ein Übermaß an Protein die Belastung der bereits geschwächten Nieren noch verstärken kann. Die Proteinrestriktion muss jedoch sorgfältig auf der Grundlage des Stadiums der Nephropathie und der allgemeinen Ernährungsbedürfnisse des Patienten bewertet werden. **Natriumarme Diäten** werden ebenfalls empfohlen, um die Flüssigkeitsretention zu begrenzen und den Bluthochdruck, der die Nephropathie verschlimmert, zu reduzieren. Häufig wird den Patienten empfohlen, ihren Salzkonsum auf weniger als 2 Gramm pro Tag zu beschränken. Darüber hinaus wird die Einschränkung von **Kalium** und **Phosphor** in einem späteren Stadium der Nierenerkrankung notwendig, um Elektrolytstörungen und Komplikationen wie Hyperkaliämie, die für das Herz gefährlich sein kann, zu vermeiden.

Die Aufgabe des **Rauchens** ist eine weitere entscheidende Maßnahme zur Vorbeugung der diabetischen Nephropathie. Rauchen beschleunigt das Fortschreiten von Gefäßschäden, fördert Bluthochdruck und verschlimmert die Schädigung der Nieren. Die Förderung der Raucherentwöhnung durch Unterstützungsprogramme, Nikotinersatztherapie oder Fachberatung hilft, das Fortschreiten der Nephropathie zu verlangsamen und das kardiovaskuläre Risiko zu verringern.

Die therapeutische Schulung der Patienten ist ebenfalls ein grundlegendes Element der Prävention und Nachsorge der diabetischen Nephropathie. Die Patienten müssen über die Risikofaktoren, die Maßnahmen zum Schutz ihrer Nieren und die Warnsignale, auf die sie achten sollten, informiert werden. Durch die Schulung wird der Patient befähigt, seinen Diabetes besser zu managen und das Fortschreiten von Komplikationen zu verhindern. Dazu gehört auch, dass die Patienten lernen, ihren

Blutzuckerspiegel zu überwachen, sich gesund zu ernähren und ihre Medikamente regelmäßig einzunehmen.

Schließlich ist die **multidisziplinäre Betreuung** von entscheidender Bedeutung für eine optimale Behandlung der diabetischen Nephropathie. Allgemeinmediziner, Endokrinologen, Nephrologen und Diätassistenten müssen eng zusammenarbeiten, um einen umfassenden und individuellen Behandlungsplan zu erstellen. Dieser integrierte Ansatz ermöglicht es, die Behandlungen zu koordinieren, den Fortschritt zu überwachen und schnell auf eine Verschlechterung der Nierenfunktion zu reagieren.

○ Zusammenarbeit mit Nephrologen für eine umfassende Betreuung

Die Zusammenarbeit zwischen den verschiedenen Gesundheitsfachkräften, insbesondere zwischen Diabetologen und Nephrologen, ist für eine umfassende und wirksame Behandlung von Patienten mit diabetesbedingten Nierenkomplikationen von entscheidender Bedeutung. Diabetes ist die Hauptursache für chronische Niereninsuffizienz, und die Behandlung dieser komplexen Erkrankung erfordert einen multidisziplinären Ansatz, bei dem jeder Spezialist sein Fachwissen einbringt, um Komplikationen zu verhindern, zu verzögern und zu behandeln. Die Koordination zwischen den Behandlern ermöglicht die Entwicklung individueller Strategien, die auf jeden Patienten zugeschnitten sind und den Verlauf der Krankheit und die individuellen Risikofaktoren berücksichtigen.

Die Zusammenarbeit mit Nephrologen wird bei den ersten Anzeichen einer **diabetischen Nephropathie** entscheidend, einer häufigen Komplikation von Diabetes, die zu einer fortschreitenden Verschlechterung der Nierenfunktion führt. Diabetologen als erste Diabetesmanager sind oft die ersten, die frühe Anzeichen von Nierenfunktionsstörungen wie Mikroalbuminurie (kleine Mengen von Protein im Urin) erkennen. In diesem Stadium kann eine frühzeitige Intervention mit Hilfe eines Nephrologen das Fortschreiten der Nephropathie durch therapeutische Anpassungen verlangsamen. Diese koordinierte Intervention beinhaltet häufig die Optimierung der Blutzucker- und Blutdruckkontrolle sowie die Einführung von nierenschützenden Medikamenten wie ACE-Hemmern (Angiotensin Converting Enzyme) oder Angiotensin-Rezeptorblockern (ARA-II) unter der gemeinsamen Aufsicht beider Spezialisten.

Die **regelmäßige Überwachung der Nierenfunktion** ist einer der Schlüsselpunkte dieser Zusammenarbeit. Der Diabetologe und der Nephrologe müssen zusammenarbeiten, um die Nierenparameter wie Serumkreatinin und glomeruläre Filtrationsrate (GFR), die den Grad der Nierenschädigung anzeigen, engmaschig zu überwachen. Diese Überwachung ermöglicht es, den Verlauf der Nephropathie zu verfolgen und schnell auf eine Verschlechterung zu reagieren. Wenn die Ergebnisse beispielsweise einen signifikanten Rückgang der GFR zeigen, ist die Intervention des Nephrologen unerlässlich, um die Behandlung anzupassen und zusätzliche Strategien in Betracht zu ziehen, wie z.B. die Behandlung von Elektrolytungleichgewichten oder die Einführung von Nierenersatztherapien, falls erforderlich.

Die Kontrolle des Blutzuckerspiegels ist das Herzstück des Diabetesmanagements, wird aber komplexer, wenn die Nierenfunktion beeinträchtigt ist. Eine Niereninsuffizienz verändert den Stoffwechsel einiger Antidiabetika, wie Insulin und orale Medikamente, was das Risiko einer Hypoglykämie erhöht. Die Zusammenarbeit zwischen dem Diabetologen und dem Nephrologen ist entscheidend, um die Dosis anzupassen und die für den Nierenzustand des Patienten am besten geeignete Behandlung zu wählen. Einige Medikamente, wie z.B. SGLT-2-Hemmer, helfen nicht nur, den Blutzuckerspiegel zu stabilisieren, sondern haben auch eine schützende Wirkung auf die Nieren, was sie zu einer bevorzugten Wahl bei der gemeinsamen Behandlung macht. Andere Medikamente müssen jedoch mit Vorsicht eingesetzt oder bei fortgeschrittener Niereninsuffizienz sogar vermieden werden.

Die Behandlung des Blutdrucks ist ebenfalls ein Bereich, in dem die Zusammenarbeit zwischen Diabetologen und Nephrologen sinnvoll ist. Bluthochdruck, der bei Diabetespatienten häufig auftritt, verschlimmert den Nierenschaden und beschleunigt das Fortschreiten zu einer terminalen Niereninsuffizienz. Daher ist es von entscheidender Bedeutung, dass der Blutdruck unter 130/80 mmHg gehalten wird. Der Diabetologe passt in enger Zusammenarbeit mit dem Nephrologen die blutdrucksenkende Behandlung an und bevorzugt dabei Moleküle, die einen Nierenschutz bieten, wie ACE-Hemmer und ARA-II. Darüber hinaus wird der Nephrologe hinzugezogen, um die spezifischen Komplikationen der Niereninsuffizienz wie Flüssigkeitsretention und Elektrolytstörungen zu behandeln, die die Kontrolle des Blutdrucks erschweren können. Durch die Zusammenarbeit der Spezialisten können die Behandlungen dynamisch an die Bedürfnisse des Patienten angepasst werden.

Die Behandlung von kardiovaskulären Komplikationen ist ein weiterer Aspekt dieser umfassenden Betreuung. Diabetespatienten mit Nierenkomplikationen haben ein hohes Risiko für Herz-Kreislauf-Erkrankungen, und die Prävention von Schlaganfällen, Herzinfarkten und Herzinsuffizienz muss eine Priorität im Pflegeplan sein. Auch hier ist die Koordination zwischen Diabetologen und Nephrologen von entscheidender Bedeutung, um die Risikofaktoren zu reduzieren. Die Behandlung des Cholesterinspiegels erfolgt beispielsweise durch die Verschreibung von Statinen zur Senkung des LDL-Spiegels, aber der Nierenzustand des Patienten kann die Wahl der Behandlung und die zu verabreichende Dosis beeinflussen. Die Beratung ermöglicht es, die Behandlung anzupassen, um die Wechselwirkungen zwischen den Medikamenten zu minimieren und gleichzeitig die kardiovaskuläre Prävention zu optimieren.

Die richtige Ernährung ist ein weiterer Bereich, in dem die Zusammenarbeit zwischen den beiden Spezialisten von entscheidender Bedeutung ist. Ein Diabetespatient mit Niereninsuffizienz muss spezielle Ernährungsempfehlungen befolgen, um seine Nieren zu schützen und gleichzeitig den Blutzuckerspiegel zu kontrollieren. Eine natriumarme Diät ist oft erforderlich, um den Bluthochdruck zu kontrollieren, während eine Proteinrestriktion in Betracht gezogen werden kann, um die Nierenbelastung zu begrenzen. Der Proteinbedarf ändert sich jedoch häufig mit dem Stadium der Niereninsuffizienz und der Behandlungsphase, insbesondere wenn eine Dialyse erforderlich wird. Der Nephrologe passt mit Hilfe des Diabetologen und des Ernährungsberaters die Zufuhr entsprechend dem Krankheitsverlauf und dem Energiebedarf des Patienten an. Dieses Ernährungsmanagement erfordert eine ständige Koordination, um Mangelerscheinungen zu vermeiden und gleichzeitig die Zufuhr von Natrium, Kalium und Phosphor zu kontrollieren, Mineralien, die bei fortgeschrittener Niereninsuffizienz oft unausgewogen sind.

Schließlich ist die **Vorbereitung auf die Dialyse** oder eine Nierentransplantation, wenn diese unvermeidlich ist, ein Schritt, der eine Abstimmung zwischen Diabetologe und Nephrologe erfordert. Die Dialyse verändert viele Aspekte des Diabetesmanagements, da sie den Energiebedarf beeinflusst und zu starken Schwankungen des Blutzuckerspiegels führt. Der Nephrologe kümmert sich um die technischen und medizinischen Aspekte der Dialyse, während der Diabetologe die antidiabetische Behandlung anpasst, um dialysebedingte Hypoglykämien oder Hyperglykämien zu vermeiden. Parallel dazu ist bei Patienten, die für eine Nierentransplantation in Frage kommen, eine enge Zusammenarbeit erforderlich, um den Patienten vorzubereiten, Risiken zu bewerten und die Behandlung nach der Transplantation anzupassen, um eine Abstoßung des Transplantats zu verhindern und gleichzeitig eine gute Blutzuckereinstellung aufrechtzuerhalten.

- **Unterabschnitt 3: Diabetes und kognitive Störungen**
    - ○ Herausforderungen bei der Pflege von Diabetespatienten, die an Demenz oder Alzheimer leiden

Die Behandlung von Diabetespatienten mit Demenz, insbesondere Alzheimerpatienten, stellt komplexe Herausforderungen und erfordert einen besonders sorgfältigen und individuellen Pflegeansatz. Diese beiden chronischen Krankheiten - Diabetes und Demenz - sind nicht nur individuell schwer zu handhaben, sondern interagieren auch auf eine Weise, die die Komplikationen beider Krankheiten verschärft. Diabetes, insbesondere Typ 2, ist ein Hauptrisikofaktor für die Entwicklung von Demenz, aufgrund seiner schädlichen Auswirkungen auf die Blutgefäße und die Gehirnfunktion. Bei Patienten mit Demenz wird das Diabetesmanagement aufgrund der kognitiven Verschlechterung, die die Fähigkeit, die Behandlung zu befolgen und medizinische Empfehlungen zu befolgen, beeinträchtigt, komplizierter. Diese Situation erfordert ein integriertes Management, das sowohl medizinische Versorgung als auch eine angemessene Ernährungsweise und psychologische Unterstützung umfasst und die kognitiven Einschränkungen des Patienten berücksichtigt.

Eine der ersten Herausforderungen bei der Pflege von Diabetespatienten mit Demenz ist das **Blutzuckermanagement**, das aufgrund des Verlustes an Autonomie und der Schwierigkeit für den Patienten, seine Behandlung korrekt zu befolgen, schwieriger wird. Menschen mit Demenz haben oft Schwierigkeiten, sich an die Einnahme ihrer Medikamente zu erinnern oder ihren Blutzuckerspiegel zu überwachen, was zu häufigen Episoden von Hyperglykämie oder Hypoglykämie führen kann. Diese Blutzuckerschwankungen können wiederum die kognitiven Symptome der Demenz verschlimmern, da Hypoglykämie mit Konzentrationsstörungen, Verwirrung und sogar Stürzen verbunden ist, während Hyperglykämie, insbesondere chronische Hyperglykämie, die Gesundheit der zerebralen Gefäße beeinträchtigt. Um diese Ungleichgewichte zu vermeiden, ist es entscheidend, dass Pfleger oder Angehörige **den**

Blutzuckerspiegel regelmäßig überwachen und die antidiabetische Behandlung konsequent durchführen. Dies kann die Verwendung von Geräten zur kontinuierlichen Überwachung des Blutzuckers (CGM) beinhalten, die bei Unausgewogenheiten Alarm schlagen, oder die Vereinfachung der Behandlung durch die Wahl von weniger belastenden Behandlungsschemata, wie z.B. lang wirkende Medikamente.

Ein weiteres wichtiges Thema ist **die Anpassung der antidiabetischen Behandlung** an die Entwicklung der Demenz. Bei Patienten mit neurodegenerativen Erkrankungen ist die Fähigkeit, die Symptome einer Hypoglykämie wahrzunehmen, oft beeinträchtigt, was das Risiko schwerer Anfälle erhöht, insbesondere wenn der Patient nicht in der Lage ist, seine Empfindungen zu verbalisieren oder einen Abfall des Blutzuckerspiegels zu melden. Um dieses Risiko zu verringern, ist es oft notwendig, die Blutzuckerziele neu zu bewerten: Es wird ein flexiblerer Ansatz empfohlen, der eher auf die Vermeidung von Hypoglykämien abzielt als auf die Aufrechterhaltung eines strikt normalen Blutzuckerspiegels. Die Behandlung, insbesondere mit Insulin oder oralen blutzuckersenkenden Medikamenten, sollte vorsichtig angepasst werden, wobei diejenigen mit einem geringen Risiko für Hypoglykämien, wie SGLT-2-Hemmer oder GLP-1-Analoga, unter der Aufsicht des Diabetologen bevorzugt werden sollten.

Die **richtige Ernährung** spielt eine zentrale Rolle bei der Behandlung von Diabetes bei Patienten mit Demenz. Die Alzheimer-Krankheit und andere Formen der Demenz verändern jedoch die Essgewohnheiten und der Patient kann ein unvorhersehbares Essverhalten an den Tag legen, wie z.B. Essensverweigerung, Vergessen von Mahlzeiten oder im Gegenteil Überernährung. Eine der Herausforderungen besteht darin, eine regelmäßige und ausgewogene Ernährung zu gewährleisten und dabei die diabetesbedingten Einschränkungen zu berücksichtigen. Das Pflegepersonal muss darauf achten, dass die Mahlzeiten zu festen Zeiten eingenommen werden, um Schwankungen des Blutzuckerspiegels zu vermeiden, und gleichzeitig sicherstellen, dass die Kohlenhydratzufuhr angemessen und gut über den Tag verteilt ist. Gesunde Snacks, wie Obst mit niedrigem glykämischen Index oder Joghurt ohne Zuckerzusatz, können eingeführt werden, um hypoglykämische Episoden zwischen den Mahlzeiten zu vermeiden. Es ist auch wichtig, eine Ernährung zu fördern, die reich an essentiellen Nährstoffen ist, da Demenz zu Nährstoffmangel führen kann, insbesondere an Vitaminen und Mineralien, die eine Rolle bei der kognitiven Gesundheit spielen.

Unterernährung ist ein häufiges Problem bei Demenzpatienten, da die Krankheit den Appetit beeinträchtigen, den Geschmack verändern oder zu Schwierigkeiten beim Kauen und Schlucken führen kann. Unterernährung in Verbindung mit Diabetes kann zu übermäßigem Gewichtsverlust führen, den Allgemeinzustand verschlechtern und die Blutzuckereinstellung erschweren. Das Pflegepersonal muss daher den Ernährungszustand des Patienten sorgfältig überwachen und die Mahlzeiten so anpassen, dass sie leichter zu verzehren sind, wobei protein- und kalorienreiche Nahrungsmittel zu bevorzugen sind, wenn dies erforderlich ist. Modifizierte Texturen (Püree, Hackfleisch) können verwendet werden, wenn der Patient Schwierigkeiten beim Kauen hat, und oft ist es notwendig, die Mahlzeiten in mehrere kleine Portionen über den Tag verteilt aufzuteilen, um die Nahrungsaufnahme zu erleichtern.

Die **kognitiven Störungen** stellen auch eine Herausforderung bei der Behandlung anderer diabetesbedingter Komplikationen wie dem diabetischen Fuß dar. Die verminderte Sensibilität aufgrund der diabetischen Neuropathie in Kombination mit Gedächtnisstörungen kann dazu führen, dass der Patient Läsionen oder Geschwüre an den Füßen nicht bemerkt oder meldet, was das Risiko einer Infektion oder Amputation erhöht. Das Pflegepersonal muss daher regelmäßig den Zustand der Füße des Patienten überwachen und auf Wunden, Rötungen oder Infektionen achten. Eine angemessene Fußpflege mit sorgfältiger Hygiene und der Verwendung von geeignetem Schuhwerk sollte in die tägliche Routine integriert werden, auch wenn der Patient nicht mehr in der Lage ist, dies selbst zu tun.

Ein weiteres wichtiges Thema ist die **Prävention von Blutzuckerunfällen**, insbesondere von Hypoglykämien, die bei Demenzpatienten besonders gefährlich sind. Diese Episoden können zu Stürzen, Krämpfen oder Bewusstseinsverlust führen, was bei kognitiv schwachen Patienten besonders besorgniserregend ist. Um diese Risiken zu minimieren, sollten Pflegende genau auf Anzeichen einer Hypoglykämie achten, wie plötzliche Verhaltensänderungen, Unruhe, Verwirrung oder Schwäche, die aufgrund der Demenz unbemerkt bleiben können. Es ist entscheidend, dass schnelle Lösungen zur Erhöhung des Blutzuckerspiegels zur Verfügung stehen, wie z.B. Glukosetabletten oder zuckerhaltige Getränke. In manchen Fällen kann das Pflegepersonal auch die Reduzierung von Insulin oder anderen blutzuckersenkenden Medikamenten in Erwägung ziehen, um einen plötzlichen Blutzuckerabfall zu vermeiden, unter Aufsicht eines Arztes.

Schließlich spielen **psychologische und verhaltensbezogene Aspekte** eine wichtige Rolle bei der Behandlung von Diabetespatienten mit Demenz. Patienten mit Alzheimer können Angst oder Unruhe in Bezug auf die Pflege empfinden und manchmal Medikamente oder medizinische Untersuchungen verweigern. Dieser Widerstand gegen die Pflege kann das Diabetesmanagement erschweren. Es ist wichtig, einen einfühlsamen Ansatz zu wählen, indem man die Maßnahmen auf einfache und beruhigende Weise erklärt und dabei den Rhythmus des Patienten respektiert. Die Einbeziehung von Angehörigen in die Pflege und die tägliche Überwachung kann ebenfalls dazu beitragen, eine gewisse Kontinuität in der Pflege zu erhalten und das Diabetesmanagement zu erleichtern.

◦ Anpassung der Pflege an den Verlust der Selbständigkeit

Die Anpassung der Pflege an den Verlust der Autonomie ist ein wesentlicher Prozess zur Erhaltung der Lebensqualität von Diabetespatienten, insbesondere von solchen mit chronischen oder altersbedingten Komplikationen, wie Neuropathie, Demenz oder körperlichen Einschränkungen. Der Verlust der Autonomie, ob allmählich oder schnell, verändert die Fähigkeit des Patienten, seinen Diabetes selbständig zu verwalten, erheblich. Dies erfordert einen flexiblen und personalisierten Ansatz, der die funktionellen, kognitiven und emotionalen Fähigkeiten des Patienten berücksichtigt und gleichzeitig eine sorgfältige Überwachung der medizinischen und therapeutischen Aspekte gewährleistet. Die Pflege muss angepasst werden, um eine optimale Unterstützung zu gewährleisten und gleichzeitig die Würde und die verbleibende Autonomie des Patienten so weit wie möglich zu erhalten.

Einer der ersten Aspekte, die bei Verlust der Selbständigkeit zu berücksichtigen sind, ist die **Überwachung des Blutzuckerspiegels**. Bei einem Diabetespatienten, der seine Selbständigkeit verliert, kann die Fähigkeit, regelmäßig Blutzuckertests durchzuführen, die Ergebnisse zu interpretieren und die Insulin- oder Medikamentendosis anzupassen, beeinträchtigt sein. Einige Patienten können Schwierigkeiten haben, Blutzuckermessgeräte zu bedienen oder sich daran zu erinnern, dies zu wichtigen Tageszeiten zu tun. In solchen Situationen ist es notwendig, das Diabetesmanagement an die Fähigkeiten des Patienten anzupassen. Zum Beispiel können Geräte zur **kontinuierlichen Überwachung des Blutzuckers (CGM)** eingesetzt werden, um Blutzuckerschwankungen in Echtzeit zu verfolgen und das Pflegepersonal zu alarmieren, wenn der Blutzuckerspiegel aus dem Gleichgewicht gerät. Diese Technologien reduzieren die Häufigkeit manueller Kontrollen und ermöglichen eine genauere Überwachung, während sie gleichzeitig die Abhängigkeit des Patienten verringern.

Wenn der Verlust der Selbständigkeit stärker wird, insbesondere bei fortgeschrittenem kognitiven oder körperlichen Verfall, muss auch die **medikamentöse Behandlung** angepasst werden. Die Behandlung von Diabetes beruht oft auf komplexen Behandlungsschemata, die mehrere Medikamenteneinnahmen über den Tag verteilt und Anpassungen an den Blutzuckerspiegel beinhalten. Bei Patienten, die ihre Selbständigkeit verlieren, kann es jedoch schwierig sein, diese Regelmäßigkeit einzuhalten, insbesondere weil sie ihre Medikamente vergessen oder nicht in der Lage sind, die Vorschriften zu befolgen. In diesen Fällen ist es oft besser, die Behandlungspläne zu vereinfachen und auf leichter zu handhabende Therapien wie lang wirksame Basalinsuline oder einmal täglich einzunehmende blutzuckersenkende Medikamente umzusteigen, die das Risiko von Fehlern verringern und eine bessere Kontrolle des Blutzuckers ermöglichen. Auch die Pflegekräfte, ob professionell oder als Angehörige, müssen in der regelmäßigen Verabreichung von Medikamenten und der Überwachung von Nebenwirkungen geschult werden, um eine kontinuierliche und sichere Pflege zu gewährleisten.

Die richtige Ernährung ist ein weiterer zentraler Punkt bei der Anpassung der Pflege an den Verlust der Selbständigkeit. Die Ernährung spielt eine Schlüsselrolle bei der Behandlung von Diabetes, aber wenn der Patient an Selbständigkeit verliert, wird es schwierig, die strengen Ernährungsempfehlungen zu befolgen. Beispielsweise kann es für manche Patienten schwierig sein, ihre Mahlzeiten zuzubereiten, eine geeignete Diät einzuhalten oder sogar selbst zu essen. In diesen Fällen muss das Pflegepersonal für eine ausgewogene Ernährung sorgen, die reich an essentiellen Nährstoffen ist und gleichzeitig die diabetesbedingten Einschränkungen berücksichtigt, wie die Begrenzung der einfachen Kohlenhydrate und die Anpassung der Portionsgrößen. Die Mahlzeiten sollten einfach, abwechslungsreich und leicht zu verzehren sein, insbesondere wenn der Patient Kau- oder Schluckbeschwerden hat. Angemessene Zwischenmahlzeiten können eingeführt werden, um Hypoglykämien zwischen den Mahlzeiten zu vermeiden, und das Pflegepersonal kann visuelle oder akustische Markierungen verwenden, um den Patienten an die Essenszeiten zu erinnern.

Die Anpassung der Pflege an den Verlust der Autonomie erfordert auch eine **genaue Überwachung von diabetesbedingten Komplikationen** wie Hautverletzungen, diabetischen Fußgeschwüren und Infektionen. Wenn der Patient weniger mobil oder pflegebedürftig wird, ist er oft weniger in der Lage, diese Komplikationen frühzeitig zu erkennen. Beispielsweise kann der Patient aufgrund der diabetischen Neuropathie das Gefühl in den Füßen verlieren, was das Risiko von Geschwüren erhöht, die unbemerkt bleiben können. Das Pflegepersonal muss daher **regelmäßige Untersuchungen der Füße** durchführen, um Anzeichen von Rötung, Infektion oder Wunden frühzeitig zu erkennen und eine schnelle Behandlung zu gewährleisten, um schwerwiegende Komplikationen wie eine Amputation zu vermeiden. Eine sorgfältige Hygiene, die Verwendung von geeignetem Schuhwerk und die Pflege der Nägel sollten ein fester Bestandteil der Pflegeroutine sein, um Verletzungen zu vermeiden und die allgemeine Gesundheit des Patienten zu verbessern.

Für Patienten mit **kognitiven Einbußen** wie Demenz wird das Diabetesmanagement noch komplexer, da sie Schwierigkeiten haben können, medizinische Anweisungen zu verstehen oder sich an sie zu erinnern. Der Verlust des Gedächtnisses und der Konzentration sowie Verhaltensstörungen können das Pflegemanagement erschweren. In diesen Fällen ist es wichtig, die Pflegeroutinen so weit wie möglich zu vereinfachen und regelmäßige Erinnerungen oder visuelle Hilfen einzuführen, um den Patienten zu führen. Beispielsweise kann die Verwendung von Kalendern, wöchentlichen Medikamentenpackungen oder automatischen Erinnerungen helfen, die Pflege zu strukturieren. Angehörige und Pflegepersonal müssen in das tägliche Diabetesmanagement einbezogen werden, um sicherzustellen, dass der Patient die richtige Pflege erhält, auch wenn er nicht mehr in der Lage ist, diese selbst zu bewältigen.

Ein weiterer entscheidender Aspekt der Anpassung der Pflege besteht darin, **die verbleibende Autonomie des Patienten so weit wie möglich zu erhalten**. Selbst wenn der Verlust der Autonomie erheblich ist, ist es wichtig, dem Patienten nicht die Entscheidungen vorzuenthalten, die er noch treffen kann. Beispielsweise kann das Pflegepersonal Patienten, die noch aktiv am Diabetesmanagement teilnehmen können, dazu ermutigen, einfache Aufgaben wie die Zubereitung von Mahlzeiten oder das Messen des Blutzuckers zu übernehmen, während es diese Handlungen überwacht, um Fehler zu vermeiden. Dies hilft, die Würde des Patienten zu wahren und ein Gefühl der Kontrolle über seine Krankheit zu erhalten, was sich positiv auf sein psychologisches Wohlbefinden auswirken kann.

Die psychologische Unterstützung ist ein weiteres wichtiges Thema bei der Anpassung der Pflege im Falle des Verlustes der Selbständigkeit. Der Verlust der Unabhängigkeit ist für Patienten oft eine Quelle von Frustration, Traurigkeit oder Angst, insbesondere wenn der Umgang mit einer chronischen Krankheit wie Diabetes zunehmend anstrengend wird. Der Patient kann ein Gefühl der Hilflosigkeit gegenüber seiner Situation empfinden, was seine Moral beeinträchtigen und sein Engagement für die Pflege verringern kann. Es ist wichtig, dass die Betreuer, ob professionell oder als Familienmitglied, einfühlsam und wohlwollend unterstützen und die Emotionen des Patienten respektieren. Auch die Konsultation eines Psychologen oder die Unterstützung in einer Selbsthilfegruppe kann hilfreich sein, um dem Patienten zu helfen, sich an seine neue Realität anzupassen und die emotionalen Aspekte des Verlustes der Selbständigkeit besser zu bewältigen.

Schließlich erfordert die Anpassung der Pflege eine **multidisziplinäre Koordination**, um eine umfassende Pflege zu gewährleisten. Neben den Pflegern und Angehörigen müssen auch Ärzte, Krankenschwestern, Diabetologen, Ernährungswissenschaftler und andere Gesundheitsexperten zusammenarbeiten, um die Pflege an die sich ändernden Bedürfnisse des Patienten anzupassen. Regelmäßige

Untersuchungen sind erforderlich, um die Entwicklung des Autonomieverlustes zu beurteilen und die Behandlung, Ernährung und Überwachung entsprechend anzupassen. Dieser kooperative Ansatz stellt sicher, dass der Patient die für seinen Zustand am besten geeignete Pflege erhält, wobei seine verbleibenden Fähigkeiten und sein allgemeines Wohlbefinden berücksichtigt werden.

○ Umgang mit Verhaltensweisen im Zusammenhang mit kognitiven Störungen bei Diabetikern

Der Umgang mit Verhaltensweisen, die mit kognitiven Störungen bei Diabetespatienten zusammenhängen, ist eine komplexe Herausforderung, denn es gilt, die Behandlung einer chronischen Krankheit, Diabetes, mit den weitreichenden Auswirkungen kognitiver Störungen in Einklang zu bringen, sei es aufgrund von Demenz, Alzheimer oder anderen Formen des kognitiven Verfalls. Diabetespatienten mit kognitiven Störungen sind oft mit größeren Schwierigkeiten bei der Behandlung, der Ernährung und der Überwachung des Blutzuckerspiegels konfrontiert, was ihren allgemeinen Gesundheitszustand verschlechtern und zu weiteren Komplikationen führen kann. Ein sorgfältiger und multidimensionaler Pflegeansatz ist daher unerlässlich, um mit diesen Verhaltensweisen umzugehen und sicherzustellen, dass der Patient die richtige Pflege erhält und gleichzeitig die mit dem Diabetes verbundenen Risiken minimiert werden.

Eine der ersten Herausforderungen bei der Behandlung von Diabetespatienten mit kognitiven Störungen ist **das Vergessen von Behandlungen** oder das Missverstehen von medizinischen Anweisungen. Patienten mit Demenz können Schwierigkeiten haben, sich an die Einnahme von Medikamenten zu erinnern, die vorgeschriebenen Dosen einzuhalten oder Ernährungsempfehlungen zu befolgen, was das Risiko von Blutzuckerungleichgewichten erhöht, einschließlich Episoden von Hyperglykämie oder Hypoglykämie. Diese Schwankungen wirken sich nicht nur direkt auf die Gesundheit aus, sondern können auch kognitive Störungen verstärken und zu unvorhersehbaren Verhaltensweisen wie Unruhe oder Verwirrung führen. Daher ist es wichtig, **Mechanismen** zur **Erinnerung** und Automatisierung der Pflege einzuführen, wie z.B. die Verwendung von wöchentlichen Pillenpackungen oder Geräten zur kontinuierlichen Überwachung des Blutzuckers (CGM), die bei Unausgewogenheiten alarmieren. Angehörige oder Pflegepersonal müssen aktiv einbezogen werden, um eine strenge Überwachung zu gewährleisten und dem Patienten zu helfen, seine Behandlung einzuhalten.

Essstörungen sind auch bei Diabetespatienten mit kognitiven Störungen häufig anzutreffen. Diese Patienten können einen unregelmäßigen Appetit haben, übermäßig essen oder das Essen vergessen, was die Blutzuckereinstellung erschwert. Die Alzheimer-Krankheit kann beispielsweise zu Veränderungen der Essgewohnheiten führen, wie z.B. die Weigerung zu essen oder die Tendenz, Nahrungsmittel zu konsumieren, die für den Zustand der Betroffenen nicht geeignet sind (schnelle Zucker, verarbeitete Lebensmittel usw.). Diese Verhaltensweisen können durch Kau- und Schluckbeschwerden oder Geschmacksverlust noch verschlimmert werden. In diesen Fällen ist es wichtig, **Mahlzeiten** anzubieten, die auf die spezifischen Bedürfnisse des Patienten **zugeschnitten** sind, gegebenenfalls mit veränderter Textur, und dabei auf eine ausgewogene Ernährung zu achten, die ein gutes Diabetesmanagement fördert. Regelmäßige, aufgeteilte und ausgewogene Mahlzeiten, die komplexe Kohlenhydrate und Proteinquellen enthalten, helfen, den Blutzuckerspiegel zu stabilisieren. Es kann hilfreich sein, **gesunde Snacks** zu bestimmten Tageszeiten einzuführen, um Hypoglykämien zwischen den Mahlzeiten zu vermeiden.

Diabetespatienten mit kognitiven Störungen können auch **oppositionelle** oder **verweigernde Verhaltensweisen** zeigen, was die Behandlung noch komplizierter macht. Sie können sich weigern, ihre Medikamente einzunehmen, den Blutzucker zu messen oder Insulin zu spritzen, manchmal aufgrund von Angst, Verwirrung oder Misstrauen. Diese Verhaltensweisen erfordern einen sanften und einfühlsamen Pflegeansatz. Es ist wichtig, die

378

Pflege auf einfache und beruhigende Weise zu erklären und dabei den Rhythmus des Patienten zu respektieren. Manchmal kann die Verwendung von **Ritualen** oder **sich wiederholenden Handlungen** dazu beitragen, die Pflege in die Routine des Patienten zu integrieren, seine Angst zu verringern und seine Kooperation zu fördern. Die Einbeziehung von Angehörigen oder professionellen Pflegekräften ist entscheidend, um die Kontinuität der Pflege zu gewährleisten, indem sie sich an die Tageszeiten anpassen, zu denen der Patient empfänglicher ist.

Agitation oder Aggressivität sind häufige Verhaltensweisen bei Patienten mit kognitiven Störungen, insbesondere im fortgeschrittenen Stadium der Demenz. Diese Verhaltensweisen können durch ein Ungleichgewicht des Blutzuckerspiegels verstärkt werden, insbesondere durch Hypoglykämie, die zu Verwirrung, Reizbarkeit und sogar gewalttätigem Verhalten führt. Es ist entscheidend, genau auf Anzeichen einer Hypoglykämie zu achten und schnell einzugreifen, indem schnell wirkende Kohlenhydrate wie Glukosetabletten oder Fruchtsäfte verabreicht werden, um den Blutzuckerspiegel zu stabilisieren und die Symptome zu lindern. Das Pflegepersonal sollte darin geschult werden, die ersten Anzeichen von Unruhe zu erkennen, wie z.B. Stimmungsschwankungen oder unberechenbares Verhalten, um schwerere Anfälle zu vermeiden.

Umherirren ist ein weiteres Verhalten im Zusammenhang mit kognitiven Störungen, insbesondere bei der Alzheimer-Krankheit, das für Diabetespatienten lebensbedrohlich sein kann. Wenn der Patient sich verirrt oder ziellos umherirrt, kann er vergessen, seine Medikamente einzunehmen, zu essen oder seinen Blutzuckerspiegel zu kontrollieren, was zu ernsthaften Komplikationen wie schwerer Hypoglykämie führen kann. Um solche Situationen zu vermeiden, ist es wichtig, **Sicherheitsmaßnahmen** zu ergreifen, wie z.B. die Verwendung von Ortungssystemen (Armbänder oder Uhren), die es dem Pflegepersonal ermöglichen, die Bewegungen des Patienten in Echtzeit zu verfolgen. Außerdem muss die Umgebung des Patienten so gestaltet werden, dass sie seine Sicherheit fördert, indem sie das Risiko von Stürzen oder Unfällen verringert und den Zugang zu den Pflegebereichen wie Küche oder Badezimmer erleichtert.

Neben dem Umgang mit schwierigen Verhaltensweisen ist es wichtig, die **verbleibende Autonomie** des Patienten so weit wie möglich zu erhalten. Selbst bei fortgeschrittenen kognitiven Störungen können viele Patienten unter Aufsicht noch an bestimmten Aufgaben im Rahmen ihrer Pflege teilnehmen, wie z.B. an der Zubereitung einfacher Mahlzeiten oder der Überwachung ihres Blutzuckerspiegels. Die Förderung dieser aktiven Teilnahme entsprechend den Fähigkeiten des Patienten hilft, ein gewisses Maß an Unabhängigkeit zu erhalten und eine schnelle Verschlechterung des kognitiven Zustands zu vermeiden. Es können auch einfache **technische Hilfsmittel** eingesetzt werden, wie akustische Erinnerungen an die Einnahme von Medikamenten oder visuelle Kalender, die die Tageszeiten für die Pflege anzeigen.

Die Schulung von Betreuern und Angehörigen ist eine weitere wichtige Säule im Umgang mit Verhaltensweisen, die mit kognitiven Störungen bei Diabetikern zusammenhängen. Sie müssen darin geschult werden, die Anzeichen eines unausgeglichenen Blutzuckerspiegels zu erkennen und die Auswirkungen von kognitiven Störungen auf das Diabetesmanagement zu verstehen. Eine Schulung in der richtigen Kommunikation mit Demenzpatienten ist ebenfalls unerlässlich, um Missverständnisse zu vermeiden, Spannungen abzubauen und Vertrauen aufzubauen. Zum Beispiel ist es oft effektiver, einfache Anweisungen-Schritt-für-Schritt zu geben und ruhig und beruhigend zu bleiben, wenn der Patient Anzeichen von Verwirrung oder Unruhe zeigt.

Schließlich ist es wichtig, die **psychologischen Aspekte** im Zusammenhang mit dem Umgang mit Diabetes und kognitiven Störungen nicht zu vernachlässigen. Die Patienten können Frustration, Angst oder Traurigkeit angesichts des fortschreitenden Verlustes ihrer Fähigkeiten empfinden, was sie zu oppositionellem Verhalten oder Rückzug veranlassen kann. Psychologische Unterstützung durch Verhaltenstherapien oder Entspannungsübungen kann helfen, die Angst zu verringern und die Kooperation des Patienten bei der Behandlung zu verbessern. Darüber hinaus ist es wichtig, die Rolle der **pflegenden Angehörigen** anzuerkennen, die eine entscheidende Rolle bei der täglichen Bewältigung von Diabetes und kognitiven Störungen spielen. Die Bereitstellung von Unterstützung und geeigneten Ressourcen hilft, komplexe Verhaltensweisen besser zu bewältigen und Erschöpfung zu vermeiden.

Kapitel 12

Führung und Management der Diabetesabteilung für Pflegehelfer/innen

- **Teil 1: Verwaltung der Abläufe und Prioritäten in der Abteilung**
  - ○ Organisation der Teamarbeit für eine reibungslose und effiziente Betreuung

Die Organisation der Teamarbeit für eine reibungslose und effiziente Betreuung von Patienten, insbesondere von Patienten mit chronischen Krankheiten wie Diabetes, ist von entscheidender Bedeutung, um eine qualitativ hochwertige Pflege zu gewährleisten, Komplikationen zu verhindern und die Lebensqualität der Patienten zu verbessern. Im Rahmen einer multidisziplinären Betreuung hat jedes Mitglied des Pflegeteams eine spezifische Rolle zu spielen, aber die Koordination zwischen den verschiedenen Kompetenzen ist der Schlüssel zur Gewährleistung der Kontinuität in der Pflege, zur Vermeidung von Fehlern und zur Anpassung an die sich ändernden Bedürfnisse der Patienten. Eine gute Organisation der Teamarbeit beruht auf einer klaren Kommunikation, dem Austausch von Informationen und der Festlegung von festen Rollen, wobei der Patient im Mittelpunkt des Entscheidungsprozesses steht.

Der erste Schritt bei der Organisation der Teamarbeit ist **die Klärung der Rollen und Verantwortlichkeiten** der einzelnen Teammitglieder. In einem umfassenden Diabetesmanagement können die beteiligten Fachleute Diabetologen, Allgemeinmediziner, Krankenschwestern, Diätassistenten, Podologen, Psychologen und manchmal auch Kardiologen oder Nephrologen sein, je nach den Komplikationen des Patienten. Jeder Fachmann bringt sein einzigartiges Fachwissen ein, aber es ist entscheidend, dass die Verantwortlichkeiten jedes Einzelnen klar definiert sind, um Überschneidungen oder Grauzonen in der Versorgung zu vermeiden. Beispielsweise ist der Diabetologe für die Anpassung der medikamentösen Behandlung verantwortlich, während der Krankenpfleger eine Rolle bei der therapeutischen Erziehung und der täglichen Überwachung des Blutzuckerspiegels spielt. Der Diätspezialist ist für die Erstellung eines Ernährungsplans zuständig, der auf die spezifischen Bedürfnisse des Diabetespatienten zugeschnitten ist. Wenn diese Rollen von Anfang an festgelegt werden, weiß jedes

Teammitglied, wo und wie es eingreifen muss, was den Pflegeprozess reibungsloser macht.

Kommunikation ist eine der wichtigsten Säulen für eine effektive Organisation der Teamarbeit. Eine offene, regelmäßige und strukturierte Kommunikation stellt sicher, dass jedes Teammitglied über die Informationen verfügt, die es für eine informierte Handlung benötigt. Dies kann durch Teambesprechungen, den Austausch von medizinischen Berichten oder die Nutzung von gemeinsamen Kommunikationsplattformen geschehen, wo jeder die relevanten Informationen über den Zustand des Patienten aktualisieren kann. Zum Beispiel muss eine abnormale Blutzuckermessung oder eine unerwünschte Reaktion auf eine Behandlung sofort dem Team gemeldet werden, damit es die Behandlung entsprechend anpassen kann. Digitale Kommunikationsmittel wie gemeinsame elektronische Patientenakten ermöglichen jedem Fachmann den Zugriff auf die aktuellsten Informationen über den Patienten, wodurch das Risiko von Fehlern verringert und die Koordination der Pflege erleichtert wird.

Ein weiterer Schlüsselfaktor für eine reibungslose **Pflege** ist die Erstellung eines **persönlichen Pflegeplans**. Dieser Plan, der gemeinsam vom Pflegeteam und dem Patienten erstellt wird, muss sich auf die individuellen Bedürfnisse des Patienten konzentrieren und seine Krankengeschichte, seine persönlichen Vorlieben und seine gesundheitlichen Ziele berücksichtigen. Ein gut strukturierter Pflegeplan ermöglicht es jedem Teammitglied zu wissen, welche Ziele erreicht werden sollen, welche Maßnahmen Priorität haben und wie die Pflege im Laufe der Zeit angepasst werden muss. Wenn beispielsweise ein Diabetespatient ein hohes Risiko für kardiovaskuläre Komplikationen hat, werden der Kardiologe und der Diabetologe zusammenarbeiten, um einen Behandlungsplan zur Kontrolle des Blutzuckers, des Blutdrucks und des Cholesterinspiegels zu erstellen. Der Krankenpfleger wird die Vitalparameter überwachen und die Empfehlungen des Plans umsetzen, während der Diätspezialist die Ernährung an die spezifischen Bedürfnisse des Patienten in Bezug auf die Herzgesundheit anpassen kann.

Die interdisziplinäre Zusammenarbeit ist unerlässlich, um zu vermeiden, dass der Patient eine fragmentierte oder widersprüchliche Versorgung erhält. Ein Diabetespatient mit Nierenkomplikationen, der von einem Nephrologen betreut werden muss, benötigt beispielsweise eine enge Koordination zwischen dem Nephrologen und dem Diabetologen, um die medikamentöse Behandlung, die Insulindosierung und die Ernährungsempfehlungen anzupassen. Der Nephrologe kann Änderungen entsprechend dem Fortschreiten der Niereninsuffizienz vorschlagen, während der Diabetologe sicherstellt, dass diese Anpassungen nicht die Blutzuckerkontrolle beeinträchtigen. Bei Diabetespatienten mit Fußgeschwüren oder Amputationsrisiko arbeitet der Podologe eng mit dem Krankenpfleger zusammen, um die Wunden zu überwachen, eine angemessene Pflege durchzuführen und geeignetes Schuhwerk zu empfehlen, um schwere Komplikationen zu vermeiden.

Die therapeutische Schulung spielt eine zentrale Rolle bei der Behandlung von Diabetes und ist oft der Bereich, in dem das multidisziplinäre Team zusammenarbeiten muss, um dem Patienten eine kohärente und vollständige Information zu geben. Jedes Teammitglied, vom Diabetologen über den Diätassistenten bis hin zum Krankenpfleger, muss an dieser Schulung teilnehmen, sei es, um den Umgang mit dem Blutzuckerspiegel zu lehren, die Bedeutung von körperlicher Aktivität oder das Verständnis der Warnzeichen. Eine gut koordinierte Schulung ermöglicht es, dem Patienten die Verantwortung für den Umgang mit seiner Krankheit zu übertragen und Krankenhausaufenthalte aufgrund von vermeidbaren Komplikationen zu reduzieren. Wenn der Patient zum Beispiel versteht, wie wichtig es ist, seinen Blutzuckerspiegel regelmäßig zu überwachen und seinen Ernährungsplan einzuhalten, wird er im täglichen Leben selbständiger sein und weniger wahrscheinlich schwere Episoden von Hyperglykämie oder Hypoglykämie erleben.

Die effiziente Organisation der Teamarbeit erfordert auch **eine kontinuierliche Anpassung der Versorgung** an die sich ändernden Bedürfnisse des Patienten. Ein Diabetespatient, der neue Komplikationen wie Retinopathie oder Neuropathie entwickelt, wird Anpassungen seines Behandlungsplans und die Einbeziehung neuer Spezialisten wie eines Augenarztes oder eines Neurologen erfordern. Das Team muss flexibel bleiben und in der Lage sein, die Behandlungsziele regelmäßig neu zu bewerten, um sicherzustellen, dass sie noch den aktuellen Bedürfnissen des Patienten entsprechen. Dies beinhaltet regelmäßige Überprüfungen, bei denen das Team die Fortschritte, die aufgetretenen Schwierigkeiten und die notwendigen Anpassungen diskutiert. Dieser proaktive Ansatz ermöglicht es, schnell auf Veränderungen im Gesundheitszustand des Patienten zu reagieren und Komplikationen zu verhindern, bevor sie schwerwiegend werden.

Die Rolle des Patienten und seiner Familie ist ebenfalls **von** entscheidender Bedeutung für eine reibungslose und effiziente Behandlung. Die Einbeziehung des Patienten in die Entscheidungen über seine Behandlung fördert sein Engagement und sein Verständnis für die Pflege. Dies ist besonders wichtig für Diabetespatienten, die ihren Blutzuckerspiegel und ihre tägliche Ernährung oft selbst verwalten müssen. Angehörige spielen ebenfalls eine wichtige Rolle bei der Unterstützung, insbesondere bei Patienten mit eingeschränkter Autonomie oder kognitiven Störungen. Das Pflegeteam sollte die Angehörigen in die Diskussionen über den Pflegeplan einbeziehen und ihnen die notwendigen Hilfsmittel und Aufklärungsmaßnahmen zur Verfügung stellen, um den Patienten angemessen zu begleiten.

Schließlich ist die **Verwaltung der Ressourcen** und der Zeit ein wesentlicher Bestandteil einer effektiven Organisation. Jedes Teammitglied muss in der Lage sein, effizient zu arbeiten, ohne überlastet zu werden, und dabei die Behandlungsfristen und medizinischen Prioritäten einzuhalten. Planungsinstrumente, wie z.B. gemeinsame Kalender oder regelmäßige Nachbesprechungen, helfen dabei, Aufgaben gerecht zu verteilen und Doppelarbeit zu vermeiden. Durch die Optimierung des Ressourcenmanagements kann sich das Team auf die Patientenversorgung konzentrieren und gleichzeitig einen reibungslosen und gut koordinierten Arbeitsablauf aufrechterhalten.

- ◦ Reaktion auf unvorhergesehene Ereignisse und Notfallmanagement in der Abteilung

Die Reaktion auf unvorhergesehene Ereignisse und die Bewältigung von Notfällen in einer Abteilung, insbesondere bei der Behandlung von Diabetespatienten, erfordert eine straffe Organisation, eine effiziente Koordination des Pflegeteams und eine große Anpassungsfähigkeit. Unvorhergesehene Ereignisse, seien sie medizinischer, technischer oder organisatorischer Art, sind ein integraler Bestandteil des Alltags im Gesundheitswesen. Die Herausforderung besteht darin, Mechanismen zu entwickeln, die es ermöglichen, Notfallsituationen so weit wie möglich vorauszusehen und gleichzeitig eine schnelle und angemessene Reaktion zu gewährleisten, wenn sie eintreten. Ob es sich um schwere Blutzuckerungleichgewichte, hypoglykämische Ereignisse, Herzkomplikationen oder akute Krisen wie diabetische Ketoazidose handelt, die Fähigkeit des Teams, reibungslos und koordiniert einzugreifen, ist für die Sicherheit der Patienten von entscheidender Bedeutung.

Die Vorbereitung auf das Unerwartete beginnt mit der Einführung von klaren und gut definierten Notfallprotokollen. Diese Protokolle müssen allen Mitgliedern des Pflegeteams bekannt sein und von ihnen beherrscht werden, egal ob es sich um Ärzte, Krankenschwestern, Pfleger oder sogar Verwaltungspersonal handelt. Ein gut ausgearbeitetes Protokoll ermöglicht es, im Falle einer Krise schnell und ohne Zeitverlust zu handeln. Bei einer schweren Hypoglykämie ist es beispielsweise entscheidend, genau zu wissen, welche Schritte zu unternehmen sind: sofortige Messung des Blutzuckers, Verabreichung von Glukose (oral oder intravenös, je nach Bewusstseinszustand des Patienten) und Neubewertung der

Vitalparameter. Die Teammitglieder müssen in der Lage sein, diese Maßnahmen selbständig durchzuführen und gleichzeitig wissen, wann sie einen Arzt rufen oder andere Fachleute alarmieren müssen.

Die Fortbildung spielt eine Schlüsselrolle bei der Fähigkeit, Notfälle effektiv zu bewältigen. Alle Pflegekräfte, unabhängig von ihrem Erfahrungsniveau oder ihrer Position, müssen in Notfallmaßnahmen, der Verwendung spezieller Ausrüstung und dem Umgang mit kritischen Situationen geschult werden. Regelmäßige Notfallsimulationen helfen dabei, diese Fähigkeiten auf dem neuesten Stand zu halten und mögliche Schwachstellen in der Organisation des Dienstes zu identifizieren. Diese Simulationen können verschiedene Szenarien beinhalten, wie z.B. eine diabetische Ketoazidose oder einen hypoglykämischen Schock, um die Reaktionsfähigkeit des Teams zu testen und sicherzustellen, dass alle Protokolle verstanden werden. Diese Übungen stärken auch den Zusammenhalt des Teams und verbessern die Kommunikation in Stresssituationen, was für den reibungslosen Umgang mit unvorhergesehenen Ereignissen von entscheidender Bedeutung ist.

Parallel dazu ist eine **gute Verwaltung der materiellen Ressourcen** für die Bewältigung von Notfällen von entscheidender Bedeutung. Dies bedeutet, dass Sie sicherstellen müssen, dass alle notwendigen Materialien verfügbar, funktionstüchtig und griffbereit sind. Zum Beispiel müssen im Falle eines hypoglykämischen Anfalls oder einer diabetischen Ketoazidose Notfallsets mit Glukoselösungen, Spritzen für schnelles Insulin oder Wiederbelebungsausrüstung sofort verfügbar sein. Eine regelmäßige Kontrolle dieser Bestände und Ausrüstungen verhindert, dass es bei dringendem Bedarf zu Materialengpässen kommt. Dasselbe gilt für Defibrillatoren im Falle eines Herznotfalls. Die Verfügbarkeit einer ausreichenden Anzahl von funktionierenden Geräten verhindert den Verlust wertvoller Zeit und ermöglicht eine schnelle Stabilisierung des Zustands des Patienten, bevor er sich verschlechtert.

Eine schnelle und effiziente Kommunikation innerhalb des Pflegeteams ist bei unvorhergesehenen Ereignissen oder Notfällen von größter Bedeutung. In kritischen Situationen zählt jede Sekunde, und eine klare Kommunikation ermöglicht eine optimale Koordination der Bemühungen. Ein wesentlicher Aspekt ist die schnelle Übermittlung präziser Informationen: Jedes Teammitglied muss in der Lage sein, die Situation, die bereits ergriffenen Maßnahmen und die unmittelbaren Bedürfnisse kurz und bündig zu beschreiben. Wenn beispielsweise ein Krankenpfleger bei einem Patienten mit Anzeichen einer Ketoazidose eine schwere Hyperglykämie feststellt, muss er in der Lage sein, die wichtigsten Informationen an den Arzt weiterzuleiten (Blutzucker, Ketonurie, klinischer Zustand des Patienten) und die ersten Maßnahmen zur Stabilisierung einzuleiten, bevor Verstärkung eintrifft. Ebenso müssen die Aufgaben schnell und klar an die Teammitglieder verteilt werden, um Doppelarbeit oder Versäumnisse zu vermeiden und um sicherzustellen, dass alle prioritären Maßnahmen unverzüglich durchgeführt werden.

Um unvorhergesehenen Ereignissen vorzugreifen, ist eine **kontinuierliche und proaktive Überwachung von** Risikopatienten erforderlich. Einige Diabetespatienten, insbesondere solche mit Ketoazidose, häufigen Hypoglykämien oder Herzkomplikationen in der Vorgeschichte, müssen besonders sorgfältig überwacht werden. Die regelmäßige Überwachung der Vitalparameter, der Blutzuckerwerte in den Kapillaren und die Beurteilung der klinischen Anzeichen ermöglichen es, Anomalien frühzeitig zu erkennen, bevor sie sich zu einem Notfall ausweiten. Zum Beispiel kann ein Patient mit ungewöhnlicher Müdigkeit, Verwirrung oder kalten Schweißausbrüchen eine Hypoglykämie entwickeln. In diesem Fall ist eine schnelle Reaktion erforderlich, um den Blutzuckerspiegel zu korrigieren, bevor sich der Zustand des Patienten weiter verschlechtert. Das Pflegeteam muss daher besonders wachsam sein und auf die subtilen Anzeichen achten, die einen Notfall ankündigen können.

Das Notfallmanagement umfasst auch die Fähigkeit, **mehrere Situationen gleichzeitig** zu **bewältigen**, was in Krankenhausabteilungen häufig der Fall ist. Wenn ein Notfall eintritt, kann er einen großen Teil der personellen und materiellen Ressourcen binden. Daher ist es wichtig, die Teamarbeit schnell umorganisieren zu können, um die Kontinuität der Pflege für andere Patienten zu gewährleisten und gleichzeitig den aktuellen Notfall zu bewältigen. Dies kann bedeuten, dass bestimmte Aufgaben an andere Teammitglieder delegiert werden, dass die Pflege nach dem Schweregrad der Fälle priorisiert wird und dass sichergestellt wird, dass jedes Teammitglied über den Zustand der einzelnen Patienten informiert ist.

Schließlich ist es wichtig, **die psychologische und emotionale Unterstützung** der Pflegeteams in Betracht zu ziehen, die oft mit stressigen Situationen konfrontiert sind, wenn sie sich um Notfälle kümmern müssen. Der Umgang mit unvorhergesehenen Ereignissen auf einer Station, insbesondere bei schweren Komplikationen oder diabetischen Dekompensationen, kann für das Personal eine erhebliche Belastung darstellen. Um sicherzustellen, dass das Team leistungsfähig und reaktionsfähig bleibt, ist es von entscheidender Bedeutung, dass das Pflegepersonal ein günstiges Arbeitsumfeld vorfindet, in dem es sich gegenseitig unterstützen und kritische Situationen besprechen kann. Die Organisation von Feedback-Momenten oder Besprechungen nach einem Notfall ermöglicht es, verbesserungswürdige Punkte zu diskutieren, positive Maßnahmen zu würdigen und den Zusammenhalt des Teams zu stärken.

    ◦   Optimierung von Zeit und Ressourcen für eine qualitativ hochwertige Patientenbetreuung

Die Optimierung von Zeit und Ressourcen für eine qualitativ hochwertige Patientenbetreuung ist eine der zentralen Herausforderungen im Pflegemanagement, insbesondere für Patienten mit chronischen Krankheiten wie Diabetes. Der Bedarf an regelmäßiger Nachsorge, multidisziplinären Konsultationen und präzisen medizinischen Eingriffen erfordert eine effiziente Organisation der Pflege, um eine optimale Betreuung zu gewährleisten und gleichzeitig eine Überlastung der Pflegeteams zu vermeiden. Ziel ist es, die Effizienz der personellen und materiellen Ressourcen zu maximieren und gleichzeitig den Patienten eine persönliche und auf ihre Bedürfnisse zugeschnittene Betreuung zu bieten. Dies beinhaltet sowohl ein intelligentes Zeitmanagement, eine angemessene Aufgabenverteilung als auch die Nutzung der verfügbaren Technologien zur Verbesserung der Koordination und Zugänglichkeit der Pflege.

Der erste Schritt zur Optimierung von Zeit und Ressourcen bei der Betreuung von Diabetespatienten ist die **Einführung von standardisierten Protokollen**, die auf die verschiedenen Phasen der Betreuung abgestimmt sind. Die Protokolle ermöglichen es, klare und kohärente Behandlungspfade für die verschiedenen Patiententypen zu definieren (z.B. Patienten in der Screening-Phase, Patienten mit fortgeschrittenen Komplikationen oder Patienten, die eine Therapieanpassung benötigen). Diese Protokolle helfen bei der Strukturierung von Konsultationen, Untersuchungen und Interventionen, indem sie sicherstellen, dass jedes Mitglied des Pflegeteams genau weiß, was in jeder Phase der Betreuung zu erwarten ist. Dies vermeidet Verzögerungen oder Redundanzen in der Pflege und gewährleistet einen einheitlichen und rigorosen Ansatz. Bei Diabetespatienten beispielsweise kann ein klares Protokoll über die Häufigkeit von Blutzuckermessungen, Bluttests oder Fußuntersuchungen Zeit bei der Konsultation sparen und gleichzeitig sicherstellen, dass die Pflege umfassend und der klinischen Situation angemessen ist.

Die Delegation von Aufgaben innerhalb des Pflegeteams ist ein weiterer wichtiger Hebel zur Optimierung von Zeit und Ressourcen. Nicht alle Gesundheitsfachkräfte müssen sich um jeden Aspekt der Patientenbetreuung kümmern. Es ist wichtig, die Verantwortlichkeiten jedes Einzelnen klar zu definieren und bestimmte Aufgaben an spezialisierte Fachkräfte zu delegieren, je nach deren Fähigkeiten. Beispielsweise können Krankenpfleger

Blutzuckermessungen, Insulinverabreichungen oder die therapeutische Ausbildung der Patienten übernehmen, während Ärzte sich auf die Analyse von Bilanzen, Therapieanpassungen oder die Behandlung von Komplikationen konzentrieren. Diese Aufteilung ermöglicht es, den Ärzten einige Aufgaben abzunehmen, die von anderen Teammitgliedern erledigt werden können, und gleichzeitig sicherzustellen, dass die Versorgung gut koordiniert wird. Darüber hinaus können Pfleger oder Arzthelferinnen administrative Aufgaben wie Terminvereinbarungen oder die Vorbereitung von Akten übernehmen und so Zeit für das Pflegepersonal schaffen.

Die Technologie spielt eine zentrale Rolle bei der Optimierung der Patientenbetreuung. Der Einsatz von elektronischen Patientenakten (EPA) erleichtert die Verwaltung von Patienteninformationen und ermöglicht einen schnellen und gemeinsamen Zugriff auf medizinische Daten, wodurch Zeitverluste durch die Suche nach Informationen oder die Doppelung von Untersuchungen vermieden werden. Diese Werkzeuge ermöglichen auch eine bessere Koordinierung der Arbeit zwischen den verschiedenen Gesundheitsfachleuten, die an der Behandlung des Patienten beteiligt sind. Beispielsweise können ein Arzt, ein Diabetologe, ein Fußpfleger und ein Ernährungsberater alle in Echtzeit auf dieselbe Akte zugreifen, was die Kontinuität der Pflege erleichtert und Fehler oder Versäumnisse vermeidet. Außerdem kann der Einsatz von Software zur Überwachung des Blutzuckerspiegels oder der Vitalparameter die Zeit für die manuelle Datenanalyse reduzieren und gleichzeitig einen klaren und aktuellen Überblick über den Zustand des Patienten bieten.

Fernkonsultationen oder **Telemedizin** stellen eine weitere Möglichkeit dar, Zeit und Ressourcen zu optimieren und gleichzeitig den Zugang zur Gesundheitsversorgung zu verbessern. Bei stabilen Patienten oder solchen, die lediglich eine Anpassung der Behandlung benötigen, kann die Telemedizin unnötige Reisen vermeiden und die Wartezeit für eine Konsultation verkürzen. Diese Fernkonsultationen können auch zur Überwachung spezifischer Parameter wie Blutzucker, Blutdruck oder Medikamenteneinnahme genutzt werden, um die Behandlung entsprechend den Ergebnissen anzupassen. Die Fernüberwachung von Diabetespatienten über angeschlossene Blutzuckersensoren oder Heimüberwachungsgeräte ermöglicht es, Ungleichgewichte schnell zu erkennen, ohne dass ein Arzt physisch aufgesucht werden muss. Dadurch wird Zeit für persönliche Konsultationen frei, die dann den kompliziertesten Patienten oder solchen, die eine intensivere Betreuung benötigen, vorbehalten bleiben können.

Gleichzeitig ist **die therapeutische Schulung** der **Patienten** ein Schlüsselfaktor für die Verbesserung der Effektivität der Nachsorge, da ein gut informierter und geschulter Patient unabhängiger ist und weniger wiederholte Interventionen seitens des Pflegepersonals benötigt. Indem den Patienten die notwendigen Instrumente an die Hand gegeben werden, um bestimmte Aspekte ihres Diabetes (wie die Überwachung des Blutzuckerspiegels, die Anpassung der Ernährung oder die Verwaltung des Insulins) selbst zu verwalten, kann das Behandlungsteam seine Bemühungen auf die kritischsten Aspekte der Nachsorge konzentrieren. Die therapeutische Ausbildung kann in Form von Gruppenworkshops, Einzelberatungen oder sogar Online-Plattformen erfolgen, so dass eine große Anzahl von Patienten auf effiziente Weise geschult werden kann. Neben der Entlastung des Pflegepersonals stärkt dieser Ansatz auch die Beteiligung des Patienten am Management seiner Krankheit, was langfristig zu besseren klinischen Ergebnissen führen kann.

Ein weiterer wichtiger Aspekt der Ressourcenoptimierung ist **die intelligente Verwaltung von Prioritäten**, insbesondere bei der Planung von Konsultationen und Untersuchungen. Nicht alle Patienten benötigen gleich häufig einen Arztbesuch, und es ist wichtig, Strategien für eine differenzierte Nachsorge zu entwickeln. Beispielsweise können gut eingestellte Diabetespatienten weniger häufig gesehen werden, während Patienten mit Komplikationen oder starken Blutzuckerungleichgewichten regelmäßigere Termine benötigen.

Dies ermöglicht es, die Zeit des Pflegepersonals besser zu verteilen und Engpässe in der Abteilung zu vermeiden. Darüber hinaus ermöglicht die Identifizierung von Risikopatienten durch regelmäßige Untersuchungen oder Schlüsselindikatoren in ihrer Krankenakte, die Maßnahmen auf diejenigen zu konzentrieren, die sie am dringendsten benötigen.

Die Verwaltung der materiellen Ressourcen ist ebenfalls von entscheidender Bedeutung, um Zeitverluste zu vermeiden. Die Funktionsfähigkeit der medizinischen Geräte, die Verfügbarkeit von Medikamenten und Pflegematerial (wie Blutzuckerteststreifen oder Insulinspritzen) muss jederzeit gewährleistet sein. Ein effektives Bestandsmanagement vermeidet Unterbrechungen und Verzögerungen bei der Behandlung und stellt sicher, dass das Personal keine Zeit mit der Suche nach fehlenden Materialien verschwendet. Dies kann durch die Einrichtung von automatischen Inventarisierungssystemen oder regelmäßigen Nachbestellungen erreicht werden, die den Materialbedarf der Abteilung ständig im Auge behalten.

Schließlich bedeutet **die Optimierung von Zeit und Ressourcen die** Schaffung einer Arbeitsumgebung, in der die Mitglieder des Pflegeteams sich gegenseitig unterstützen und effektiv zusammenarbeiten können. Ein kooperativer Geist, in dem die Fähigkeiten jedes Einzelnen geschätzt werden, reduziert den Stress, der mit der Arbeitsbelastung verbunden ist, und verbessert die Qualität der Pflege. Die Förderung des regelmäßigen Austauschs zwischen den Pflegekräften durch Teamsitzungen oder Nachbesprechungen hilft, die Pflege besser zu koordinieren und die Bedürfnisse der Patienten zu antizipieren, und fördert eine positive Arbeitsatmosphäre. Darüber hinaus können diese Momente des Austauschs dazu beitragen, kontinuierliche Verbesserungsmöglichkeiten zu identifizieren, um die Arbeitsmethoden an die Herausforderungen anzupassen.

- **Teil 2: Weiterbildung und Spezialisierung von Pflegekräften**
  - Teilnahme an regelmäßigen Schulungen: Aktualisierung der Praktiken und des Wissens

Die Teilnahme an regelmäßigen Fortbildungen ist für das Pflegepersonal von entscheidender Bedeutung, da sie es ermöglicht, die eigenen Praktiken und Kenntnisse auf dem neuesten Stand zu halten und die Qualität der Patientenversorgung zu verbessern, insbesondere in Bereichen, die sich ständig weiterentwickeln, wie die Behandlung von Diabetes. Im medizinischen Bereich erfordern technologische Fortschritte, neue klinische Empfehlungen und wissenschaftliche Entdeckungen eine ständige Auffrischung des Wissens. Regelmäßige Fortbildungen sind nicht nur eine berufliche Pflicht, sondern auch eine Gelegenheit, die eigenen Fähigkeiten zu verbessern, innovative Methoden zu entdecken und sich mit anderen Fachleuten über die besten Praktiken auszutauschen. Dieser proaktive Fortbildungsansatz trägt nicht nur dazu bei, eine hervorragende Pflege zu gewährleisten, sondern stärkt auch das Vertrauen der Pflegekräfte in ihre Fähigkeit, den Bedürfnissen der Patienten gerecht zu werden.

Einer der Hauptgründe, warum die Teilnahme an **regelmäßigen Schulungen** so wichtig ist, ist die Tatsache, dass die Medizin ein sich ständig weiterentwickelndes Gebiet ist. Neue Studien verbessern regelmäßig unser Verständnis von chronischen Krankheiten wie Diabetes, und jeder neue Fortschritt kann wichtige Auswirkungen auf die Behandlung der Patienten haben. Jüngste Forschungsergebnisse zeigen beispielsweise die Auswirkungen von Kombinationstherapien bei der Behandlung von Typ-2-Diabetes oder die schützende Wirkung bestimmter Arzneimittelklassen wie SGLT-2-Hemmer auf die Nieren- und Herzfunktion. Wenn Sie sich über diese Entwicklungen auf dem Laufenden halten, können Sie als Pflegekraft Behandlungen anbieten, die auf den neuesten wissenschaftlichen Erkenntnissen basieren, und Ihre Praxis entsprechend anpassen.

Medizinische Weiterbildungen bieten auch die Möglichkeit, sich mit den neuen Technologien vertraut zu machen, die bei der Überwachung und Behandlung chronischer Krankheiten eine immer größere Rolle spielen. Bei der Behandlung von Diabetes hat der Einsatz von kontinuierlichen Glukosesensoren (CGM) oder intelligenten Insulinpumpen die Überwachung und Behandlung der Patienten erheblich verbessert. Um diese Hilfsmittel optimal zu nutzen, ist es jedoch entscheidend, dass das Pflegepersonal gut in der Bedienung, Installation und Interpretation der Daten, die sie liefern, geschult wird. Die Schulungen bieten die Möglichkeit, den Umgang mit diesen Geräten zu erlernen, mögliche technische Anomalien zu erkennen und die Patienten bei der täglichen Nutzung besser zu unterstützen. Eine regelmäßige Auffrischung der Kenntnisse über diese Technologien ermöglicht es dem Pflegepersonal, sich mit ihrer Anwendung wohl zu fühlen und sie vollständig in das Pflegemanagement zu integrieren.

Darüber hinaus bieten die regelmäßigen Fortbildungen einen Rahmen, um **sich über die berufliche Praxis auszutauschen**, Erfahrungen zu teilen und gemeinsame Lösungen für Probleme zu finden, die in der täglichen Praxis auftreten. Das Diabetesmanagement kann beispielsweise gemeinsame Herausforderungen mit sich bringen, wie die schwierige Einhaltung der Behandlung durch die Patienten, der Umgang mit Komplikationen oder die Behandlung von Patienten mit komplexen Komorbiditäten. Die Schulungen ermöglichen es den Pflegern, diese Situationen zu diskutieren, aus den Erfahrungen anderer zu lernen und Strategien zu entdecken, die sich in anderen Kontexten bewährt haben. Dies fördert einen kollektiven und kollaborativen Ansatz in der Pflege, bei dem das Wissen zum gemeinsamen Nutzen der Patienten geteilt wird. Dieser Austausch fördert auch die Entwicklung eines Teamgeistes zwischen den verschiedenen Akteuren des Gesundheitswesens, wodurch der Zusammenhalt und die Effizienz der Pflege gestärkt werden.

Spezielle Schulungen zur therapeutischen Erziehung sind besonders wichtig für Pflegekräfte, die mit der Behandlung von

Diabetes **zu** tun haben. Die Betreuung von Diabetespatienten hängt nicht nur von der Verschreibung von Medikamenten ab, sondern auch von ihrer Fähigkeit, ihre Krankheit zu verstehen und mit ihr im Alltag umzugehen. Durch regelmäßige Schulungen können die Betreuer ihren pädagogischen Ansatz verbessern, lernen, ihre Sprache an das Verständnisniveau der Patienten anzupassen, und beherrschen die Kommunikationstechniken, die die Einhaltung der Behandlung fördern. Diese Fähigkeiten sind von entscheidender Bedeutung, um die Autonomie der Patienten zu fördern, ihnen Verantwortung zu übertragen und ihnen zu helfen, ihre Krankheit im Alltag besser zu bewältigen. Durch regelmäßige Fortbildungen können Pflegekräfte die neuesten Methoden der therapeutischen Bildung integrieren, wie z.B. den Einsatz digitaler Hilfsmittel zur Begleitung von Patienten oder neue Strategien zur Motivation und zum Gesundheitscoaching.

Die Vermeidung von medizinischen Fehlern ist ein weiterer zentraler Aspekt der Fortbildung. Indem sie sich über aktualisierte Protokolle, neue klinische Empfehlungen und bewährte Praktiken auf dem Laufenden halten, können Pfleger das Risiko von Fehlern bei der Diagnose, der Behandlung oder der Verabreichung von Medikamenten verringern. Zum Beispiel kann eine falsche Einstellung des Insulins bei einem Diabetespatienten zu schwerwiegenden Folgen wie einer schweren Hypoglykämie oder einer anhaltenden Hyperglykämie führen. Schulungen bieten die Möglichkeit, sich über die neuesten Dosierungsempfehlungen, neue Medikamente und mögliche Wechselwirkungen zwischen verschiedenen Behandlungen auf dem Laufenden zu halten. Dies gewährleistet eine sicherere Behandlung für die Patienten und verbessert die Qualität der Pflege in der Abteilung.

Interprofessionelle Schulungen, die verschiedene Kategorien von Pflegekräften (Ärzte, Krankenpfleger, Ernährungsberater, Pflegehelfer) zusammenbringen, bieten eine besonders bereichernde Perspektive, da sie ein besseres Verständnis der Rollen und Kompetenzen jedes Einzelnen in der Gesamtbetreuung des Patienten ermöglichen. Dieses gegenseitige Verständnis erleichtert die Koordinierung der Pflege und fördert eine reibungslosere Kommunikation innerhalb des Teams, was besonders bei der Betreuung chronischer Patienten von entscheidender Bedeutung ist. Beispielsweise kann ein Diabetologe, der die Rolle der Krankenschwester bei der therapeutischen Erziehung besser versteht, seine Empfehlungen entsprechend der Betreuung durch die Krankenschwester anpassen, und umgekehrt kann sich die Krankenschwester auf den Arzt beziehen, um bestimmte Betreuungsmaßnahmen anzupassen. Diese Synergie optimiert die Qualität der Pflege und verringert das Risiko einer Fragmentierung der Pflege.

Schließlich hat die Teilnahme an regelmäßigen Schulungen auch einen **direkten Einfluss auf das Wohlbefinden des Pflegepersonals selbst.** Der medizinische Bereich kann stressig sein, und Pfleger müssen sich oft mit schwierigen Situationen auseinandersetzen, wie dem Umgang mit schweren Komplikationen oder der Begleitung von Patienten am Lebensende. Schulungen bieten Momente des Abstandes und der Reflexion über die tägliche Praxis, wodurch das Pflegepersonal sein Selbstvertrauen stärken kann und das Gefühl hat, auf dem neuesten Stand der Entwicklungen zu sein. Dieses Vertrauen führt zu einer besseren Versorgung der Patienten, aber auch zu einer Verringerung des Burnouts. Die Möglichkeit, sich in diesen Kursen mit Gleichgesinnten auszutauschen, trägt ebenfalls zu einem besseren Stressmanagement bei.

○ Spezialisierung in Schlüsselbereichen der Diabetologie

Die Spezialisierung auf Schlüsselbereiche der Diabetologie ist eine große Chance für Pflege- und Gesundheitspersonal, das seine Kenntnisse und Fähigkeiten in der Behandlung von Diabetes, einer komplexen und weltweit immer häufiger auftretenden Erkrankung, vertiefen möchte. Diese Spezialisierung ermöglicht es nicht nur, auf die spezifischen Bedürfnisse der Patienten einzugehen, sondern auch die Qualität der Versorgung zu verbessern, indem sie sich an die neuesten medizinischen und technologischen Entwicklungen anpasst. Durch die Konzentration auf Spezialgebiete wie die Behandlung von Komplikationen bei Diabetes, die therapeutische Ausbildung, die Ernährung bei Diabetes oder das Management innovativer Technologien können die Fachkräfte ein hohes Maß an Fachwissen anbieten und aktiv an der Verbesserung der Gesundheitsergebnisse von Diabetespatienten mitwirken.

Einer der Schlüsselbereiche, in denen es wichtig ist, sich zu spezialisieren, ist die **Behandlung von Komplikationen im Zusammenhang mit Diabetes**. Diabetes ist eine Krankheit, die mehrere Körpersysteme betrifft, und die langfristigen Komplikationen können schwerwiegend sein: Neuropathie, Retinopathie, Nephropathie und kardiovaskuläre Komplikationen sind einige Beispiele. Diese Komplikationen erfordern eine gründliche Fachkenntnis, um rechtzeitig erkannt und angemessen behandelt zu werden. Eine Pflegekraft, die auf diesen Bereich spezialisiert ist, muss in der Lage sein, die ersten Anzeichen dieser Komplikationen zu erkennen, wie z.B. Gefühlsverlust in den Füßen (was auf eine Neuropathie hindeutet), Sehstörungen (was auf eine Retinopathie hindeutet) oder die Symptome einer Niereninsuffizienz. Die Vorbeugung, das regelmäßige Screening und die Behandlung dieser Komplikationen müssen ein integraler Bestandteil der Spezialisierung in diesem Sektor sein. Diese Fachkenntnisse können nicht nur das Fortschreiten der Krankheit bei den Patienten verringern, sondern ihnen auch eine bessere Lebensqualität bieten, indem die Folgen der chronischen Komplikationen begrenzt werden.

Die **pädiatrische Diabetologie** ist ein weiterer besonders wichtiger Bereich. Viele Kinder und Jugendliche sind von Typ-1-Diabetes betroffen, und die Behandlung dieser jungen Patienten erfordert besondere Fähigkeiten. Die Fachleute auf diesem Gebiet müssen die Besonderheiten des Typ-1-Diabetes bei Kindern kennen, bei denen die Insulinbehandlung, die therapeutische Schulung und die psychosoziale Unterstützung von größter Bedeutung sind. Darüber hinaus spielt die Familiendynamik eine wichtige Rolle bei der Behandlung von Diabetes bei Kindern: Das Pflegepersonal muss oft eng mit den Eltern zusammenarbeiten, um ihnen zu helfen, die Krankheit zu verstehen, sie beim täglichen Management des Blutzuckerspiegels und der Ernährung zu unterstützen und dabei die emotionale und soziale Entwicklung des Kindes zu berücksichtigen. Die Spezialisierung auf pädiatrische Diabetologie ermöglicht es daher, diesen jungen Patienten eine angemessene Betreuung zu bieten und langfristigen Komplikationen vorzubeugen.

Die **diabetische Ernährung** ist ein zentraler Bereich in der Behandlung von Diabetes und die Spezialisierung in diesem Bereich ist von entscheidender Bedeutung, um den Patienten zu helfen, ihre Ernährung entsprechend ihrer Erkrankung besser zu verwalten. Die Ernährung hat einen direkten Einfluss auf den Blutzuckerspiegel und es ist für die Patienten oft schwierig, ein Gleichgewicht zwischen der Aufnahme von Kohlenhydraten, Fetten und Proteinen zu finden und gleichzeitig den Blutzuckerspiegel stabil zu halten. Ein auf Diabetes-Ernährung spezialisiertes Pflegepersonal kann individuelle Ernährungspläne erstellen, die auf die individuellen Bedürfnisse der Patienten zugeschnitten sind und deren Essgewohnheiten, Vorlieben und mögliche Komorbiditäten berücksichtigen. Beispielsweise benötigt ein Diabetespatient mit Niereninsuffizienz eine Diät mit weniger Eiweiß und Kalium, während ein übergewichtiger Diabetespatient von einer Diät zur Gewichtsabnahme bei gleichzeitiger Stabilisierung des Blutzuckerspiegels profitiert. Die Beherrschung der funktionellen Diätetik, die Lebensmittel mit niedrigem glykämischen Index oder ballaststoffreiche Superfoods umfasst, ist ebenfalls ein Vorteil, um die Patienten dabei zu unterstützen, ihren Diabetes durch die Ernährung besser zu managen.

Eine weitere wichtige Spezialisierung ist die auf **innovative Technologien** für das Diabetesmanagement, ein schnell wachsender Bereich. Das Aufkommen von Geräten wie kontinuierlichen Blutzuckermessgeräten (CGM), intelligenten Insulinpumpen und mobilen Anwendungen zur Überwachung des Blutzuckerspiegels hat das Diabetesmanagement erheblich verändert und den Patienten eine bessere Kontrolle und mehr

Autonomie ermöglicht. Damit diese Technologien jedoch ihre volle Wirkung entfalten können, muss das Pflegepersonal in ihrer Anwendung geschult werden und in der Lage sein, die Patienten bei der Einführung und Überwachung zu begleiten. Eine Spezialisierung in diesem Bereich bedeutet nicht nur, dass man die technische Funktionsweise dieser Instrumente versteht, sondern auch, dass man den Patienten hilft, die gelieferten Daten zu interpretieren, ihre Behandlung auf der Grundlage der Ergebnisse anzupassen und mögliche technische Probleme zu lösen. Dieser schnell wachsende Sektor bietet viele Entwicklungsmöglichkeiten, insbesondere mit dem Aufkommen neuer Technologien wie der künstlichen Intelligenz, die in Zukunft ein noch feineres und personalisierteres Diabetesmanagement ermöglichen könnte.

Die therapeutische Ausbildung von Patienten ist ein weiteres Schlüsselgebiet, auf **das** Sie sich spezialisieren können. Die Behandlung von Diabetes hängt weitgehend von der aktiven Beteiligung des Patienten an der Behandlung seiner eigenen Krankheit ab. Dazu gehört ein gutes Verständnis der Mechanismen von Diabetes, die Fähigkeit, den Blutzuckerspiegel regelmäßig zu überwachen, die Ernährung anzupassen und die Behandlung einzuhalten. Eine Pflegekraft, die sich auf die therapeutische Schulung spezialisiert hat, muss in der Lage sein, effektiv mit verschiedenen Patientenprofilen (Kinder, Erwachsene, ältere Menschen) zu kommunizieren, ihre Botschaften an das Verständnis und die Fähigkeiten jedes Einzelnen anzupassen und sie zur langfristigen Einhaltung ihrer Behandlung zu motivieren. Es ist auch wichtig zu wissen, wie man den Patienten helfen kann, die Hindernisse zu überwinden, auf die sie stoßen können, seien es Schwierigkeiten beim Verstehen von Testergebnissen, Essstörungen oder krankheitsbedingte Ängste. Diese Spezialisierung erfordert nicht nur medizinische Kompetenzen, sondern auch pädagogische und psychologische Fähigkeiten, um die Patienten auf ihrem Weg durch die Behandlung zu unterstützen und zu befähigen.

Ein weiterer Bereich, in dem eine Spezialisierung möglich ist, ist die **geriatrische Diabetologie**. Diabetes bei älteren Menschen stellt aufgrund der häufigen Komorbiditäten, der erhöhten Gebrechlichkeit und der altersspezifischen Komplikationen eine besondere Herausforderung dar. Das Diabetesmanagement bei älteren Patienten muss angepasst werden, um die Wechselwirkungen der Medikamente, das Risiko von Stürzen, den Verlust der Autonomie und die kognitiven Störungen zu berücksichtigen, die das tägliche Blutzuckermanagement erschweren können. Eine Pflegekraft, die auf geriatrische Diabetologie spezialisiert ist, kann die Behandlungsziele an den allgemeinen Zustand des Patienten anpassen und dabei Ansätze bevorzugen, die das Risiko einer Hypoglykämie verringern und gleichzeitig eine optimale Lebensqualität aufrechterhalten. Diese Spezialisierung ermöglicht es auch, die Ernährungsbedürfnisse älterer Patienten besser zu verstehen, die sich von denen jüngerer Patienten unterscheiden können, und die Behandlung an die körperlichen und kognitiven Fähigkeiten anzupassen.

Schließlich ist die Spezialisierung auf die **klinische Forschung in der Diabetologie** ein weiterer Weg, der interessante Perspektiven bietet. Pflegekräfte, die sich für diese Spezialisierung entscheiden, können an klinischen Studien teilnehmen, um neue Behandlungen, innovative Therapien oder präventive Ansätze für Diabetes zu testen. Diese Spezialisierung erfordert ein starkes Interesse an Innovation und wissenschaftlicher Analyse, aber sie ermöglicht es, an der Spitze der neuen Fortschritte in der Diabetesbehandlung zu stehen. Die Ergebnisse der klinischen Forschung können dann direkt in der medizinischen Praxis angewendet werden und tragen so zu einer kontinuierlichen Verbesserung der Versorgung bei.

- Mentoring und Tutoring für neue Pflegehelfer: Wissen weitergeben

Mentoring und Tutoring für neue Krankenpflegehelfer spielen eine grundlegende Rolle bei der Vermittlung von Wissen und der Entwicklung von Fähigkeiten, die für eine qualitativ hochwertige

Patientenversorgung wichtig sind, insbesondere in Spezialgebieten wie der Diabetologie. Als erfahrener Krankenpflegehelfer besteht die Rolle des Mentors oder Tutors nicht nur in der Vermittlung von technischem Wissen, sondern auch in der Vermittlung von Werten, beruflichen Einstellungen und Praktiken, die die Zukunft des Berufs prägen. Dieser Prozess der Wissensvermittlung ist entscheidend, um die Kontinuität der Pflege zu gewährleisten, den Teamzusammenhalt zu stärken und neuen Pflegekräften zu helfen, sich schnell und effektiv in ihr Arbeitsumfeld zu integrieren. Mentoring geht über das Unterrichten hinaus und ist eine echte Begleitung, die das persönliche und berufliche Wachstum von Berufsanfängern unterstützt und gleichzeitig den gegenseitigen Austausch von Wissen und Erfahrung fördert.

Das **Tutorsystem** basiert in erster Linie auf der Idee, neue Pflegekräfte durch die ersten Schritte ihrer beruflichen Praxis zu führen. Dabei geht es nicht nur um das Erlernen technischer Handgriffe wie das Messen von Vitalparametern oder die Komfortpflege, sondern auch darum, dass sie die **Gründe für jede Handlung** verstehen. Indem der Tutor die Gründe für jede Handlung erläutert, hilft er den Anfängern, kritisches Denken zu entwickeln, die Bedürfnisse der Patienten zu antizipieren und ihre Pflege an die klinische Situation anzupassen. Bei der Pflege eines Diabetespatienten ist es zum Beispiel wichtig, dass die neuen Pflegekräfte die Bedeutung der Blutzuckerkontrolle, der Fußpflege und der spezifischen Hygiene verstehen, um ernsthafte Komplikationen wie Ulzerationen oder Infektionen zu vermeiden. Die Erklärung des Zusammenhangs zwischen dieser Pflege und den damit verbundenen Risiken hilft, die jungen Pflegekräfte für die direkten Auswirkungen ihrer Handlungen auf die Gesundheit und das Wohlbefinden der Patienten zu sensibilisieren.

Mentoring hingegen geht über den technischen Aspekt hinaus und konzentriert sich auf die langfristige Begleitung in den Beruf. Mentoring beinhaltet eine vertrauensvolle Beziehung zwischen dem Mentor und dem neuen Pflegehelfer, in der der Mentor die Rolle eines Führers, Beraters und Unterstützers einnimmt. Der

Mentor ist da, um seine Erfahrungen zu teilen, praktische Ratschläge zu geben und dem neuen Pflegehelfer zu helfen, sich durch die Herausforderungen des Berufs zu navigieren, sei es Stressbewältigung, die Behandlung komplexer Patienten oder die Arbeitsorganisation. Die Rolle des Beraters ist von entscheidender Bedeutung, da die Anfänge in einem Pflegedienst sehr anstrengend sein können. Der Mentor hilft dabei, **stressige Situationen** zu **entschärfen**, zu lernen, mit unvorhergesehenen Ereignissen umzugehen und die Resilienz gegenüber den Herausforderungen des Berufs zu fördern. Beispielsweise kann ein neuer Pflegehelfer mit schwierigen Situationen konfrontiert werden, wie der Begleitung von Patienten am Lebensende oder in medizinischen Notfällen. Der Mentor kann den jungen Pfleger mit seiner Erfahrung anleiten, wie er diese Situationen mit Ruhe, Einfühlungsvermögen und Professionalität bewältigen kann.

Ein wesentlicher Aspekt des Mentoring und Tutoring ist die **Vermittlung von beruflichen Werten**. Erfahrene Pflegehelfer haben nicht nur technische Fertigkeiten erworben, sondern auch eine Arbeitsethik und grundlegende Werte wie Respekt, Freundlichkeit, Zuhören und die Würde des Patienten entwickelt. Diese Werte müssen den neuen Pflegekräften von ihren ersten Tagen auf der Station an vermittelt werden. Indem der Mentor sie beobachtet, sich die Zeit nimmt, die Bedeutung jeder Interaktion mit dem Patienten zu erläutern und zeigt, wie ein menschlicher Ansatz den Unterschied in der Pflege ausmacht, ermöglicht er es den neuen Pflegekräften, diese Prinzipien in ihre eigene Praxis zu integrieren. So ist es beispielsweise wichtig, dass die Pflegekräfte verstehen, dass hinter jeder medizinischen Maßnahme ein Mensch mit emotionalen Bedürfnissen steht und dass Empathie und aktives Zuhören ebenso wichtig sind wie technische Kompetenz.

Die **Entwicklung** von **Selbstvertrauen** bei neuen Pflegekräften ist ein weiteres wichtiges Ziel des Mentoring. Wenn ein Neuling eine Station betritt, kann er sich selbst nach einer soliden theoretischen Ausbildung unsicher fühlen, was seine Fähigkeiten betrifft. Die Rolle des Mentors besteht darin, dieses Selbstvertrauen zu fördern, indem er konstruktives Feedback und praktische Ratschläge gibt und gleichzeitig ein Umfeld schafft, in dem neue Pflegekräfte Fragen stellen können, ohne befürchten zu müssen, dass sie verurteilt werden. Indem der Mentor die neuen Pflegekräfte ermutigt, sich aktiv an der beaufsichtigten Pflege zu beteiligen, ermöglicht er ihnen, in ihrem eigenen Tempo Fortschritte zu machen, während er gleichzeitig sicherstellt, dass ihre Praxis für die Patienten sicher bleibt. Ziel ist es, ein Klima des **Wohlwollens** zu schaffen, in dem Fehler als Lernmöglichkeit und nicht als Versagen betrachtet werden.

Ein weiterer Aspekt eines effektiven **Mentorings** ist die **persönliche Betreuung**. Jede neue Pflegekraft hat unterschiedliche Stärken und Schwächen, und es ist wichtig, dass der Mentor seinen Ansatz an die individuellen Bedürfnisse jeder Person anpasst. Einige neue Pflegekräfte benötigen möglicherweise mehr Anleitung bei der technischen Pflege, während andere emotionale Unterstützung benötigen, um besser mit dem Stress umgehen zu können, der mit der Arbeitsbelastung oder sensiblen Situationen verbunden ist. Der Mentor sollte auf diese Bedürfnisse eingehen und seine Begleitung so anpassen, dass er eine angemessene und zielgerichtete Unterstützung bietet. Indem er sich die Zeit nimmt, die neue Pflegekraft gut kennenzulernen, kann der Mentor ihre Entwicklung effektiver fördern, indem er ihre Stärken stärkt und schrittweise an den Aspekten arbeitet, die verbessert werden müssen.

Die praktische Anwendung ist ein grundlegendes Element des Mentoringprozesses. Der Mentor muss Möglichkeiten schaffen, damit der neue Pflegehelfer das Gelernte in einem sicheren Rahmen anwenden kann. Beispielsweise kann der Mentor, nachdem er eine Pflegemaßnahme mehrmals beobachtet hat, den Neuling dazu ermutigen, diese unter Aufsicht selbst durchzuführen, indem er ihm Feedback in Echtzeit gibt. Dieser Ansatz fördert das Lernen durch Handeln und ermöglicht es, Fehler sofort zu korrigieren und die Techniken zu verfeinern. Diese beaufsichtigte Praxis ist wichtig, um das Selbstvertrauen der neuen Pflegekräfte zu stärken und ihnen zu ermöglichen, sich die technischen Handgriffe anzueignen, aber auch um ihre

Fähigkeit zu entwickeln, in Pflegesituationen **Entscheidungen** zu **treffen**.

Schließlich tragen auch Mentoring und Tutoring dazu bei, **neue Pflegekräfte in das Team zu integrieren**. Ein neuer Pfleger, der sich gut in ein Team integriert fühlt, ist eher in der Lage, starke Arbeitsbeziehungen aufzubauen, von anderen Teammitgliedern zu lernen und sich schnell an die Anforderungen des Dienstes anzupassen. Der Mentor spielt hier die Rolle eines Vermittlers, der dabei hilft, eine Beziehung zwischen der neuen Pflegekraft und ihren Kollegen aufzubauen und dafür sorgt, dass sich jeder wohl fühlt, wenn er Fragen stellt, um Hilfe bittet oder seine Ideen mitteilt. Ein kooperatives und wohlwollendes Arbeitsumfeld ist für die Förderung des Lernens und der Zusammenarbeit zwischen den verschiedenen Pflegekräften von entscheidender Bedeutung, und der Mentor ist oft das Bindeglied, das diese positive Dynamik schafft.

- **Teil 3: Entwicklung einer effektiven Kommunikation innerhalb des Teams**
  - ◦ Werkzeuge und Techniken zur Verbesserung der interdisziplinären Kommunikation

Die Verbesserung der interdisziplinären Kommunikation ist in einem Pflegeumfeld von entscheidender Bedeutung, insbesondere in komplexen Kontexten wie der Behandlung von Diabetespatienten, in denen verschiedene Gesundheitsfachkräfte - Ärzte, Krankenschwestern, Pfleger, Ernährungsberater, Psychologen und andere Spezialisten - eng zusammenarbeiten müssen. Eine effektive Kommunikation zwischen diesen verschiedenen Akteuren gewährleistet nicht nur die Kohärenz der Pflege, sondern auch eine bessere Kontinuität, die Vermeidung von Fehlern und die Optimierung der Qualität der Patientenversorgung. Die Einführung geeigneter Werkzeuge und Techniken ist daher von entscheidender Bedeutung, um den Austausch und die Zusammenarbeit zwischen den Pflegeteams zu verbessern. Diese Werkzeuge und Techniken sollten den Austausch von präzisen, relevanten und zeitnahen Informationen erleichtern und gleichzeitig eine offene und kooperative Kommunikation fördern.

Eines der ersten Instrumente zur Verbesserung der interdisziplinären Kommunikation ist **die Verwendung** gemeinsamer **elektronischer Patientenakten (EPA)**. EPAs ermöglichen allen an der Betreuung eines Patienten beteiligten Fachleuten den Zugriff auf wichtige medizinische Informationen in Echtzeit, wodurch das Risiko von Informationsverlusten oder Doppelarbeit verringert wird. Sie zentralisieren Daten wie Laborergebnisse, Arztbriefe, Verschreibungen und Gesundheitschecks und stellen sicher, dass jedes Teammitglied einen aktuellen Überblick über den Zustand des Patienten hat. Dies ist besonders wichtig für Diabetespatienten, deren Pflege eine ständige Überwachung von Parametern wie Blutzucker, Blutdruck und damit verbundenen Komplikationen erfordert. Ein Diabetologe kann beispielsweise die Blutzuckerwerte direkt in der Patientenakte einsehen, während ein Podologe Beobachtungen über den Zustand der Füße hinzufügen kann, was eine integrierte und kohärente Behandlung ermöglicht.

Regelmäßige interdisziplinäre Besprechungen, auch Staffs oder Koordinationssitzungen genannt, sind ein weiteres wirksames Instrument zur Verbesserung der Kommunikation zwischen den verschiedenen Mitgliedern des Behandlungsteams. Diese Sitzungen dienen dazu, komplexe Fälle zu besprechen, notwendige Anpassungen der Behandlung zu diskutieren und wichtige klinische Beobachtungen auszutauschen. Sie fördern den Austausch von Ideen und Fachwissen zwischen den verschiedenen Disziplinen, so dass jedes Teammitglied zur Entwicklung des Pflegeplans beitragen kann. Beispielsweise kann der Nephrologe bei einer Besprechung eines Diabetespatienten mit Nierenkomplikationen seine Ansichten zum Medikamentenmanagement einbringen, während der Diätspezialist Ernährungsanpassungen entsprechend den Empfehlungen des Nephrologen vorschlagen kann. Dieser

Austausch ermöglicht es, einen gemeinsamen Pflegeplan zu erstellen, bei dem jeder Fachmann genau weiß, welche Verantwortung er trägt und wie die einzelnen Maßnahmen zusammenhängen.

Um diese Besprechungen zu erleichtern, können **Projektmanagement-Tools** eingesetzt werden, die für Gesundheitsteams geeignet sind, wie z.B. Kollaborationsplattformen oder spezielle Software für die Koordination der Pflege. Diese Tools ermöglichen es, Besprechungen zu planen, Dokumente und Informationen online auszutauschen und den Fortschritt von Behandlungsplänen zu verfolgen. Darüber hinaus bieten sie häufig Funktionen zur Verfolgung von Aufgaben und Verantwortlichkeiten, so dass jedes Teammitglied weiß, was es zu tun hat und wann es dies tun muss. Dies fördert ein proaktives Pflegemanagement und verhindert, dass bestimmte Aufgaben oder Informationen in Vergessenheit geraten. Beispielsweise kann der Arzt nach einer Besprechung den einzelnen Pflegekräften bestimmte Aufgaben zuweisen, wie z.B. die Durchführung eines Bluttests oder einer Ernährungsberatung.

Ein weiteres Schlüsselelement zur Verbesserung der interdisziplinären Kommunikation ist **die Verwendung klarer Kommunikationskanäle, die der jeweiligen Situation angepasst** sind. Es ist wichtig, die richtigen Instrumente je nach Dringlichkeit und Bedeutung der zu teilenden Informationen auszuwählen. Bei dringenden oder kritischen Informationen kann beispielsweise eine direkte Kommunikation (per Telefon oder Instant Messaging) besser geeignet sein als eine E-Mail, da sie eine schnelle Reaktion gewährleistet. Umgekehrt kann für regelmäßige Aktualisierungen oder klinische Überprüfungen eine E-Mail oder eine Notiz in der EMR ausreichend sein. Wichtig ist, dass innerhalb des Teams klare Regeln für den Informationsfluss aufgestellt werden und eine offene Kommunikation gefördert wird, bei der jedes Mitglied seine Meinung äußern und Fragen stellen kann, wenn es Zweifel hat.

Neben den technischen Hilfsmitteln sind auch **Techniken der zwischenmenschlichen Kommunikation** unerlässlich, um den Austausch zwischen den verschiedenen Disziplinen zu verbessern. Eine sehr effektive Methode in diesem Zusammenhang ist der Ansatz der **assertiven Kommunikation**, bei dem jedes Teammitglied ermutigt wird, seine Beobachtungen, Bedenken oder Vorschläge auf klare und respektvolle Weise zu äußern. Dieser Ansatz fördert eine konstruktive Zusammenarbeit, bei der sich jeder gehört und wertgeschätzt fühlt, und erleichtert die Lösung von Konflikten oder Meinungsverschiedenheiten. Ziel ist es, zu vermeiden, dass Missverständnisse oder Kommunikationsfehler die Qualität der Pflege beeinträchtigen. Wenn beispielsweise eine Krankenschwester bei einem Diabetespatienten eine unerwartete Veränderung des Blutzuckerspiegels feststellt und der Meinung ist, dass die Behandlung angepasst werden muss, muss sie diese Information ohne Angst an das medizinische Team weitergeben können, damit eine gemeinsame Entscheidung getroffen werden kann.

Die **SBAR-Methode** (Situation, Background, Assessment, Recommendation) ist eine weitere sehr nützliche Kommunikationstechnik zur Strukturierung des Austauschs zwischen Angehörigen der Gesundheitsberufe. Sie wird vor allem bei Übermittlungen zwischen Pflegekräften eingesetzt und ermöglicht eine kurze und klare Darstellung der Situation eines Patienten, seiner Vorgeschichte, der durchgeführten Bewertungen und der vorgeschlagenen Empfehlungen. Dies ist besonders wichtig in Abteilungen, in denen sich die Teams regelmäßig abwechseln, oder bei komplexer Pflege wie der von Diabetespatienten mit mehreren Komplikationen. Zum Beispiel kann eine Krankenschwester beim Schichtwechsel am Ende des Tages die SBAR-Methode verwenden, um Informationen über die Entwicklung des Blutzuckerspiegels des Patienten, die ergriffenen Maßnahmen (Einstellung des Insulins, Glukosezufuhr) und die Empfehlungen für das weitere Vorgehen (engmaschige Überwachung während der Nacht) weiterzugeben.

Aktives Zuhören ist ebenfalls eine wichtige Fähigkeit, um die interdisziplinäre Kommunikation **zu** verbessern. Es geht nicht nur darum, die Informationen zu hören, sondern wirklich zu verstehen, was gesagt wird, indem man bei Bedarf klärende Fragen stellt und sicherstellt, dass jedes Teammitglied die Schlüsselbotschaften verstanden hat. Dadurch werden Missverständnisse vermieden und es wird sichergestellt, dass die Versorgung des Patienten mit dem Behandlungsplan übereinstimmt. Aktives Zuhören ist besonders wichtig bei Koordinationssitzungen, bei denen mehrere Fachleute ihre Beobachtungen und Empfehlungen austauschen. Wenn beispielsweise ein Diätspezialist seine Ernährungsempfehlungen für einen Diabetespatienten mit Nierenkomplikationen erläutert, ist es wichtig, dass sich die anderen Fachleute (Ärzte, Pflegepersonal) die Zeit nehmen, diese Empfehlungen richtig zu verstehen, um Fehler bei der Umsetzung des Pflegeplans zu vermeiden.

Die Verbesserung der interdisziplinären Kommunikation erfordert auch eine **kontinuierliche Fortbildung** der Gesundheitsteams. Es ist wichtig, das Gesundheitspersonal für die Herausforderungen einer effektiven Kommunikation zu sensibilisieren und ihnen praktische Instrumente zur Verbesserung ihrer Kommunikation an die Hand zu geben. Workshops oder Schulungen zu Kommunikationsfähigkeiten, zur Nutzung neuer technischer Hilfsmittel oder zu Methoden des Projektmanagements können dazu beitragen, den Zusammenhalt des Teams zu stärken und den Austausch zu verbessern. Darüber hinaus kann es hilfreich sein, einen Raum für regelmäßige Bewertungen zu schaffen, in dem die Teams die Qualität ihrer Kommunikation analysieren und Bereiche identifizieren können, die verbessert werden müssen. Diese Momente der Reflexion tragen dazu bei, ein hohes Maß an Zusammenarbeit aufrechtzuerhalten und organisatorischen Fehlfunktionen vorzubeugen.

Schließlich ist es wichtig, **eine offene und nicht hierarchische Kommunikationskultur** innerhalb der Pflegeteams **zu** schaffen. Jedes Teammitglied, unabhängig von seiner

Verantwortungsebene, sollte sich frei fühlen, seine Beobachtungen oder Bedenken mitzuteilen. Dies schließt auch Pfleger ein, die oft an der Frontlinie der Patienten stehen und frühe klinische Anzeichen erkennen können, die ein Eingreifen erfordern. In einer offenen Kommunikationskultur wird die Meinung jedes Fachmanns berücksichtigt und in den Entscheidungsprozess einbezogen, was die Qualität der Pflege verbessert.

- ○ Die Bedeutung von Feedback und kontinuierlicher Bewertung

Feedback und kontinuierliche Bewertung spielen eine entscheidende Rolle bei der Verbesserung der beruflichen Praxis und der Qualität der Pflege in Gesundheitsumgebungen, insbesondere in komplexen Bereichen wie der Diabetologie. Sie sorgen für eine kontinuierliche berufliche Entwicklung, verbessern die Kommunikation innerhalb der Teams und halten die hohen Standards der Patientenversorgung aufrecht. Die kontinuierliche Bewertung und das konstruktive Feedback schaffen eine Dynamik des Lernens und des Fortschritts, von der sowohl das Pflegepersonal als auch die Patienten profitieren. Durch die Integration regelmäßiger Reflexionsmomente in den Alltag der Pflegeteams können Fehler korrigiert, Praktiken angepasst und eine Kultur der kontinuierlichen Verbesserung gefördert werden.

Die Bedeutung des **Feedbacks** liegt in seiner Fähigkeit, neue Perspektiven zu eröffnen und Verbesserungsbereiche zu beleuchten, die für eine Pflegekraft vielleicht nicht sofort offensichtlich sind. Wenn eine Pflegekraft ein konstruktives Feedback zu ihrer Leistung erhält, sei es zu einer technischen Kompetenz oder zu einer Einstellung im Zusammenhang mit der Pflege, kann sie ihre Handlungen aus der Distanz betrachten und Bereiche identifizieren, in denen sie sich verbessern muss. Zum Beispiel kann ein Pfleger, der ein Feedback über die Art und Weise erhält, wie er einen bettlägerigen Diabetespatienten hygienisch pflegt, die Auswirkungen seiner Handlungen auf den

Komfort und die Sicherheit des Patienten besser verstehen und seine Praktiken entsprechend anpassen. Ein gut formuliertes Feedback, das sich auf die faktische Beobachtung konzentriert und nicht wertend ist, ermöglicht es, Gewohnheiten oder Techniken zu korrigieren, die von der Pflegekraft zwar als effektiv empfunden werden, aber von Verbesserungen profitieren könnten.

In einem Pflegeteam ist das **Feedback unter Kollegen** ebenso wertvoll. Indem sie ihre Beobachtungen und Eindrücke regelmäßig austauschen, können die Mitarbeiter des Gesundheitswesens einander helfen, ihre Fähigkeiten zu verbessern und ihre Arbeitsweise anzupassen. Feedback ist nicht nur dazu gedacht, auf Fehler hinzuweisen, sondern kann auch dazu dienen, gute Arbeit zu würdigen, wodurch das Vertrauen und die Motivation innerhalb des Teams gestärkt werden. Wenn beispielsweise ein Krankenpfleger bemerkt, dass sein Kollege eine schwierige Situation mit einem Diabetespatienten mit Hypoglykämie besonders gut gemeistert hat, stärkt ein positives Feedback über die Stressbewältigung und die Qualität der Intervention die guten Praktiken und fördert die Zusammenarbeit. Dieser Austausch stärkt den Zusammenhalt des Teams und fördert ein Klima des Vertrauens und der gegenseitigen Unterstützung.

Ein weiterer wesentlicher Aspekt des Feedbacks ist seine Fähigkeit, **Fehler zu verhindern** und die Sicherheit der Pflege zu verbessern. Durch die Integration von Mechanismen für regelmäßiges Feedback wird es einfacher, potenzielle Probleme zu identifizieren, bevor sie zu ernsthaften Zwischenfällen werden. Bei der Behandlung von Diabetes können Fehler weitreichende Folgen haben, insbesondere bei der Verabreichung von Insulin oder der Verwaltung von Blutzuckerwerten. Eine schnelle Rückmeldung nach einer Risikosituation, sei es ein Fehler bei der Dosierung oder eine Fehlinterpretation der Ergebnisse, ermöglicht eine sofortige Korrektur des Prozesses und verhindert, dass sich ein solcher Fehler wiederholt. Die kontinuierliche Bewertung trägt somit zur Schaffung einer Sicherheitskultur bei, in der jedes

Teammitglied ermutigt wird, Anomalien oder Schwierigkeiten zu melden, ohne negative Auswirkungen befürchten zu müssen.

Auch das **Feedback der Patienten** ist eine wertvolle Quelle für Verbesserungen. Pflegekräfte arbeiten oft in stressigen Umgebungen, in denen es aufgrund der hohen Arbeitsbelastung schwierig sein kann, jedes Detail der Pflege zu beobachten. Die Patienten als Empfänger der Pflege stehen oft an vorderster Front, wenn es darum geht, Verbesserungsmöglichkeiten zu identifizieren, sei es in Bezug auf die Kommunikation, den Komfort oder das Verständnis der Pflege. Indem sie die Patienten regelmäßig nach ihren Erfahrungen fragen, können die Pflegeteams ihren Ansatz anpassen, um den spezifischen Erwartungen und Bedürfnissen der betreuten Personen besser gerecht zu werden. Beispielsweise könnte ein Diabetespatient darauf hinweisen, dass er die Anweisungen zur Anpassung seiner Ernährung oder zum Umgang mit Insulininjektionen nicht vollständig versteht. Ein solches Feedback ermöglicht es, die therapeutische Ausbildung anzupassen und sicherzustellen, dass der Patient über die notwendigen Informationen verfügt, um seine Krankheit selbständig zu bewältigen.

Neben dem Feedback ist die **kontinuierliche Bewertung** der beruflichen Praxis ein unverzichtbares Instrument zur Aufrechterhaltung und Verbesserung der Pflegequalität. Die kontinuierliche Bewertung beinhaltet einen strukturierten Prozess, bei dem die Fähigkeiten, Kenntnisse und Leistungen des Pflegepersonals regelmäßig analysiert werden, nicht zum Zweck der Kontrolle, sondern zur Identifizierung von Verbesserungs- und Weiterentwicklungsmöglichkeiten. In einem sich ständig verändernden medizinischen Umfeld wie dem der Diabetologie, in dem regelmäßig neue Technologien, Behandlungen und Therapieansätze eingeführt werden, ist es von entscheidender Bedeutung, dass die Pflegekräfte auf dem neuesten Stand bleiben. Beispielsweise erfordert der Einsatz neuer Geräte zur kontinuierlichen Überwachung des Blutzuckers oder neuer Insulinpumpen eine spezielle Schulung und eine Bewertung der Beherrschung dieser Instrumente. Eine kontinuierliche Bewertung stellt sicher, dass das Pflegepersonal über die notwendigen Fähigkeiten verfügt, um diese Innovationen in ihre tägliche Praxis zu integrieren.

Die **Selbstbewertung** ist eine Schlüsselkomponente in diesem Prozess der kontinuierlichen Bewertung. Wenn das Pflegepersonal ermutigt wird, sich regelmäßig Zeit zu nehmen, um über seine eigenen Praktiken, Erfolge und Schwierigkeiten nachzudenken, wird es zu einem Akteur seiner eigenen beruflichen Entwicklung. Die Selbstbewertung hilft dabei, Bereiche zu identifizieren, in denen eine zusätzliche Ausbildung erforderlich sein könnte, sich möglicher Fehler bewusst zu werden und bereits erworbene Fähigkeiten zu stärken. Sie ermöglicht es auch, einen Schritt zurückzutreten und subtilere Aspekte der Praxis zu bewerten, wie z.B. die Kommunikation mit den Patienten, das Zuhören oder die Stressbewältigung. Wenn ein Pfleger beispielsweise feststellt, dass seine Interventionen von den Patienten manchmal als abrupt oder zu schnell empfunden werden, kann er an seiner Vorgehensweise arbeiten, um die Qualität seiner Interaktionen zu verbessern.

Die kontinuierliche Bewertung ist nicht auf den Einzelnen beschränkt, sondern kann auch auf **kollektiver Ebene** angewendet werden. Eine regelmäßige Bewertung der Leistung des gesamten Teams kann die Koordination verbessern, die Kommunikation stärken und effektivere Strategien der Zusammenarbeit entwickeln. Klinische Audits können beispielsweise eingesetzt werden, um die Einhaltung von Protokollen oder Standards zu bewerten, indem überprüft wird, ob die Patienten die richtige Pflege gemäß den neuesten Empfehlungen erhalten. Diese Audits, denen ein kollektives Feedback folgt, bieten eine Gelegenheit, über die Qualität der Pflege nachzudenken, Abweichungen zu korrigieren und gute Praktiken innerhalb des Teams auszutauschen. Beispielsweise könnte eine Prüfung der Behandlung von Diabetespatienten ergeben, dass bestimmte Aspekte der therapeutischen Erziehung nicht immer optimal durchgeführt werden. Dies würde es ermöglichen, Lücken zu identifizieren und gezielte Schulungen vorzuschlagen, um diesen wichtigen Aspekt der Pflege zu verbessern.

Die kontinuierliche Bewertung ist auch ein Motor für die **Motivation und die berufliche Entwicklung.** Wenn die Pflegekräfte sehen, dass ihre Bemühungen regelmäßig bewertet und anerkannt werden, sind sie eher bereit, sich in ihrer Arbeit zu engagieren, sich weiterzuentwickeln und sich in neuen Praktiken zu schulen. Ein gut strukturierter Beurteilungsprozess, bei dem das Pflegepersonal ein konstruktives Feedback und klare Ziele für seine Entwicklung erhält, fördert das Gefühl der Erfüllung und des Fortschritts. Dies trägt zur beruflichen Entfaltung und Zufriedenheit bei der Arbeit bei und verbessert die Gesamtqualität der Patientenversorgung.

Zusammenfassend lässt sich sagen, dass Feedback und kontinuierliche Bewertung wesentliche Säulen für eine hervorragende Pflege in einem Gesundheitsumfeld sind. Sie ermöglichen es, Verbesserungsmöglichkeiten zu identifizieren, Fehler zu korrigieren, die Patientensicherheit zu erhöhen und eine kontinuierliche berufliche Entwicklung zu fördern. Durch die Einführung einer konstruktiven Feedback-Kultur und die regelmäßige Bewertung von Kompetenzen und Praktiken können Pflegende nicht nur ihre individuelle Leistung verbessern, sondern auch zu einer kollektiven Dynamik der kontinuierlichen Verbesserung beitragen, was direkt den Patienten und der Qualität der Pflege zugute kommt.

  ◦   Sich in einer Führungsrolle innerhalb des Pflegeteams behaupten

Die Übernahme einer Führungsrolle innerhalb des Pflegeteams ist eine lohnende Herausforderung, die mehr als nur technische Fähigkeiten oder umfassende Kenntnisse der Pflegepraxis erfordert. Es geht um die Fähigkeit, die Kollegen zu inspirieren, anzuleiten und zu unterstützen und gleichzeitig eine Atmosphäre der Zusammenarbeit und des gegenseitigen Respekts zu fördern. Eine Führungskraft im Pflegebereich ist vor allem eine Person, die in der Lage ist, mit gutem Beispiel voranzugehen, eine offene Kommunikation zu fördern, mit komplexen Situationen souverän umzugehen und fundierte Entscheidungen im Interesse der Patienten zu treffen. Diese Rolle erfordert sowohl menschliche Qualitäten - wie Einfühlungsvermögen, Zuhören und Integrität - als auch organisatorische Fähigkeiten, um die Aktivitäten des Teams effektiv zu koordinieren. Sich in dieser Position zu behaupten bedeutet, ein Gleichgewicht zwischen der Autorität, die notwendig ist, um das Team zu führen, und dem Wohlwollen, das notwendig ist, um eine positive Dynamik aufrechtzuerhalten, zu finden.

Der erste Schritt, um sich als Führungskraft zu etablieren, besteht darin, **Fachwissen und Engagement** für die eigene Arbeit zu **demonstrieren**. Im Pflegebereich bedeutet dies nicht nur, dass Sie die technischen Fertigkeiten beherrschen, die für die Behandlung von Patienten erforderlich sind, sondern auch, dass Sie sich ständig über Pflegeprotokolle, medizinische Innovationen und bewährte Verfahren auf dem Laufenden halten. Ein effektiver Leiter sollte als Vorbild für Kompetenz gesehen werden, als jemand, dem die anderen Teammitglieder vertrauen können, dass er ihnen präzise Antworten und klare Anweisungen gibt. In einer Diabetesabteilung beispielsweise wird ein Leiter nicht nur mit Notfallsituationen wie einer schweren Hypoglykämie oder einer diabetischen Ketoazidose umgehen können, sondern auch die Bedürfnisse der Patienten antizipieren und das Team anleiten, was zu tun ist, um solche Situationen zu verhindern.

Aber technisches Fachwissen allein ist nicht genug, um eine erfolgreiche Führung zu definieren. Der Leiter eines Pflegedienstes muss auch in der Lage sein, **effektiv** mit seinem Team zu **kommunizieren**. Dies bedeutet, klare Anweisungen zu geben, Entscheidungen zu erklären und sicherzustellen, dass jedes Teammitglied seine Rolle und seine Verantwortung versteht. Die Kommunikation sollte fließend, offen und respektvoll sein. Eine gute Führungskraft nimmt sich die Zeit, ihren Kollegen zuzuhören, ihre Fragen oder Bedenken aufzunehmen und ein Umfeld zu schaffen, in dem sich jeder wertgeschätzt fühlt und seine Ideen frei äußern kann. Diese offene Kommunikation ist besonders wichtig in komplexen Situationen, in denen mehrere Beteiligte zusammenarbeiten müssen. Wenn beispielsweise ein komplexer Pflegeplan für einen Diabetespatienten mit Komorbiditäten (z.B. Niereninsuffizienz) erstellt wird, stellt der Leiter sicher, dass jeder beteiligte Fachmann - Arzt, Krankenschwester, Ernährungsberater - gut informiert ist und die Pflege konsequent koordiniert wird.

Die Führung in einem Pflegeteam erfordert auch, dass **Entscheidungen schnell und sicher getroffen werden**, insbesondere in Notsituationen. Das Pflegepersonal ist oft mit kritischen Momenten konfrontiert, in denen die Zeit drängt, und ein Leiter muss in der Lage sein, Ruhe zu bewahren, die Situation schnell zu analysieren und die richtigen Maßnahmen zu ergreifen. Wenn beispielsweise ein Diabetespatient eine Ketoazidose erleidet, muss der Leiter sofort die Intervention des Teams organisieren, die Aufgaben verteilen (Insulingabe, Rehydrierung, Überwachung der Vitalparameter) und die Pflege koordinieren, bis sich der Zustand des Patienten stabilisiert hat. Diese Fähigkeit, fundierte Entscheidungen zu treffen und gleichzeitig unter Druck gelassen zu bleiben, schafft Vertrauen bei den anderen Teammitgliedern, die sich in ihrem Handeln unterstützt und angeleitet fühlen.

Eine Führungspersönlichkeit zu sein bedeutet auch, **die Autonomie** der Teammitglieder **zu fördern** und gleichzeitig eine angemessene Überwachung zu gewährleisten. Eine gute Führungskraft versucht nicht, alles zu kontrollieren, sondern delegiert Aufgaben entsprechend den Fähigkeiten des Einzelnen und ermutigt seine Kollegen, die Initiative zu ergreifen. Diese Autonomie gibt jedem Teammitglied das Gefühl, für seine Arbeit verantwortlich und wertgeschätzt zu sein. Ein Leiter steht jedoch immer zur Verfügung, um Ratschläge zu erteilen oder Anleitung zu geben, wenn dies erforderlich ist. Wenn beispielsweise ein junger Krankenpflegehelfer mit einer neuen Situation konfrontiert wird, wie dem Wundmanagement eines Diabetespatienten mit einem Fußgeschwür, wird der Leiter ihm die Unterstützung und die Ressourcen anbieten, die er benötigt, um die Aufgabe zu bewältigen, und gleichzeitig genügend Raum lassen, damit der junge Berufsangehörige lernen und in seiner Praxis wachsen kann.

Konfliktmanagement ist ein weiterer grundlegender Aspekt der Führung in einem Pflegeteam. Es ist unvermeidlich, dass Spannungen innerhalb des Teams auftreten, sei es aufgrund von Arbeitsbelastung, Meinungsverschiedenheiten oder Kommunikationsfehlern. Ein effektiver Leiter muss in der Lage sein, diese Spannungen auf konstruktive Weise zu entschärfen, indem er versucht, die Ursachen der Konflikte zu verstehen und mit den Teammitgliedern an Lösungen zu arbeiten. Es geht darum, Probleme zu lösen und gleichzeitig die Harmonie der Gruppe zu bewahren. Wenn beispielsweise ein Streit zwischen zwei Pflegekräften über die beste Behandlung eines Patienten ausbricht, muss der Leiter schnell eingreifen, um einen offenen und respektvollen Dialog zu organisieren, indem er eine Diskussion über die verschiedenen Ansätze fördert und hilft, Protokolle oder gemeinsame Ziele zu klären.

In seiner Führungsrolle ist es auch wichtig, **die Anstrengungen** der Teammitglieder **anzuerkennen und zu würdigen**. Anerkennung ist ein starker Motivationsfaktor. Eine Führungskraft muss in der Lage sein, ihre Dankbarkeit auszudrücken und Erfolge hervorzuheben, sei es eine gut ausgeführte Behandlung, ein hervorragender Umgang mit einem Patienten oder einfach eine besondere Anstrengung, um einem Kollegen zu helfen. Diese Anerkennung kann in Form von direkten Glückwünschen, einer Erwähnung bei Teamsitzungen oder individuellen Ermutigungen erfolgen. Indem die Führungskraft die Beiträge jedes Einzelnen hervorhebt, stärkt sie den Zusammenhalt und die Zufriedenheit am Arbeitsplatz und fördert eine positive und kooperative Einstellung. Beispielsweise kann sich der Leiter nach einer gut gemeisterten Notfallsituation einen Moment Zeit nehmen, um dem Team für seine Reaktionsfähigkeit und Koordination zu danken und so die Bedeutung der gemeinsamen Arbeit zu unterstreichen.

Sich als Führungskraft zu behaupten, bedeutet auch, demütig zu sein und von anderen zu lernen. Selbst als Autoritätsperson muss ein Führer offen für Kritik und Vorschläge bleiben und bereit sein, eigene Fehler zuzugeben. Diese demütige Haltung stärkt das Vertrauen im Team, da sie zeigt, dass der Leiter nicht da ist, um seine Entscheidungen durchzusetzen, sondern um mit dem Team zusammenzuarbeiten, um gemeinsam Fortschritte zu erzielen. Wenn z.B. ein Pfleger eine Verbesserung eines Verfahrens vorschlägt oder eine bessere Art, mit einer wiederkehrenden Situation umzugehen, wird ein kluger Leiter diese Vorschläge ernst nehmen und Diskussionen über diese Ideen anregen. Dies stärkt das Engagement des Pflegepersonals, sich aktiv an der kontinuierlichen Verbesserung der Pflege zu beteiligen.

Schließlich muss ein effektiver Leiter auch eine **Säule** der **emotionalen Unterstützung** für sein Team sein. Die Arbeit im Gesundheitswesen kann emotional anspruchsvoll sein, insbesondere in schwierigen Situationen wie der Betreuung von Patienten am Lebensende, dem Umgang mit schweren Komplikationen oder Momenten der Erschöpfung aufgrund der Arbeitsbelastung. Ein aufmerksamer Leiter erkennt die Anzeichen von Müdigkeit oder Stress bei seinen Kollegen und greift ein, um sie zu unterstützen. Ob er nun ein offenes Ohr hat, ein Teammitglied entlastet oder die Pflegekräfte ermutigt, sich um sich selbst zu kümmern, der Leiter muss sich um die psychische Gesundheit und das Wohlbefinden des Teams kümmern. Dies trägt dazu bei, eine positive Arbeitsdynamik aufrechtzuerhalten und Burnout zu verhindern.

Schlussfolgerung :

Ein Beruf

im Herzen des Menschen

- Die Gratifikation für die Arbeit in der Diabetologie

Die Arbeit in der Diabetologie bietet eine einzigartige Form der Belohnung, die sich aus dem tiefgreifenden Einfluss ergibt, den man auf das Leben der Patienten haben kann. Dieses medizinische Fachgebiet, das sich auf die Behandlung von Diabetes, einer komplexen und zunehmend verbreiteten chronischen Krankheit, konzentriert, bietet dem Pflegepersonal die Möglichkeit, Patienten über einen längeren Zeitraum zu betreuen, ihren Behandlungsverlauf zu begleiten und ihnen zu helfen, ihre Krankheit besser zu verstehen und zu beherrschen. Im Gegensatz zu anderen Fachgebieten, in denen die Interaktion mit den Patienten kurz oder sporadisch sein kann, ermöglicht die Diabetologie den Aufbau langfristiger, vertrauensvoller und kooperativer Beziehungen, in denen jeder noch so kleine Fortschritt ein gemeinsamer Sieg ist.

Einer der befriedigendsten Aspekte dieser Arbeit ist die Möglichkeit, **die Patienten in ihrer Selbständigkeit zu unterstützen**. Da Diabetes eine Krankheit ist, die täglich gemanagt werden muss, spielt das Pflegepersonal eine Schlüsselrolle bei der therapeutischen Ausbildung der Patienten und hilft ihnen zu verstehen, wie sie ihren Blutzuckerspiegel überwachen, ihre Ernährung und ihre Behandlung anpassen können. Das Gefühl der Erfüllung entsteht, wenn man nicht nur punktuelle Pflege leistet, sondern Wissen und Fähigkeiten vermittelt, die den Patienten in die Lage versetzen, die Kontrolle über ihre Gesundheit zurückzugewinnen. Es ist eine große Befriedigung zu sehen, wie ein Patient, der sich anfangs mit dem Umgang mit seiner Krankheit überfordert fühlte, allmählich unabhängig wird und Vertrauen in seine Fähigkeit gewinnt, mit seinem Diabetes umzugehen. Es ist eine aufrichtige Freude zu wissen, dass man dazu beigetragen hat, die Lebensqualität eines Menschen zu verbessern und manchmal sogar schwere Komplikationen zu verhindern.

In der Diabetologie ist die **Beziehung zwischen Pflegekraft und Patient** von zentraler Bedeutung und entwickelt sich oft über mehrere Jahre. Es ist ein Fachgebiet, in dem die langfristige

Betreuung den Aufbau starker Bindungen ermöglicht und die Möglichkeit bietet, die Patienten nicht nur in ihrer medizinischen, sondern auch in ihrer menschlichen Dimension wirklich zu kennen. Die Pflegekräfte werden zu unterstützenden Figuren für die Patienten, die mit einer chronischen Krankheit konfrontiert sind und stabile Bezugspunkte benötigen. Dieses Vertrauensverhältnis ist besonders befriedigend, da es die Arbeit in einem Klima der Transparenz und Kooperation ermöglicht. Jede Konsultation, jeder Termin ist eine Gelegenheit, diese Beziehung zu stärken und gemeinsam Fortschritte im Umgang mit der Krankheit zu machen. Diese Nähe ermöglicht es, Patienten zu beobachten, die sich entwickeln, Schwierigkeiten überwinden und manchmal sogar ihren Lebensstil ändern, um einen gesünderen und proaktiveren Ansatz zu verfolgen. Das Gefühl, Teil dieses Transformationsprozesses zu sein, ist äußerst wertvoll.

Der **multidimensionale Charakter der** Diabetesversorgung trägt ebenfalls zur Belohnung der Arbeit **bei**. Die Behandlung von Diabetes ist nicht nur auf einen klinischen Aspekt beschränkt, sondern umfasst auch die Aufmerksamkeit für Ernährung, körperliche Aktivität, psychische Gesundheit und die Vermeidung von Komplikationen. Diese umfassende und holistische Arbeit ermöglicht es den Betreuern, eine Medizin zu praktizieren, die den Menschen in seiner Gesamtheit betrachtet, nicht nur die Krankheit. Wenn man beispielsweise einem Patienten hilft, seine Ernährung umzustellen, den Einfluss von Kohlenhydraten auf seinen Blutzuckerspiegel besser zu verstehen oder körperliche Bewegung in seinen Alltag zu integrieren, sieht man die direkte Wirkung dieser Veränderungen auf seinen allgemeinen Gesundheitszustand. Dies gibt einem ein tiefes Gefühl der Erfüllung, da man weiß, dass man zu mehr als nur der Stabilisierung der Krankheit beiträgt: man trägt zur allgemeinen Verbesserung des Wohlbefindens des Patienten bei.

Die Arbeit in der Diabetologie hilft auch bei der **Vorbeugung** von **schweren** Diabeteskomplikationen wie Retinopathie, Neuropathie und Herz-Kreislauf-Erkrankungen, und das ist ein sehr befriedigendes Gefühl. Indem sie den Patienten helfen, ihren Blutzuckerspiegel zu kontrollieren und sie über die Bedeutung einer regelmäßigen Überwachung und der Einhaltung der Behandlungen aufklären, können die Pflegekräfte das Auftreten potenziell verheerender Komplikationen verhindern oder verzögern. Einen Patienten zu sehen, der dank frühzeitiger Behandlung und sorgfältiger Überwachung schweren Komplikationen wie Amputation oder Dialyse entgeht, ist eine echte Erleichterung und eine Quelle des Stolzes. Es ist äußerst befriedigend zu wissen, dass das eigene Handeln dazu beiträgt, weiteres Leid zu vermeiden und die Unabhängigkeit des Patienten zu verlängern.

Die **Teamarbeit** in der Diabetologie fügt dieser Belohnung eine weitere Dimension hinzu. Die Betreuung von Diabetespatienten erfordert eine enge Zusammenarbeit zwischen verschiedenen Gesundheitsfachkräften: Diabetologen, Krankenpflegern, Pflegekräften, Diätassistenten, Podologen und manchmal auch Psychologen. Diese Zusammenarbeit ermöglicht nicht nur eine umfassende und personalisierte Versorgung der Patienten, sondern bereichert auch die Pflegekräfte auf beruflicher Ebene. Die enge Zusammenarbeit mit Experten aus verschiedenen Bereichen ermöglicht es, ständig zu lernen, Ideen auszutauschen und die Praxis kontinuierlich zu verbessern. Es ist befriedigend, Teil eines multidisziplinären Teams zu sein, in dem jeder sein Fachwissen zum Wohle der Patienten einbringt, und das Gefühl zu haben, dass man zu einer gemeinsamen Anstrengung zur Verbesserung der Gesundheitsergebnisse beiträgt.

Darüber hinaus verleiht die **menschliche und emotionale Dimension** der Diabetologie dieser Arbeit einen tiefen Sinn. Diabetes ist nicht nur eine biologische Krankheit, sondern hat auch einen großen Einfluss auf das tägliche Leben der Patienten, ihr psychologisches Wohlbefinden und ihr soziales Leben. Das Pflegepersonal spielt oft eine Rolle als moralische Unterstützung für die Patienten, die mit Angst, Frustration oder Depressionen zu kämpfen haben, die der Umgang mit einer chronischen Krankheit mit sich bringen kann. Den Patienten zuzuhören, sie zu ermutigen und sie zu motivieren, ihre Behandlung fortzusetzen, sind Momente, in denen die Bedeutung der emotionalen Unterstützung für den Genesungsprozess deutlich wird. Die menschliche Bindung, die in diesen Momenten entsteht, ist äußerst befriedigend, da sie zeigt, dass die Pflege weit über die medizinische Behandlung hinausgeht: Sie ist eine umfassende Begleitung, die den Menschen in all seinen Dimensionen berücksichtigt.

Schließlich bietet die Arbeit in der Diabetologie auch eine **Form von sozialer Anerkennung**. Da die Zahl der Diabetesfälle weltweit rapide ansteigt, ist dieses Fachgebiet zu einer großen Herausforderung für die öffentliche Gesundheit geworden. Die in der Diabetologie tätigen Pflegekräfte stehen bei der Bewältigung dieser Herausforderung an vorderster Front, und es ist ein befriedigendes Gefühl zu wissen, dass man in einem Bereich tätig ist, in dem die Auswirkungen weitreichend und wichtig sind. Der Kampf gegen Diabetes ist ein langfristiger Kampf, aber jeder Sieg, jeder Patient, der seinen Blutzuckerspiegel stabilisieren oder eine schwere Komplikation vermeiden kann, ist ein Beweis dafür, dass die Bemühungen einen konkreten Unterschied in der Gesellschaft bewirken.

- Die Zukunft des Berufs des Pflegehelfers vor dem Hintergrund der Zunahme chronischer Krankheiten

Die Zukunft des Berufs des Krankenpflegehelfers ist angesichts der Zunahme chronischer Krankheiten wie Diabetes, Bluthochdruck und Herz-Kreislauf-Erkrankungen sowohl mit Chancen als auch mit Herausforderungen verbunden. Da diese Krankheiten mit zunehmender Alterung der Bevölkerung und veränderten Lebensgewohnheiten immer häufiger auftreten, verändert sich die Rolle der Pflegekraft, um sich an die wachsenden Bedürfnisse chronischer Patienten anzupassen. Dieser Wandel erfordert eine Neudefinition der Kompetenzen, die Übernahme von mehr Verantwortung und eine noch stärkere Integration in multidisziplinäre Pflegeteams. Der Pflegehelfer von morgen wird nicht nur ein wichtiger Akteur in der

Grundversorgung sein, sondern auch ein wesentlicher -Dreh und Angelpunkt in der Prävention, Begleitung und therapeutischen Erziehung von Patienten mit chronischen Erkrankungen.

Eine der größten Veränderungen im Beruf des Krankenpflegehelfers wird **die Entwicklung von Fähigkeiten und Kenntnissen** sein, **die speziell** für die Behandlung chronischer Krankheiten erforderlich sind. Chronische Krankheiten, wie Diabetes oder Herzinsuffizienz, erfordern ein tägliches Management und eine strenge Überwachung. Pflegekräfte werden eine zunehmend zentrale Rolle bei diesem Management spielen, sei es durch die Überwachung von Vitalparametern, die Übernahme spezifischer Hygienepflege oder die Begleitung bei den täglichen Handlungen der Patienten. Die Zunahme dieser Krankheiten wird eine weitere Ausbildung erfordern, insbesondere in Bezug auf die Krankheiten selbst, ihre Komplikationen und die Art und Weise, wie die Pflege an die Entwicklung des Zustands des Patienten angepasst werden kann. Die Pflegehilfskräfte müssen ein spezielles **Fachwissen in der Pflege chronischer Patienten** entwickeln, mit spezifischen Fähigkeiten im Wundmanagement, in der Dekubitusprophylaxe, in der Überwachung des Blutzuckerspiegels und in der Verwaltung der medikamentösen Behandlung.

In diesem Zusammenhang wird **die therapeutische Ausbildung** von Patienten zu einem weiteren zentralen Bereich für Pflegekräfte werden. Für Patienten mit chronischen Krankheiten ist die Selbständigkeit im Umgang mit ihrer Krankheit von entscheidender Bedeutung. Der Pfleger wird eine aktivere Rolle bei der Begleitung des Patienten zu Hause oder in einer Einrichtung spielen, indem er ihn in guten Praktiken des Krankheitsmanagements unterweist. Dazu könnten auch Schulungen gehören, wie man den Blutzuckerspiegel überwacht, Insulin verabreicht oder die Warnsignale von Komplikationen versteht. Pflegehilfskräfte können so zu **Akteuren der Prävention** werden, die den Patienten helfen, sich im Alltag besser um sich selbst zu kümmern, häufige Krankenhausaufenthalte zu vermeiden und eine stabile

Lebensqualität zu erhalten. Diese neue Rolle erfordert eine höhere Kompetenz in pädagogischen Techniken und eine bessere Kenntnis der psychologischen Faktoren, die die Einhaltung der Behandlung beeinflussen.

Die Begleitung von Patienten, die ihre Selbständigkeit verlieren, wird ein weiterer wichtiger Bereich in der Zukunft des Berufs des Krankenpflegehelfers sein. Chronische Krankheiten, insbesondere bei älteren Menschen, führen häufig zu einem allmählichen Verlust der Selbständigkeit, was eine ständige Unterstützung bei den täglichen Verrichtungen des Lebens erfordert. Pflegehilfskräfte werden zunehmend gebraucht, um diese Unterstützung zu leisten, sei es zu Hause oder in Gesundheitseinrichtungen. Sie spielen eine wesentliche Rolle bei der **Vorbeugung von Komplikationen**, die **mit der Pflegebedürftigkeit verbunden** sind, indem sie die Mobilität der Patienten sicherstellen, ihre Ernährung und Flüssigkeitszufuhr überwachen und Komfortpflege leisten. Ihre Anwesenheit ist umso wertvoller in Zeiten der Gebrechlichkeit, in denen der Patient Komplikationen wie Druckgeschwüre, Infektionen oder Stürze riskiert. In diesem Zusammenhang wird die Pflegekraft zu einem unverzichtbaren Glied in der Gesamtbetreuung von Patienten, die ihre Selbständigkeit verlieren, und trägt zu ihrer Sicherheit und ihrem Wohlbefinden bei.

Mit der Zunahme chronischer Krankheiten wird die **Arbeit in multidisziplinären Teams** zu einem unumgänglichen Aspekt des Alltags von Pflegehelfern. Patienten mit chronischen Krankheiten erfordern oft die Beteiligung mehrerer Gesundheitsfachkräfte: Allgemeinmediziner, Fachärzte (Diabetologen, Nephrologen, Kardiologen), Krankenpfleger, Physiotherapeuten, Ernährungsberater, Psychologen und viele andere. Die Pflegekraft wird zunehmend in diese dynamische Zusammenarbeit eingebunden. Er muss in der Lage sein, gut mit dem gesamten Pflegeteam zu kommunizieren, wichtige Informationen über den Zustand des Patienten weiterzugeben und aktiv an der Entscheidungsfindung über die Pflege teilzunehmen. Er wird zu **einem wichtigen Bindeglied zwischen dem Patienten und den**

anderen Fachkräften, da er oft täglich mit den Patienten zusammen ist und so Schlüsselinformationen über ihren Gesundheitszustand und ihr Wohlbefinden liefern kann. Diese Nähe zu den Patienten verleiht der Pflegekraft eine unverzichtbare Rolle bei der Koordinierung der Pflege, und diese Entwicklung verstärkt die Bedeutung der interprofessionellen Kommunikation.

Die Zukunft des Krankenpflegehelfers wird auch in der **verstärkten Nutzung medizinischer Technologien** liegen. Die Entwicklung von telemedizinischen Geräten, Anwendungen zur Gesundheitsüberwachung und Fernüberwachungstechnologien verändert bereits die Art und Weise, wie Patienten betreut werden. Pflegekräfte werden zunehmend mit diesen Instrumenten arbeiten müssen, sei es, um den Blutzuckerspiegel von Diabetespatienten mithilfe von Sensoren kontinuierlich zu überwachen, oder um Patienten bei der Nutzung von Technologien wie intelligenten Insulinpumpen oder mobilen Anwendungen zur Überwachung der Behandlung zu unterstützen. Dies wird neue Fähigkeiten erfordern, insbesondere im Umgang mit und der Interpretation von Gesundheitsdaten, die von diesen Geräten gesammelt werden. Er hilft den **Patienten**, sich diese neuen Technologien anzueignen und sie effektiv zu nutzen, um ihre Krankheit besser zu bewältigen.

Der **psychologische Aspekt** der Pflege chronischer Patienten wird ebenfalls ein Bereich sein, in dem die Pflegekraft eine immer wichtigere Rolle spielen wird. Chronische Krankheiten können aufgrund ihres irreversiblen Charakters und des täglichen Umgangs mit ihnen erhebliche psychologische Auswirkungen auf die Patienten haben. Pflegende werden oft als erste Anzeichen von Not, Angst oder Depressionen bei den Patienten feststellen und müssen in der Lage sein, psychologische Unterstützung zu leisten. Dies erfordert ein größeres **Bewusstsein für die emotionalen Aspekte** der Krankheit und die Fähigkeit, zuzuhören, zu beruhigen und die Patienten bei Bedarf an die entsprechenden Fachleute zu verweisen. Der menschliche Aspekt dieser Rolle wird bei der Behandlung chronischer Krankheiten, bei denen die psychologische Dimension untrennbar mit der medizinischen Betreuung verbunden ist, von zentraler Bedeutung sein.

Schließlich wird die Entwicklung des Berufs des Krankenpflegers in diesem Zusammenhang mit einer **zunehmenden Anerkennung** seiner Rolle im Gesundheitssystem einhergehen. Mit der zunehmenden Belastung durch chronische Krankheiten und der Alterung der Bevölkerung wird die Pflegekraft eine immer zentralere Rolle in den Pflegeteams spielen. Ihr Fachwissen und ihre tägliche Anwesenheit bei den Patienten werden sie in den Mittelpunkt der Betreuung chronischer Krankheiten stellen, und diese größere Verantwortung wird hoffentlich mit einer Aufwertung ihres Berufs einhergehen. Die Entwicklung der Aufgaben der Krankenpflegehelfer hin zu einer eigenständigeren, vielfältigeren und technisch anspruchsvolleren Betreuung könnte zu Perspektiven für die Weiterbildung und Spezialisierung führen und neue Wege für diejenigen eröffnen, die ihre Praxis vertiefen und sich beruflich weiterentwickeln möchten.

- Ermutigung, die Ausbildung fortzusetzen und neugierig zu bleiben

Die Ermutigung zur Weiterbildung und zur Kultivierung der Neugier während des gesamten Berufslebens ist im Gesundheitswesen, insbesondere für Pflegehilfskräfte, von grundlegender Bedeutung. In einem sich ständig verändernden medizinischen Umfeld, das von wissenschaftlichen Fortschritten, technologischen Innovationen und neuen Herausforderungen wie der Zunahme chronischer Krankheiten geprägt ist, ist lebenslanges Lernen keine Option mehr, sondern eine Notwendigkeit. Über den bloßen Erwerb von Kompetenzen hinaus ermöglichen Weiterbildung und aktive Neugierde den Pflegekräften, auf dem neuesten Stand zu bleiben, eine qualitativ hochwertige Pflege zu bieten und sich in ihrem Beruf voll zu entfalten.

Die Fortbildung dient in erster Linie dazu, die **eigenen Fähigkeiten** zu verbessern und den Bedürfnissen der Patienten besser gerecht zu werden. Die Pflegeprotokolle entwickeln sich ständig weiter, ebenso wie die medizinische Praxis und die klinischen Empfehlungen. Für einen Krankenpflegehelfer ist es wichtig, mit diesen Entwicklungen Schritt zu halten, um eine optimale Patientenversorgung zu gewährleisten. Beispielsweise entwickeln sich die Ansätze für die Behandlung chronischer Krankheiten wie Diabetes oder Herzinsuffizienz schnell weiter. Neue Technologien wie kontinuierliche Blutzuckersensoren oder Insulinpumpen erfordern spezielle Schulungen, damit sie richtig eingesetzt werden können und den Patienten den größtmöglichen Nutzen bringen. Eine kontinuierliche Fortbildung stellt sicher, dass Sie die neuesten Werkzeuge beherrschen und in der Lage sind, sie in Ihre tägliche Praxis zum Wohle der Patienten zu integrieren.

Die Ausbildung beschränkt sich jedoch nicht auf den technischen Aspekt. Sie ermöglicht auch **die Entwicklung von** Querschnittskompetenzen, die für die berufliche Entfaltung **unerlässlich sind**. Die Teilnahme an Schulungen zu Kommunikation, Stressmanagement oder der Beziehung zwischen Pflegekraft und Patient ermöglicht es, die Erwartungen der Patienten besser zu verstehen und die Qualität der Betreuung zu verbessern. Dies kann sich auch auf spezifische Kompetenzen beziehen, wie z.B. Schmerzmanagement oder Sterbebegleitung. Durch die Erweiterung seines Wissens und Könnens wird der Pflegehelfer zu einem umfassenderen Akteur in der Pflege, der in der Lage ist, die Pflege auf eine umfassendere und persönlichere Weise anzugehen.

Neugier ist eine Eigenschaft, die dieses Engagement für die Weiterbildung nährt und unterstützt. Neugierig zu sein bedeutet, offen für neue Ideen, Innovationen und andere Perspektiven zu sein. Es bedeutet auch, dass man Lust hat, Bereiche zu erforschen, die mit dem eigenen Fachgebiet in Verbindung stehen oder es ergänzen, um die Dynamiken rund um die Pflege besser zu verstehen. Beispielsweise könnte sich ein neugieriger Pflegehelfer für Diätetik interessieren, um die Auswirkungen der Ernährung auf die Gesundheit von Diabetespatienten besser zu verstehen. Wenn er über die Grundlagen seiner Grundausbildung hinausgeht, kann er die Patienten besser beraten und so zu einer umfassenderen und integrierten Pflege beitragen.

Neugierde fördert auch eine **proaktive Haltung** gegenüber Veränderungen und Herausforderungen im Alltag. Ein Pfleger, der diese Eigenschaft kultiviert, wartet nicht, bis problematische Situationen auftreten, um nach Lösungen zu suchen; er denkt voraus, stellt Fragen, versucht, die tieferen Ursachen eines Problems zu verstehen und versucht, es auf konstruktive Weise zu lösen. Wenn er beispielsweise mit einer komplexen klinischen Situation konfrontiert ist, wird der neugierige Pfleger versuchen, mehr zu erfahren, Ressourcen oder Kollegen zu konsultieren und sein Wissen zu vertiefen, um den Patienten besser begleiten zu können. Dieser proaktive Ansatz fördert nicht nur die persönliche Entwicklung des Pflegers, sondern verbessert auch die Qualität der Pflege.

Die Weiterbildung hilft auch, **die Motivation und das Interesse** am Beruf **aufrechtzuerhalten**. In einem anspruchsvollen Beruf wie dem des Krankenpflegehelfers können Routine und Arbeitsbelastung manchmal zu Erschöpfung oder Überdruss führen. Fortbildung ist eine hervorragende Möglichkeit, das Interesse an der eigenen Arbeit zu erneuern, den Horizont zu erweitern und neue Wege in der Praxis zu erkunden. Etwas Neues zu lernen, einen anderen Ansatz zu entdecken oder sich in einem bestimmten Bereich zu spezialisieren, weckt den Wunsch, sich weiterzuentwickeln und sich selbst zu übertreffen. Ein Krankenpflegehelfer, der an einer Fortbildung zu einem Thema teilnimmt, das er anregend findet - z.B. diabetisches Wundmanagement oder Palliativpflege - kann nicht nur seine Patienten besser betreuen, sondern auch neue Impulse für seine Karriere erhalten.

Ein weiterer wesentlicher Aspekt der beruflichen Weiterbildung ist die **Anpassungsfähigkeit**. Das Gesundheitswesen befindet sich in einem ständigen Wandel: neue Krankheiten treten auf, die Technologien entwickeln sich weiter, die Patienten werden immer informierter und anspruchsvoller. Lebenslanges Lernen bedeutet, dass Sie sich an diese Entwicklungen anpassen und auf neue Herausforderungen reagieren können. Mit dem Aufschwung der Telemedizin und der digitalen Hilfsmittel bei der Behandlung chronischer Krankheiten müssen sich die Pflegekräfte beispielsweise an diese neuen Gegebenheiten anpassen, indem sie lernen, Fernüberwachungsgeräte zu bedienen oder die Patienten über deren Gebrauch zu beraten. Anpassungsfähigkeit ist einer der Schlüssel zum Erfolg, um in einem sich ständig verändernden medizinischen Umfeld relevant und effizient zu bleiben.

Die berufliche Anerkennung ist ebenfalls ein motivierender Faktor für die Fortsetzung der Ausbildung. Indem er in seine eigene Entwicklung investiert, gewinnt der Pflegehelfer an Legitimität und Vertrauen in seine Rolle innerhalb des Pflegeteams. Pfleger, die sich weiterbilden, werden von ihren Kollegen oftmals besser angesehen, da sie ihr Engagement für eine qualitativ hochwertige Pflege und die Einhaltung der besten Praktiken unter Beweis stellen. Sie können auch neue Verantwortlichkeiten übernehmen oder sich in Bereichen spezialisieren, die sie begeistern. Beispielsweise kann ein Krankenpfleger, der sich regelmäßig fortbildet, eine Referenz im Umgang mit Diabetespatienten oder Sterbenden werden und so eine zentrale Rolle bei der Koordinierung der Pflege spielen. Diese Anerkennung, ob offiziell oder implizit, fördert das Gefühl der persönlichen und beruflichen Erfüllung.

Schließlich ist es wichtig zu betonen, dass ständige Weiterbildung und **Neugierde das Einfühlungsvermögen** und die **Beziehung zwischen Pfleger und Patient** stärken. Indem er sein Wissen erweitert und offen für neue Ansätze bleibt, entwickelt der Pfleger ein besseres Verständnis für die Patienten, ihre Bedürfnisse und die Herausforderungen, denen sie bei der Bewältigung ihrer Krankheit begegnen. Ein wissbegieriger Pfleger wird sich nicht nur für die medizinischen Aspekte der Erkrankung interessieren, sondern auch für die sozialen, psychologischen und kulturellen

Dimensionen, die die Gesundheit beeinflussen. Dies ermöglicht eine menschlichere Pflege, die besser auf den einzelnen Patienten zugeschnitten ist. Zum Beispiel wird ein Pflegehelfer, der an einem Kurs über die Begleitung von Patienten mit chronischen Krankheiten teilnimmt, besser in der Lage sein, die emotionalen Auswirkungen von Diabetes auf das tägliche Leben des Patienten zu verstehen, und kann eine aufmerksamere und persönlichere Unterstützung anbieten.